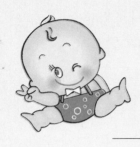

孕产养育知识百科

◇ 李淑璋 编著

U0341617

天津科学技术出版社

图书在版编目（CIP）数据

孕产养育知识百科 / 李淑璋编著.—天津：天津科学技术出版社，2009.3
ISBN 978-7-5308-5075-6

Ⅰ.孕… Ⅱ.李… Ⅲ.①孕妇－妇幼保健－基本知识②产妇－妇幼保健－
基本知识③婴幼儿－哺育－基本知识 Ⅳ.R715.3 TS976.31 R715.3

中国版本图书馆 CIP 数据核字（2009）第 033543 号

责任编辑：刘丽燕
责任印制：白彦生

出　片：天津科学技术出版社出版
出版人：胡振泰
地　址：天津市西康路 35 号 邮编 300051
电　话：(022)23332398(事业部) 23332697(发行)
网　址：www.tjkjcbs.com.cn
发　行：新华书店经销
印　刷：北京世纪雨田印刷有限公司印刷

开　本：787×1092 1/16 印张：25.25 字数：316 000
印　次：2009 年 9 月第 1 版第 1 次印刷
定　价：36.00 元

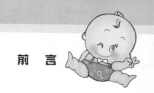

前　　言

YUNCHAN YANGYU ZHISHI BAIKE

　　生儿育女，是每个俗人都避免不了的事，然而，随着科学技术的进步，人们的观念不断更新，养育婴儿的方法也发生了革命性的变化。传统的一些育儿观念已成了偏见，甚至是不科学的，对孩子或母亲是有害的。鉴于此，我们特编写了《孕产养育知识百科》一书，以期望能给广大初为人父母者更科学、更全面、更系统的指导，携其度过生命中美妙难忘的一段时光，助其培育出健康聪明的下一代。

　　科学是缺乏感情的。只有爱才是全能的、充满活力的。科学知识可以作为我们生活的指导，给予我们莫大的帮助。孕妇10个月的生活很重要，直接关系到胎儿的生长发育，关系到孩子的健康聪明。故本书分别设置了"孕前要掌握"和"孕期要把握"，比较全面地介绍了孕妇的饮食、行为、穿戴等方面的知识，使孕妇从一开始就可以对照要求去做。

　　孕产期的保健也很重要，目的是保护孕妇和胎儿在妊娠期能保持健康，直到足月时，能安全分娩出健康、智力发育良好的高质量的新生儿。保健时间从怀孕开始到产后42天。为能及时了解胎儿的发育情况，您应定期进行产前检查。若有异常情况，胎儿可得到及时的治疗和处理。

　　有些孕妇患病不愿治疗，怕吃药、打针影响胎儿的发育，这是不对的。怀孕后患病，如肺结核、心脏病、肾脏病、糖尿病、贫血及肝炎等，对孕妇的健康和胎儿的发育都不利，必须请医生确诊治疗。如医生认为不宜继续妊娠的，应尽快做人工流产，再落实避孕措施。如果医生认为可继续妊娠，除必须的治疗外，还应定期做产前检查，加强孕期保健。

在养育子女的过程中，要多一点爱心，多一点耐心，用爱孕育胎儿，哺育胎儿，教育子女，让他们生长在一个充满爱的世界里。如能如此，你的宝宝一定会既健康聪明，又活泼可爱，充满爱心；如能如此，我们将感到无比的欣慰。

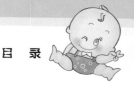

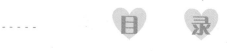

第一篇 孕前要掌握

YUNCHAN YANGYU ZHISHI BAIKE

第三章 孕前避孕措施

第四章 孕前疾病与受孕

第五章 生男生女

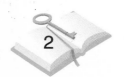

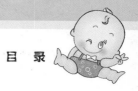

第二篇　孕期要把握

YUNCHAN YANGYU ZHISHI BAIKE

第三章 饮食保健

第四章 孕期疾病防治

第五章　孕期用药

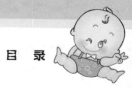

第三篇　胎教教育好宝宝更健康

YUNCHAN YANGYU ZHISHI BAIKE

第一章　胎教须知

第二章　胎儿的发育与母体的状况

第三章　胎教方案

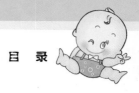

第四篇　轻松分娩掌握方法

YUNCHAN YANGYU ZHISHI BAIKE

第一章　分娩前准备

第二章　正常分娩

第三章 难产和剖宫产

第五篇　产后保健要慎重

第一章 产后饮食

第二章 产后日常保健

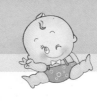

孕产养育知识百科 YUNCHAN YANGYU ZHISHI BAIKE

第三章　产后保养

第六篇 新生儿的护理

YUNCHAN YANGYU ZHISHI BAIKE

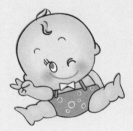

第一篇

孕前要掌握

　　天下所有夫妻，都希望得到一个健康聪明的小宝贝。然而，生命的孕育征途并不那么平坦，时有风风雨雨相伴。怀孕，并不是女人一个人的事情。健康宝宝来源于一个健康的精子和卵子的结合，所以不能忽视另一半的精子健康。

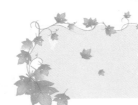

第一章　孕前须知

办理结婚登记手续

首先，申请结婚的当事人，必须持相关证明共同到男女一方户籍所在地的婚姻登记机关用黑、蓝墨水钢笔填写《结婚登记申请表》，接受婚前教育。

其次，婚姻登记机关接到申请后，逐项审查当事人是否符合结婚条件。譬如：双方有没有达到法定婚龄、是否重婚等。

最后，经过审查后，符合婚姻法规定的，准予登记并交纳结婚证工本费。男女双方须同时到场，就可以领到两本大红的结婚证书了。结婚登记，是婚姻有效的必要手续，结婚仪式是无法代替结婚登记的。同时还得提醒注意的是，登记前必须到正规医院进行一次婚前体检，接受医生的婚前指导。这是迈向优生的第一步，也是给自己一次全面系统的健康检查。婚前体检有益无害。

晚婚

为了尽可能地避开生育高峰，控制我国日益膨胀的总人口数，国家提倡晚婚晚育。关于晚婚的具体年龄，各个地方的规定不太一致。"晚婚"仅指第一次结婚，如果结婚的一方或双方是再婚的，不属于晚婚的范围。

未婚同居需要补办结婚登记手续

为了得到稳定、完全合法的婚姻关系，双方还是应当尽早去办理结婚登记手续。因为，虽然未婚同居不是违法行为，但同样也不算是合法有效的婚姻关系。因此，如果日后双方分手，在财产、子女等方面发生纠纷，处理起来会比较麻烦。

补办了结婚登记手续后，男女双方即使日后出现财产纠纷等问题，双方之间的婚姻关系也会从开始同居的那个时候算起，这样，同居期间的财产可以算作共同财产进行分配。还应当注意，如果同居的时候一方或双方都不到法定婚龄（男22周岁、女20周岁），那么补办婚姻登记之后，双方的婚姻关系从双方都达到法定婚龄的那一天算起。

直系血亲

直系血亲是指有直接血缘关系的亲属。如父母与子女之间、祖父母与孙子女之间、外祖父母与外孙子女之间等，都是直系血亲。

旁系血亲

旁系血亲是指直系血亲以外、在血缘上和自己同出一源的亲属。如兄弟姐妹之间、表兄弟姐妹之间，自己与伯叔、姑母、姨母之间等，都是旁系血亲。

近亲属之间不能结婚

为了优生优育，国家禁止近亲结婚。我国婚姻法规定："直系血亲和三代以内的旁系血亲"之间不能结婚。

（1）父母和子女之间、爷爷奶奶和孙子孙女之间、姥姥姥爷和外孙子外孙女之间，当然不能结婚。

（2）和自己的伯伯、叔叔、舅舅、姑姑、姨母不能结婚。

（3）和自己的亲兄弟姐妹、堂兄弟姐妹不能结婚。

婚前检查

婚前检查是对准备结婚的男女青年进行的健康检查，其中很多项目与将来怀孕和生育有关。它可了解男女双方的健康状况、精神状态，尤其是可以调查有关个人和家族先天性疾病、遗传性疾病等情况。通过婚前检查，还可进行有关性知识教育和计划生育安排以及避孕方法和怀孕知识的指导等；对患有严重疾病者，提出不应结婚或不宜生育的建议；对少数遗传病患者可进行防止遗传病发生的相关知识的教育。所以，准备结婚的男女青年一定要主动进行婚前检查。

优生的五要素

（1）生育年龄：生儿育女的最佳年龄男为 25～27 岁，女为 23～25 岁，与晚婚年龄相吻合。

（2）受孕时身体状况：当男女双方身体状况最佳时受孕，这样有利于受精卵的正常发育，有利于新生儿的身体健康。特别应当注意的是：孕后及哺乳期间应少服或不服药。

（3）结婚范围：我国农村的婚配范围越来越小，而结婚范围的缩小不利于下一代的健康。应倡导农村青年广交朋友，利用报刊、电台等媒体优势，促成跨区域、范围广的婚姻。

（4）某些疾病：精神病患者在治愈后的二年以内时间里不宜生育，肝炎、肺结核、麻风病、性病以及其他一些传染性疾病，患者未治愈前或治愈后的半年时间以内不得受孕生育。

（5）婚姻法规定：直系血亲和三代以内的旁系血亲不得结婚。

高龄孕妇怎样才能生健康宝宝

医学研究发现，35 岁以后生育的妇女，其臀位产、手术产和先天愚型的发生率都较高。加之这个年龄孕妇骨盆和韧带功能退化，软产道组织弹性较小，子宫收缩力相应减弱，易导致产程延长而引起难产，造成胎儿产伤、窒息。另外，由于高龄孕妇的卵细胞易发生畸形变，因此，胎儿畸形及某些遗传病的发生率也较高。

高龄孕妇通过孕前检查则可让医生及早发现问题，及早处理。如35岁以上产妇最多见的高血压和糖尿病，都可在孕前得到控制。在计划怀孕前3个月（至少1个月）至孕后3个月，每天补充0.4~0.8毫克的叶酸，或以叶酸为主要成分的"斯利安"等，则可防止有神经管缺陷的婴儿出生（如以前生产过神经管缺陷的婴儿则每日补充4毫克的叶酸）。

产前遗传咨询及诊断，可以减少畸形儿出生，达到优生的目的。产前遗传诊断方法很多，包括羊膜穿刺术、绒毛取样术及脐血取样术等。随着产妇年龄增长，流产会多见，但生双胞胎的概率也明显增加。因此，到正规医院进行常规的产前检查会保证给产妇一个安全的孕期。另外，在医生的指导下，平衡的膳食、适当的运动、避免烟酒将对产妇有益。

哪些疾病应在怀孕前彻底治好

（1）阴道炎：多是由念球菌感染引起的，会在产道感染胎儿，容易使婴儿得鹅口疮。

（2）结核病：对孕妇来说这是可怕的病，它会传染给婴儿，而且，如果在开放期怀孕，会有早产、死胎的危险。

（3）心脏病：健康的人怀孕后心脏负担也会加重，有心脏病的人负担会更重，越接近分娩，越容易出现心脏功能不全、血运障碍，造成胎盘血管异常，导致流产、早产。心脏病还是妊娠中毒症的起因。因此，心脏病一定要在妊娠前治好。

（4）肾脏疾病：患这种病的人一旦妊娠就难免会得妊娠中毒症，不仅对胎儿影响严重，还会危及孕妇生命。

（5）高血压病：与肾脏疾病患者一样，很容易患妊娠中毒症。

（6）肝脏疾病：这种病人一旦怀孕，病情会立即加重并恶化，导致母体急剧衰弱并威胁胎儿。

（7）膀胱炎、肾盂肾炎：患这些病的孕妇在妊娠、生产时容易引起感染，造成很大的肉体痛苦。

（8）性病：患有性病的人一旦怀孕，很容易通过胎盘传播给胎儿，导致流产、早产或新生儿致病。

预防遗传病

遗传病的预防应该从选择配偶做起，避免近亲结婚；通过婚前医学检查来决定是否可以生育；通过产前检查，筛查出一些遗传病或先天性疾病，及时终止妊娠。

当准备生育时，应向医生充分咨询，做好孕前孕后筛查。此外，遗传病也可以通过饮食控制疗法，控制某些物质的摄入，来维持正常的代谢平衡。还可以用药物疗法与酶疗法来治疗一些遗传病。还有一些遗传病可以通过手术治疗，甚至用基因治疗来解决问题。

遗传病与胎儿

人类遗传病可分多种，其中由于致病基因在性染色体上所引起的遗传病叫性连锁遗传病，遗传规律是疾病只传给儿子或只传给女儿。血友病就是一种遗传性出血性疾病。患者终生有轻微损伤后出血的倾向，而且出血不易止住，如果不及时处理，有可能危及生命。血友病分为甲、乙、丙三种类型，以血友病甲最常见，乙次之，丙最少见。血友病甲和乙都是性连锁遗传病，其遗传性致病基因由女方携带，疾病只传给儿子，不传给女儿，故患有血友病甲或乙的男性与正常女性结婚，子女中男孩全是患者，女孩全是血友病基因携带者。若正常男性与女性血友病患者结婚，其子女中男孩全部为患者，女孩全部为致病基因携带者，由此可见，凡是女方或女方家族中有血友病甲或乙患者的，均表明此女性为血友病基因携带者，其怀孕后一定要鉴定胎儿性别，只能保留女孩，不能生养男孩。进行性肌营养不良症只传给男孩，女孩不发病。

如何才能受孕

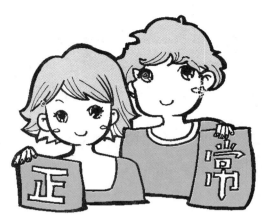

（1）女方排卵：育龄妇女有两个卵巢，每月排出一个卵子，卵子排到盆腔内被输卵管伞端吸入输卵管内。

（2）男方精液必须正常：如液化时间、精子数量、形态及活动能力。精子排出后存活 48 小时，性交时间应当安排在排卵期前后。

（3）女方子宫颈正常：子宫颈黏液在排卵期变为清亮，精子才能钻到子宫颈黏液中，并储存于子宫颈管内，游向子宫腔内。如果子宫颈有炎症，子宫颈黏液很黏稠，精子不易进入。

（4）输卵管通畅，蠕动能力正常，盆腔内无粘连。

（5）子宫内膜在排卵后增厚，有分泌期的改变。着床后胚胎是否能继续发育成长，取决于胚胎自身的生存能力及内膜分泌足够的营养。如内膜有炎症或既往有炎症，尤其是子宫内膜结核形成斑痕，内膜则犹如贫瘠的土壤，胚胎不能种植。

健康小贴士
最宜受孕与分娩的季节

最佳的受孕时间与分娩时间应为一年之中的 8~9 月份和 5~6 月份。8~9 月份正值初秋时节，天气凉爽，瓜果丰收，保证了孕妇各种营养物质的摄取，待冬季来临，孕妇已平安度过胎儿最易感染病毒的致畸敏感期，到临产的 5~6 月份，正是春末夏初，气候宜人，有利于产妇饮食调节和身体恢复，有助于婴儿的健康成长。

生育期的最佳年龄段

从优生的角度来看，最佳生育年龄女性为 23~25 岁，男性为 25~27 岁。然而，对于不同的新婚夫妇来说，往往受着诸多因素的制约和影响，许多新婚夫妇越来越重视主客观条件的综合因素，以求得生育年龄的最佳适宜期。

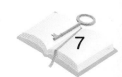

最佳的受孕时机

（1）每天清晨未起床前，女方应先用体温计测量一下基础体温，以确定排卵的日期并及时提醒丈夫（女方一般应测量三个月以上），以便在排卵期受孕。

（2）在排卵期前应减少同房的次数，使男方养精蓄锐，以产生足够数量和高质量的精子。

（3）在计划受孕的日期以前（指女方排卵期以前），男女双方均不要穿紧身裤，如尼龙裤、牛仔裤等。因为在这种情况下受孕，畸形儿或有先天性缺陷的婴儿出生率会有所增高。

（4）注意环境和心理因素。天气阴冷、风雨交加、电闪雷鸣等环境，或者是男女心情不佳、悲伤凄惨、惊恐痛苦之时，均不利于受孕。而夜深人静、居室清洁、心境恬和、恩爱缠绵之时，则被认为是最好的受孕时机。

最佳受孕环境

卧室的环境应尽量安静，不受外界不良环境所干扰，保持室内空气流通；室内陈设应摆放得整洁有序，被褥、枕头等床上用品清洁整齐，最好是刚刚洗晒过，能散发出一股清香的味道。恬静的环境往往能产生较好的心理效应，有利于夫妻双方的恩爱缠绵及在最佳的环境里受孕。

孕前做好体质准备

怀孕以后，孕妇体内物质的代谢和各器官的系统功能将都发生很大的变化，如代谢加强、能量消耗增加；呼吸系统中的呼吸道黏膜增厚、水肿，因而易于受感染；在肾脏方面，肾小球的过滤功能增强，肾小管回收能力降低，从尿中排出尿糖、氨基酸等都有所增多；血液容量增加而血红蛋白浓度下降，红细胞也相对减低，形成生理性贫血；消化系统功能也时有改变，经常出现消化不良和便秘等现象。怀孕早期还有恶心、呕吐、进食量减少等怀孕反应。如果没有一个健壮的身体，很难承受养育胎儿、教育胎儿的重任。一般身体

（指没有疾病）的孕妇都很难承担怀孕、分娩时体力的消耗，较差的体质就更易感染上各种疾病，给自己和胎儿带来一些不应有的损失。

孕前应做好心理准备

受孕之后，妻子在身体上和心理上将产生较大的变化，为了能够很好地适应这个变化，应该在怀孕前就做好必要的心理准备。

首先应当消除忧虑感。一些年轻妇女对怀孕抱有一种担忧心理，一是怕怀孕会影响自己优美的体形；二是怕分娩时会产生难以忍受的疼痛；三是怕自己没有经验带不好孩子。其实，这些顾虑都是没有必要的。毫无疑问，怀孕后，由于生理上的一系列变化，体形也会发生较大的变化，但只要注意按有关要求进行锻炼，产后体形很快就能得到恢复。事实证明，凡是在产前做孕妇体操、产后认真进行健美操锻炼的年轻妇女，体形很好地恢复了原状，身体的素质也有所增强。

怀孕之后，为了胎儿的健康，需要注意的事项很多，许多活动和娱乐都将受到限制，作为妻子对此应有充分的思想准备。只要能够生一个健康聪明的孩子，适当做些牺牲也是值得的。

怀孕之后，由于生理发生变化，在心理上也会产生许多变化，如烦躁不安、唠叨、爱发脾气、对感情要求强烈或冷淡等。对于这些变化，丈夫应当理解和体谅，并采取各种方法使妻子的心情愉快，顺利地度过孕期和产期。尤其要主动从事家务劳动，对妻子更加体贴，这既可减少妻子的疲劳，又可增加妻子的欢愉。妻子怀孕后，对食物的要求千奇百怪，为此，当丈夫的要有心理准备，做好频繁采购、挑选、更换的思想准备。

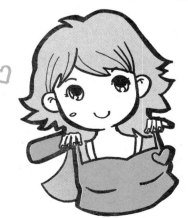

孕前应准备的内衣

要选择吸湿性能好、有伸缩性的材料进行制作，最好使用纯棉制品。如果是去商店购买成品，也应按此原则。由于内衣要勤洗勤换，应注意选购易洗及柔软的衣料。因孕期要经常检查和进行乳房保养，所以还应注意选购或制作容易穿脱的内衣。最好制作几个用带子系的平脚裤衩，孕期穿三角裤衩有时会出现着凉现象；同时，到肚子相当大时，三角裤衩就无法穿用。裤衩和衬裤都不要用松紧带，以免勒着肚子、压迫胎儿，最好使用带子以便根据腹围的变化进行调节。

孕前应准备的外衣

应选择那些宽大的、穿在身上不感到紧、并能使鼓起的肚子不太明显的服装。颜色和衣料可根据个人的爱好选择，但最好以简单、朴素为好，这样可以给人以精神振奋和愉快的感觉。大红、大绿的图案会增加孕妇的臃肿感，条状花纹能使孕妇相对地"苗条"一些。

外衣也可穿用家中老人宽大的衣服，或向其他人借来临时穿用一段时间。夏天最好做一条孕妇裙，将来拆了给宝宝做小被褥，可谓"一裙两用"。

孕前应安排经济支出

怀孕之后，孕妇身体需要增加营养，以保证胎儿的发育和孕妇身体健康；孕期体形发生显著变化，需要添置一些合适的衣物；为迎接小宝宝的降生，还要花费一笔数目可观的资金。这一切都要求夫妇事先安排好怀孕之后的经济问题，统筹兼顾，保证"重点"。要本着勤俭节约的精神来添置所需物品，能代用的尽量代用，或者利用旧物改制。总之，要合理安排经济支出，以免关键时刻手头拮据，造成夫妇间的不愉快。

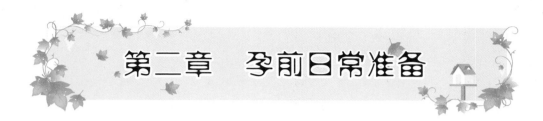

第二章 孕前日常准备

孕前咨询

　　孕前咨询是指对女性在受孕前进行交谈、指导，是一种良好的形式。通过为那些对怀孕有疑问或问题的夫妇进行病史询问（家族史、疾病史、生育史、药物接触史及营养状况）、身体检查，发现受孕前的危险因素，同时针对危险因素及夫妇所关心的问题进行咨询指导和讨论，并提供进一步检查或治疗的信息。简单地说，孕前咨询的主要内容是为所有计划怀孕的夫妇进行全面的优生知识健康教育指导，使其知情选择以避免不利因素，创造良好的内外环境，为安全顺利地受孕、胎儿健康地生长发育奠定基础。

女性在怀孕前应做好准备

　　(1)受孕前半年要完全停止服用避孕药，使身体恢复到正常的月经周期。最好等到有三次正常月经周期后再怀孕，在此期间可用避孕套或子宫帽进行避孕。在未恢复正常的月经周期前就受孕的话，婴儿的预产期就不好计算。

　　(2)确定你的工作是否对胎儿有危害。如放射线、噪音等，有条件的应适当调换工作岗位。

　　(3)确定你是否进行过风疹疫苗的预防注射。

　　(4)开始服用叶酸等微量元素，保证均衡、充足的营养。

(5)锻炼身体，使身体、情绪处于最佳状态。

(6)假如你长期患某种疾病，如糖尿病或癫痫等，并且是在治疗中，在你打算怀孕之前应去看医生，医生会对你是否适宜怀孕、是否需要更换你治疗所用的药物做出综合评价，停用对胎儿有影响或者会使你较难受孕的药物。

(7)戒除不良习惯。吸烟、饮酒、吸毒等对精子、卵子及受精卵均有毒害作用，应在怀孕之前先戒除，如等怀孕后再戒往往为时已晚。

孕前宜提高身体素质

有些青年男女平时不注意锻炼身体，在妊娠之后才开始讲求优生，这自然比不讲求要好，但是终究显得有些迟了。

新婚之后，为保持身体素质的良好状态，最关键的一条是建立有助于两性生活健美化的节律和格调。这不仅是家庭生活幸福的源泉，从生育观点看来，也关系到未来的父母所经常分别产生的性细胞——精子和卵子能否始终处于最佳性状，并有利于新生命在形成过程中获得优良遗传基因的第一个生存环境。

孕前身体素质调养方式，最关键的是夫妇要分别坚持进行健美活动，包括健美运动和有益于健美的艺术活动。沉湎于自我封闭式的新婚生活，无节制地纵欲则是重要的"禁忌"。保持健康的精神状态，是身体素质向正常发展的"精神卫生"条件，万万不可忽视。

孕前宜调适生理机能

人类的延续并不是单纯的生殖系统的活动，孕前生理准备机能的调适自然也不只是指生殖机能的调适。

人类要健康地生活，自然时刻都要注意生理卫生，对于准备生育下一代的新婚夫妇来说，这一点尤其显得重要。年轻的夫妇应建立一系列的生理机能保健措施，针对婚前检查所发现的有关疾患和不够理想的生理机能问题，进行治疗、调养和功能性锻炼。特别是要保持精液的正常成分和卵子成熟的质量以及生殖器官的健康状态。必要时，在孕前，夫妇可以主动接受生育门诊的指导。

孕前宜营造舒适的居室环境

孕妇的居室应是整齐清洁、安静舒适，有充足的阳光。光线柔和、亮度适中、通风良好的居室最好。居室的布置应协调，居室色彩应与家具色彩相互配合，因为居室色彩具有强烈的心理暗示作用。

居室中的白色可以给人以清洁、朴素、坦率、纯真的感觉，而蓝色可以给人以宁静、冷清、深邃的感觉。这两种颜色可以使神经尽快地松弛，使体力和精力得到很好的恢复。房间中各种色彩的合理搭配，可以使紧张劳累了一天的孕妇在回到家后，尽快地消除疲劳。选择孕妇喜爱的颜色、图案来装饰居室，可使孕妇心情舒畅、精神愉悦，有利于腹中小生命的发育。

居住环境应远离嘈杂的噪声，要求居室的大环境能够宁静，给人以美的享受，使人产生遐想。孕早期，旋律轻快、优美的音乐可以调节孕妇的情绪，间接作用于胎儿，使胎儿安静；而在孕中、晚期，音乐还可直接刺激胎儿的脑细胞，促进大脑的发育。

居室中适宜的温度和湿度，有利于孕妇的休息。温度、湿度太高或太低均易使人感到不舒适，不利于孕妇休息。

实现高质量的受孕

要实现受孕，夫妻之间性生活的质量是非常重要的。研究表明，女性在达到性高潮时，阴道的分泌物增多，分泌物中的营养物质如氨基酸和糖增加，使阴道中精子的运动能力增强。同时，阴道充血、阴道口变紧、阴道深部皱褶伸展变宽，便于储存精液。平时坚硬闭锁的子宫颈口也松弛张开，宫颈口黏液栓变得稀薄，使精子容易进入，而性快感与性高潮又促进子宫收缩及输卵管蠕动，有助于精子上行，从而达到受精的目的。数千万个精子经过激烈竞争，强壮而优秀的精子与卵子结合，孕育出高素质的后代。所以，恩爱夫妻生下来的孩子健康、漂亮、聪明的说法是相当有道理的。

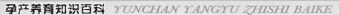

以受孕为目的的性生活特别需要性高潮，可以借助微弱的粉红色灯光，把恩爱的神情、温柔的触摸、亲昵的拥抱、甜蜜的接吻等在直视下传给对方，使爱之情感得到升华。

孕前丈夫忌缺乏微量元素

微量元素对男性的生殖内分泌功能有着重要影响，特别是影响到精液的质量。

（1）锰的不足或缺乏：能引起睾丸组织结构上的变化，使生精细胞排列紊乱，精子细胞的结构发生异常。

（2）铜的不足或缺乏：铜能明显影响精子的存活率和活动度，铜缺乏能减低精子穿进宫颈黏液的能力，也能导致精子浓度的明显下降。在不育男子的精液中，铜离子浓度有明显的改变。

（3）锌的不足或缺乏：锌在人体中含量约为 1.5 克，男性主要集中分布于睾丸、附睾和前列腺等组织中，精液中含量尤为丰富，比血浆的锌含量高出 50~100 倍。锌缺乏可导致睾丸萎缩，精子数量减少、质量较差，还会使生殖功能降低或不育。即使精子有授精能力，其妻流产率也非常高，且易引起后代的畸形。缺锌影响生殖机能的主要原因，是其影响精子代谢、精子膜稳定性。给缺锌的男性补充锌剂后，精子的数量和质量均有明显的改善。

（4）硒的不足或缺乏：硒的不足可引起睾丸发育和功能受损，附睾也会受到很大影响。缺硒的男性性欲减退，且其精液质量差，影响生育质量。

新婚期间不宜怀孕

新婚期间怀孕弊多利少，往往容易出现孕妇自然流产或将来所生子女生理缺陷、智力低下等

健康小贴士
身体疲劳时不宜怀孕

现代生活节奏加快，容易使人身心疲劳，从而会降低男性精子的质量。男子的睾丸极易对外界刺激作出反应，对劳累的反应尤其强烈。能引起疲劳的现代生活因素很多，如剧烈的体育活动、频繁性交、较大的工作压力等。为了实现优生的理想，一定要努力节制上述能引起疲劳的生活因素。

情况。其原因如下。

（1）为筹办婚事，夫妻二人操持了几个月的时间，精神和身体都比较疲惫，处于不佳状态，若此时怀孕，胎儿大多不健康。

（2）新婚期间，亲朋好友往来频繁，比较劳累伤神。加之陪亲朋多饮一些喜酒，甚至饮酒过度。新婚夫妇烟酒过量，可造成胎儿畸形或发育不良，还可出现早产、流产或胎死宫内及孩子出生后智力低下等情况。

（3）新婚之际，小夫妻性生活频繁，且精神比较紧张，难以达到性高潮，精子和卵子的质量也不高。另外，新婚期间男女双方对性生活还不适应，尤其是女性，雌激素分泌不很正常，这些情况都不利于优生。

怀孕前应选择怎样的卧具

（1）床的高度：床的高度最好略高于孕妇的膝盖。倘若床铺过高，则易使人产生紧张感，影响睡眠。若床铺过低，则易于受潮，寒湿、湿热之地气如果冲入到孕妇体内，会对孕妇及胎儿的健康产生影响。

（2）床的宽度：床铺的面积应该宽大，这样睡眠时便于自由翻身，有利于气血流畅、筋骨舒展。一般来说，床铺最好长于孕妇身高约20~30厘米，宽于孕妇身宽40~50厘米。运动员应用特制的床，使长宽达到要求。

（3）床的软硬度：床的软硬度以木板床上铺10厘米厚的棉褥为宜。其他的床，如南方的竹榻、藤床等，也较符合养生要求。现代的弹簧钢丝床、沙发床、席梦思的弹性过大、过软，所以不适合孕妇休息。

孕前忌养猫

怀孕前应处理掉家中所养的猫，并彻底清除猫的排泄物，以预防弓形虫病。我国已发现大量

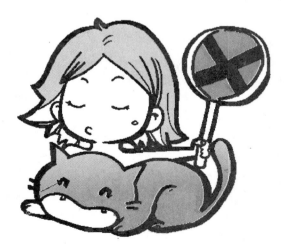

动物弓形虫病感染者，猫是传染此病的"罪魁祸首"。通过研究发现，猫是弓形虫的终宿主，受到感染的猫排出的大量弓形虫卵囊能够长期保留，食用沾上这些卵囊的食物，可使人的眼、耳、喉、内脏等多种器官发病。这种病对孕妇的危害性尤其大。孕妇感染弓形虫病后，极易引起流产、早产或死胎，接近一半的婴儿可能耳聋、失明、畸形、智力低下甚至死亡。

孕前能否接种疫苗

目前，我国还没有专为准备怀孕阶段的女性设计的免疫计划。但是专家建议有两种疫苗最好能打：一种是风疹疫苗，另一种是乙肝疫苗。另外，还可接种如下疫苗。

（1）甲肝疫苗：甲肝病毒可以通过水源、饮食传播。专家建议高危人群（经常出差或经常在外面吃饭的女性）应该在孕前至少3个月时注射疫苗防病、抗病。

（2）流感疫苗：这种疫苗属短效疫苗，抗病时间只能维持1年左右，且只能预防几种流感病毒，适于儿童、老人或抵抗力相对较弱的人群。对于孕期的防病、抗病意义不大。

（3）狂犬疫苗：属于事后注射疫苗，也就是在被狗咬后再注射。

早孕期尽量避免注射狂犬疫苗。只有在被狗咬伤极为严重的情况下，征求妇产科医生的意见后，才能考虑注射。咬伤后立即注射第一针，而后第3天、第7天、第14天、第30天各注射一针。

新婚旅行途中不宜怀孕

一方面，男女双方为了准备婚事，已付出很大精力，精神和体力上感到十分疲乏。旅行结婚会使身体过度疲劳，导致免疫力下降，各种疾病易乘虚而入。

另一方面，新婚期间往往房事过

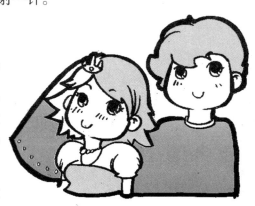

频，旅途中受客观条件限制不易保持性器官卫生，女方更易受害，严重影响健康。而且旅行结婚打乱了平时的生活规律，环境不安定，饮食起居失常，影响精子和卵子的质量，这将给优生带来不良影响。

因此新婚期间，尤其是旅行期间，最好暂不受孕。

孕前注意衣食住行

在孕前，注意衣食住行也不只是女方的事。譬如，国外已经发现，经常穿紧身裤的男性，由于睾丸压向腹股沟而增温，以致造成生精功能减退，所以要提醒喜欢穿牛仔裤的新婚男性注意。女性在衣着方面宜宽松，使乳房及腹部能够保持自然松弛状态，以利于生理功能的协调。饮食方面，男女双方均应禁忌刺激性的食物，尤其应禁酒和烟。最好不要偏食碱性或酸性食物，以免破坏身体酸碱性的平衡。居住环境应尽量避免噪声污染；应尽量躲避有害于生育的放射线源的危害。在行动方面应避免过分剧烈的运动方式，因为过于激烈的竞技心理状态，往往会影响生理机能的平衡。如果必须参与时，应适当推迟孕期，以期获得尽可能完美的优生效果。

孕前应保持乐观情绪

未来宝宝的健康与母亲孕前和孕后的精神健康有着密不可分的关系。乐观的心态、健康的心理对宝宝的成长大有益处。所以，夫妇双方在决定要孩子之后，要努力调整自己的情绪，以一种积极乐观的心态面对生活。夫妇双方都要放松身心，多做一些有趣有益的活动，尽量减轻生活所带来的心理压力。要相信，如果父母整日开心快乐，就会带来一个同样开心快乐的孩子。

孕前不宜住新居

建造新房和装饰新居所用的砖、水泥、钢筋、木材、胶合板、塑料、油漆、涂料、瓷器和新家具中均含有一定量的对人体有毒害的物质，如聚乙烯、甲醛、酚、铅、石棉等。此外，新建房屋中湿度也较大，潮气重，易使毒性物质和有害的粉尘微小颗粒滞留于室内，污染居室内空气。所以，孕前和怀孕期间均不宜住新建房屋或新装修房。

男子应慎洗桑拿浴

桑拿浴可以促进血液循环和细胞的新陈代谢，预防心血管疾病，如早期高血压、动脉硬化或轻度冠心病等。但未婚男青年和已婚未生育的男子最好不洗。因为男人的精子产生于睾丸，而睾丸对温度的要求比较严格，必须在34℃~35℃的条件下，才能正常地生长发育。隐睾的患者，只是因为异位的睾丸温度比正常人高2℃～3℃，精子便不能成活。而桑拿浴室内的温度一般可以达80℃左右。因此。未婚男子和婚后希望生育的男子，应避免洗桑拿浴。

孕前要防止电脑的危害

众所周知，长期使用电脑会对人体产生危害，而同样从事电脑工作的人，不同的体质会有着不同的机体反应。经常参加体育锻炼，能够提高对微波辐射损害的抗病能力。电脑操作人员长时间保持相同坐姿，应隔1~2小时到室外散散步，做做操，活动活动上下肢，平时也要注意加强锻炼，以增强体质，避免疾病的发生。而孕妇倘若长期从事电脑工作而又得不到休息和锻炼，所引起的后果会更严重，所以孕妇最好避免使用电脑。

孕前应多喝水

水对于人体的新陈代谢有着极其重要的作用。水可以通过血液将氧气和各种营养物质带到机体细胞中，并通过呼吸控制体温。同时，水还能润滑全身各部位的关节。一个健康的成年人，每天至少应喝水8～10杯（约200毫升的水杯）。如果活动量较大或天气闷热，则应适

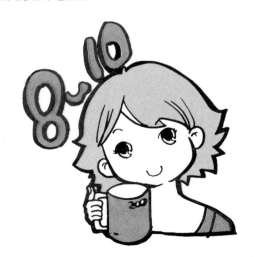

量增加。水对人的身体的重要性是很大的，所以，女性孕前要多喝水．以保证身体排除毒素。

孕前要戒烟

妇女在怀孕前要戒烟。因为香烟中的尼古丁有致血管收缩的作用，妇女子宫血管和胎盘血管收缩，不利于精子着床。

吸烟与不孕症有极大的关系。香烟在燃烧过程中所产生的苯丙蒽昆有致细胞突变的作用，对生殖细胞有损害。卵子和精子在遗传因子方面的突变，会导致胎儿畸形和智力低下。

应该注意，不吸烟的妇女如果与吸烟的人在一起，也会受到影响。

专家研究表明，妇女在怀孕20周以前减少吸烟支数或停止吸烟，所生婴儿重量可接近于非吸烟者的婴儿，但仍有先天性异常的危险，这是由于在怀孕早期阶段或者怀孕前吸烟所引起的。因此，在准备要孩子时，夫妇双方应停止吸烟。当然，最好是夫妇双方都不吸烟。

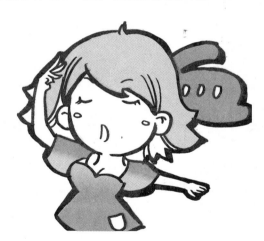

孕前应当戒酒

酒的成分主要是酒精。当酒精被胃、肠吸收进入血液运行到全身以后，除少量从汗、尿及呼出的气体中排出，其余大部分由肝脏代谢。肝脏首先把酒精转化为乙醛，进而变成醋酸被利用，但这种功能是有限的。所以，随着饮酒量的增加，血液中的酒精浓度也随之增高，对大脑、心脏、肝脏、生殖系统都有危害。

酒精可使生殖细胞受到损害，使受精卵不健全。酒后受孕，可造成胎儿发育迟缓，出生后智力低下，甚至成为白痴。因此，为了使后代健康成长，发育正常，孕前千万不可饮酒。由于酒精在人体内贮存时间较长，加之受酒精侵害的卵子也很难迅速恢复健康，所以，一般来说，最好在受孕前一周就不要饮酒。其实，那些常年饮酒的女性，即使受孕前一周停止饮酒，也还是有一定危害的。

孕前要注意营养

一般来说，人们比较重视怀孕后的营养。但实际上，孕前营养也很重要。

计划受孕前的食物不要太精细，食用五谷杂粮最好。加上花生、芝麻等含有丰富的促进生育的微量元素锌和各种维生素，适量的含动物蛋白质较多的猪肝、瘦肉，以及新鲜蔬菜和各种水果，就会对男子精液的产生起到良好的促进作用。同时应注意食物不能太咸，尤其是炒菜应少放盐，过多摄入盐，可能是怀孕期间出现高血压和水肿的隐患。合理的饮食除能提供合格的精子、卵子外，还给准备受孕的妇女提供了在体内储存一定营养的机会。因为在妊娠早期，胚胎需要的营养还不是靠母亲每日饮食通过胎盘输送到胎儿体内的，主要是从子宫内膜储存的营养中取得的。倘若在怀孕前期营养不足，无法储备，怀孕后又因妊娠反应较大，呕吐频繁，不思饮食，势必影响到胎儿大脑发育时所需要的营养供给。这是因为胚胎先发育大脑，在妊娠第 10～16 周这段时间，是胎儿大脑发育的第一个高峰。

健康小贴士

孕前不宜食用棉籽油

妇女孕前长期食用棉籽油，其子宫内膜及内膜腺体就会逐渐萎缩，子宫变小，子宫内膜血液循环量逐年下降，这些都不利于孕卵着床而造成不孕。即使孕卵已经着床，也会因营养物质缺乏，使已植入子宫内膜的胚胎或胎儿不能继续生长发育而死亡，出现死胎现象。

孕前应补充蛋白质

蛋白质是生命的基础，是构成人的内脏与肌肉以及健脑的基本营养素。如果妇女在孕前摄取蛋白质不足，就不容易怀孕，或者怀孕后由于蛋白质供给不足，胚胎不但发育迟缓，而且容易流产，或者发育不良，造成先天性疾病及畸形。此外，产后母体也不容易恢复，有的妇女就是因为产前蛋白质摄取不足，分娩后身体一直衰弱，还有多种并发症发生。

含有丰富蛋白质的动物性食物有牛肉、猪肉、鸡肉、肝类、鱼、蛋、牛奶、乳酪等；植物性食物有豆腐、黄豆粉豆制品。

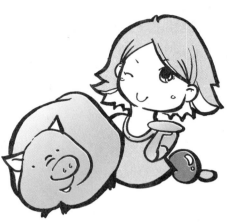

孕前应补充钙

钙是形成骨骼与牙齿的主要成分。它是胎儿发育过程不可缺少，而且用量较多的一种主要成分。钙可以加强母体血液的凝固性，可以安定精神，防止疲劳，对将来的哺乳也有利。因此，怀孕后女性必须摄取比平常多 2 倍的钙质。钙在人体内的储存时间长，用得多。储存时间长，就决定了孕前必须大量补充钙。

含钙多的食物有鱼类、牛奶、乳酪、海藻类及绿色蔬菜等。

孕前应补充铁

铁质是血红蛋白的主要成分，在人体内最主要的功能是组成血红蛋白，从而进一步形成血细胞。人体如果缺铁，就会产生贫血，容易倦怠。妇女在怀孕中期之后，容易发生贫血，这是因为胎儿迅速成长，每天都要吸收约 5 毫克的铁质，因而使母体血液中的铁质减少。贫血，不但不利于胎儿的生长，而且孕妇生产时会出现低热或迟缓出血等并发症，出血量也会增加，使产后母体恢复较慢，甚至可能造成致命的伤害。为了防止妇女怀孕中期贫血，除了在孕期注意补充铁质外，在孕前就要开始多摄取铁质。铁能在人体内储存 4 个月之久，在孕前 3 个月补充铁是很合适的。

含有铁的食物有猪肝、猪血、牛肉、鸡蛋、大豆、海藻类、芝麻酱、黑木耳、香菇、绿黄蔬菜等。

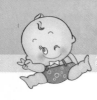

孕前应补充维生素

维生素是人体生长最基本的要素，它是维持人体正常生理功能所必需的一类化合物，也是需要量大的一类物质。如果妇女缺乏维生素，其受孕概率就会低得多。此外，如果缺少了维生素，即使其他营养素进到体内，也无法充分发挥作用，比如人体对钙的吸收，就少不了维生素 D 的作用。因此，妇女在受孕前，一定注意补充各类维生素，补充的时间以孕前 2 ~ 3 个月为宜。

富含维生素的食物有绿黄蔬菜、动物肝、肉、蛋、牛奶及橘子、草莓等水果类。

孕前应补充叶酸

叶酸有抗贫血性能，还有利于提高胎儿的智力。多食叶酸可以治疗和防止妊娠期巨幼细胞性贫血、婴儿营养性大细胞性贫血等症。近年来，科学家发现叶酸在改善先天愚型患儿智力方面也有特殊的医疗功能。所以，为了孕妇的健康以及孩子的成长和聪明，孕前孕后都要注意叶酸的补充。

叶酸含量较高的食品有动物肝、多叶绿色蔬菜、豆类、谷物、花生等。

孕前应补充锌

锌对人体的生理作用是相当重要的。首先，锌是人体内一系列生物化学反应所必需的多种酶的重要组成部分，对人体的新陈代谢活动有重大影响。缺锌会导致味觉及食欲减退，减少营养物质的摄入，影响生长发育。锌还具有影响垂体、促进性腺激素分泌、促进性腺发育和维持性腺正常功能的作用。因此，缺锌不但可以使人体生长发育迟缓，身体矮小，而且可致女性乳房不发育、没有月经，造成女性不孕，也可使男性精子减少或无精子。

含锌比较高的食物有豆类、小米、萝卜、大白菜、牡蛎、牛肉、羊排、子鸡、鲟鱼、茶叶等。女性多吃这些食物，可以促进排卵和第二性征发育。

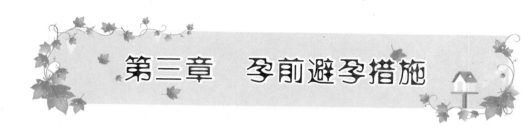

第三章 孕前避孕措施

安全期避孕法

妇女正常月经周期为 28～30 天，排卵期一般在下次月经来潮前 14 天左右，在排卵前 5 天与后 4 天最易受孕，称为"易受孕期"。在每个月周期中，除去月经期和易受孕期，就是"安全期"。为了避孕，在易受孕期不性交或采用避孕措施，安全期性交不采用避孕措施，这种避孕方法称为安全期避孕法。采用安全期避孕应测定排卵期，掌握女方的排卵规律。这种避孕方法对月经周期正常、常年同居而生活有规律的夫妻有一定效果。当女方神经情绪、生活环境、身体状况等因素发生变化时，排卵就会提前或错后，或因发生额外排卵而导致避孕失败，所以安全期避孕法并不安全。

免疫避孕法

从 20 世纪 60 年代后期开始，免疫避孕日益受到重视，称之为避孕疫苗，是医学界较有前途的研究重点。目前重点在进行胎盘抗原、精子抗原、卵子抗原等方面研究。虽然取得一定进

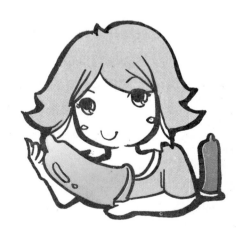

展，但尚未成功。

工具避孕法

利用工具防止精子进入阴道，或阻止进入阴道内的精子进入宫腔，或通过改变宫腔内环境，达到避孕目的，称工具避孕法。

避孕生理法

避孕生理法就是安全期避孕法，它的原理是：女性排卵有一定日期，使性交避开排卵期，卵子就不会遇到精子，也就不会怀孕了。这种方法最大的优点就是不对性交进行任何人工限制，完全保持其自然状态。然而，安全期避孕有时并不安全，女人的月经周期常常被打乱，而且这种方法还以一个时期内抑制情欲为前提。

另一种比较流行的是冲洗避孕法，这种方法还是比较有效的。精液只能保持几分钟的液态，随后就会变成冻态，10～15分钟后，精液重新稀释，精子才能重新获得活动的能力。趁精子还没有来得及进入子宫颈管之际进行冲洗，便可以达到避孕目的。

避孕器械法

避孕器械首推避孕套。它既能避孕，又不损害机体，还能防止性病。供女子使用的器械有阴道隔膜和宫内避孕器。阴道隔膜又叫子宫帽，它被放置在阴道顶端，覆盖住宫颈口，阻止精子进入宫腔，从而起到避孕作用。阴道隔膜的优点在于避孕效果较好，一般成功率可达98%。学会安放后应用比较方便，但患有子宫脱垂、重度宫颈糜烂、严重阴道炎以及阴道过紧者不宜使用。对于已有孩子的女性来说，宫内避孕器是最好的避孕措施。它的好处是一次性解决，能成功地阻止怀孕。

药物避孕法

药物避孕法是使用雌性激素、孕激素的复合制剂来避孕。它的优点是效

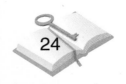

率高、简单、使用方便，它的缺点是对它敏感者可以引起肝脏损害，造成肝脏腺瘤、高血压及血栓形成等。

手术避孕法

对于不想生育的人，做绝育手术是最理想的方法。这种方法的有效率几乎是百分之百，而且几乎没有什么副作用。绝育手术的唯一缺点不是反映在人的肉体上，而是反映在情绪上。做完绝育手术后，有很多人在身体上出现各种反应，其实都是心理因素所致。只要调整好术后的心理，则可避免这些后果。

自然避孕法

自然避孕法是以妇女生殖周期的变化为基础，不使用任何工具和药物，通过测量基础体温、观察宫颈黏液和推算月经周期方法，掌握妇女排卵期。在排卵期前后避免房事，使精子与卵子错过相逢机会而达到避孕目的。

使用自然避孕法避孕需夫妻双方密切配合，而且妇女排卵受各种因素影响，变化较大，如掌握不好容易造成避孕失败，因此不主张单独使用本方法。

"自然避孕法"内容如下。

（1）测量基础体温：基础体温是人体静息状态下的体温。妇女的卵巢在排卵后产生黄体并分泌孕激素，而孕激素有致热作用，故正常妇女在排卵后的基础体温可升高 0.3~0.5℃。这种基础体温的升高，可作为排卵的重要标志。

测量方法：每晚临睡前将体温表水银柱甩至 35℃ 以下，置于枕旁。次晨睡醒后，在尚未起床、讲话、进食前，即刻测量口腔温度 3 分钟，夜班工作者应睡足 4～5 小时后测量。将测量结果逐日记录在方格纸上并观察。排卵前体温较低，常在 36.5℃ 以下。排卵后的体温可上升 0.3~0.5℃。当体温升高 3 昼夜后为安全期。

（2）宫颈黏液观察法：本方法是根据妇女宫颈黏液的周期性变化及自身感受来判断排卵日期，在易受孕期间避免性生活来达到避孕目的。

每次月经干净后，由于宫颈黏液分泌减少，妇女的外阴有几天"干燥期"。随着卵泡发育，雌激素水平升高，宫颈黏液量逐渐增多，由黏稠不透明到稀薄透明，到排卵前进一步变为生蛋清样的透明黏液，并有拉丝反应，拉丝度亦逐渐增高。当拉丝长度达 6～10 厘米时，即为"峰日"，预示即将排卵，或正在排卵，或已经排卵。此后 1～2 天宫颈黏液的黏稠度增加。"峰日"后的第四天进入安全期。

妇女可凭外阴的感觉，体会外阴的干湿、黏滑和拉丝度出现的高峰，来掌握排卵日期。具体的方法是：月经期与阴道流血期避免性交。此后的干燥期可隔天晚上性交。一旦出现黏液必须避免性交，直至重新干燥 3 天后（即第四天晚上）才能同房。此后至下次月经来潮是不易受孕期，同房时间不受限制。

（3）日期推算法：根据最近 6～12 个月的月经周期计算易受孕期和不易受孕期。月经周期规律的妇女，排卵一般发生在下次月经来潮前的 14 天（有时可提前或推迟各 2 天）。卵子排出后可存活 1 天，精子进入女方体内后可存活 3 天。易受孕期的推算方法为：

最短周期天数 –18= 周期中易受孕期开始的第一天

最长周期天数 –11= 周期中易受孕期最后一天

例如，一妇女的最短周期为 28 天，最长周期为 30 天，则她的易受孕期从月经周期的第 10~19 天，在此期间应禁欲。在月经周期的第 10 天前和第 19 天后为安全期，可以性交。此方法只适用于月经周期规律的妇女，而且精神、身体状况等各种因素均可影响排卵，所以本方法最好与其他自然避孕法联合使用，以保证避孕效果。

"自然避孕法"的优缺点

优点：采用"自然避孕法"不需要任何工具和药物，不干扰妇女正常的生理过程和内分泌，对健康无影响；在使用"自然避孕法"的过程中可以增进夫妇双方对生殖保健的知识，帮助计划受孕，故适合于任何情况，特别是惧怕手术、不能放置宫内节育器或口服避孕药的妇女。

缺点：使用"自然避孕法"的夫妇双方必须密切合作，特别是需要丈夫的配合，否则容易造成避孕失败。男方禁欲时间太长，可造成性压抑；月经不规律的妇女不易掌握，避孕有效率较低。

外用避孕药物

（1）避孕药膜：为半透明的纸样薄膜。性生活前将一张药膜折成 1/4 大小或揉成松团，用食、中指夹住送入女方阴道深处，过 5～10 分钟待药膜溶解后开始性交。亦可由男方将药膜包在阴茎头上后推入阴道深部，停留 5～10 分钟后性交。如超过 30 分钟应放入另一张药膜。

（2）避孕栓：性交前将栓剂放入阴道深部，等待 10 分钟后性交。如放药超过 30 分钟尚未性交需重新放入 1 粒。

（3）避孕胶冻：拧开管盖，将注入头装在螺旋口上。仰卧，将注入头插入阴道深部，轻轻挤压并旋转管子，将胶冻均匀涂于子宫颈口，取出注入头，进行性生活。此方法可与外用工具合并使用。

（4）避孕片：性交前 5 分钟，将一片避孕片放入阴道深部，药片有效时间为 1 小时。

紧急避孕

紧急避孕是因某种原因避孕失败，或因疏忽大意及其他特殊情况，性生活时未采取避孕措施，有可能导致怀孕所采取的紧急补救措施。是近年来国际社会倡导的保护妇女生殖健康的一项重要内容。

适用范围包括：未采取避孕措施，或因某种原因未来得及采取避孕措施，或安全期避孕失误、体外排精失控，或避孕套破裂、滑脱以及外用避孕药具使用方法不正确、漏服避孕药等。

紧急避孕的处理方法如下。

（1）口服事后避孕片。即性生活后 72 小时内服 2 片，隔 12 小时再服 2 片。

（2）53 号抗孕片。即性生活后立即服 1 片，以后每隔 1 小时服 1 片，连服 5 片。

（3）放置宫内节育器。可在性生活后 5 天内放置含铜的节育环。

阴道隔膜

阴道隔膜又称为子宫帽，采用乳胶薄膜及弹簧圈制成，外形好似圆顶帽子，四周是合金制成的富有弹性的弹簧圈。性交前妇女将阴道隔膜放在阴道内盖住子宫颈，使精子不能进入宫腔，从而起到避孕作用。

患有阴道炎、重度子宫糜烂、子宫脱垂、阴道壁膨出及对橡胶过敏的妇女均不宜使用阴道隔膜。

阴道隔膜按弹簧圈的外径分为 5 种规格。初次使用前，首先要请医生做妇科检查，根据阴道大小选择适当的型号，然后在医生的指导下学会放入取出的方法。

放置阴道隔膜前须先排空小便，将手洗净，在阴道隔膜及弹簧圈上涂上避孕药膏，这样能杀死从阴道隔膜边缘进入隔膜内的精子。

放置阴道隔膜时多采用站立弯腰的姿势，将一只脚踩在凳子上，也可以采用蹲式或半卧位。将两腿分开，左手分开阴唇，右手拇指和中指将弹簧圈捏成狭长形，将其沿阴道后壁送入阴道内直到后穹隆顶部，弹簧圈的后缘顶在阴道后上部，用食指将弹簧圈套住阴道顶部，恰好把子宫颈盖住，再把弹簧圈的前缘向上顶在耻骨后面。用手指检查阴道隔膜是否将子宫颈盖好，如没有盖住，应取出重放。放好后即可进行性生活，事后 12～24 小时取出。取出阴道隔膜的姿势同放入时一样，用洗净的手指伸入阴道内钩住弹簧圈轻轻拉出即可。

阴道隔膜使用后用温水和中性肥皂洗净，擦干后扑上粉，凸面向上包好，保存于干燥清洁处，以备下次使用。注意不要与油脂接触，以免橡胶变质。每次使用前检查有无破损。

阴道隔膜的优点是安全、没有副作用，长期使用对身体健康无影响。但必须掌握放置技术，否则会影响避孕效果。

避孕节育的原理

（1）抑制精子的生成和成熟：采用某些性激素（如雄激素、雌激素）、药物（棉酚）或物理方法（如温热法、超声波及微波等）来阻碍精子的生成。也可以采用药物来干扰附睾内的精子成熟。

（2）抗排卵：卵细胞的发育成熟受下丘脑和脑垂体的控制。抗排卵就是应用雌激素和孕激素抑制下丘脑和垂体的功能来阻止卵细胞发育和成熟，从而达到避孕的目的。此外，妇女哺乳期也具有抑制卵巢排卵的作用，也能起到避孕作用。

（3）阻止精卵结合：阻止精子和卵子相遇，使精子失去和卵子相遇的机会以达到避孕目的。这类方法较多，如使用避孕套、阴道隔膜或体外排精的方法等，可使精子不能进入阴道或宫腔；避孕栓、避孕胶冻、外用避孕药膜等可以杀死已进入阴道的精子，使精子不能进入宫腔；错开排卵期即在安全期性交，使精子卵子错过相逢机会；男女绝育手术能阻断精卵相遇的通道，是永久性的避孕方法。

（4）阻止受精卵着床：设法干扰子宫的内部环境，使之不利于受精卵的生长发育。宫内节育器和各种探亲避孕药均可使子宫内膜发生变化，阻止受精卵着床发育。

选择避孕方法

不同的避孕原理，有各种不同的避孕方法。育龄夫妇有知情选择权，可根据具体情况选择适合自己的方法。

已生过一个孩子的妇女需避孕 20~30 年，如无禁忌症，可采用长期、稳定的避孕措施，如放置宫内节育器、口服避孕药、使用避孕套等。

新婚夫妇如欲短期避孕，可采用安全期、避孕套或外用避孕药物等避孕方法，这些方法对妇女内分泌功能和子宫内膜没有影响。如需避孕较长时间（1 年以上），可口服短效避孕药、探亲避孕药或放置宫内节育器避孕。到计划怀孕前半年停药或取出宫内节育器，待体内激素分泌正常或子宫内膜恢复后再怀孕。在这半年时间内应采用其他避孕方法。

哺乳期妇女可采用避孕套或宫内节育器避孕，不宜服用避孕药，避免药物成分通过乳汁进入婴儿体内。

更年期妇女体内激素开始变化，不宜采用各种避孕针药，因为这些药物的主要成分是人工合成的甾体类激素，更年期妇女服用后易引起内分泌紊乱和不规则阴道出血。可选用工具避孕，如避孕套、阴道隔膜等。

肝肾疾病患者或有糖尿病家族史的妇女不宜服用避孕药，因服药后少数人会血糖轻度升高，可使原来的隐性糖尿病发展为显性糖尿病。

患有急、慢性盆腔炎或重度宫颈炎等疾病的妇女，不宜放置宫内节育器，也不宜选用阴道隔膜，以免将病原体带入体内引起宫腔感染。

女性常用的避孕方法

女性避孕方法较多，常用的有避孕药物、节育环、输卵管结扎或堵塞、阴道隔膜、阴道避孕药环，其他还有安全期和哺乳期避孕等。

避孕药的种类很多，有短效避孕药、长效避孕药、探亲避孕药、皮下埋植避孕药、外用避孕药等，其中应用最多的为短效避孕药，如能正确服用，避孕效果几乎达百分之百。长效避孕药每月只使用一次，有的可以2～3个月才使用一次，能减少天天服药的麻烦，避孕效果略逊于短效避孕药。皮下埋植的避孕药，一次埋植可避孕5年左右，而且避免了进入宫腔操作的不适。

探亲避孕药为速效避孕药，主要适用于探亲夫妇，也适用于新婚夫妇。外用避孕药主要作用是杀死精子，其中以避孕药膜效果最好，避孕药膏效果较差。

节育环是目前应用最广泛的一种长效避孕工具。常用的为不锈钢圆形环，这种节育环一次放入可以避孕20年左右，缺点是脱落率和带环怀孕率较高。带铜节育环的避孕效果较好，脱落率和带环怀孕率较低，目前已在各地推广使用。

阴道避孕药环使用方法简单，避孕效果也不错。

阴道隔膜使用时比较麻烦，如不能正确掌握放置技术，容易导致失败，所以不能广泛使用。

输卵管绝育手术为一种永久性避孕措施，一次手术可以终身避孕，特别适用于不再生育或因病不能生育的妇女。

安全期和哺乳期避孕方法不易正确掌握，容易导致失败，所以不宜推广单独使用。

女用避孕套

女用避孕套是近年来新研制的一种避孕工具。它由乳胶套和两个聚氨酯环组成。套长 15 厘米，一端封闭呈袋状，另一端开口与外环融合。它能起屏蔽作用，防止精子进入阴道。

使用时将避孕套送入阴道深部，并将内环前缘推向耻骨后上方。外环可平整地铺于阴道口外。性交结束将外环旋转一圈后，向后下方牵引取出即可。

使用女用避孕套时不需测量选择型号，放置容易；保护范围广，可遮盖外阴部，能防止性传播性疾病，使妇女有主动权，有利于自我保护。但必须掌握正确的放置与使用方法，每次性生活必须坚持使用，在排卵期还应加用杀精药膏。

避孕应以男性为主

从生理方面来说，男性致孕的危险因素比女性大得多。正常的男性体内不断产生精子，一生中产生的精子数目可达一万亿之多，个别男性到七八十岁仍具有足够的能力使女性怀孕。而女性却不同，妇女每月通常只排出 1 个卵子，卵子存活时间只有 1 天。所以，女性易受孕期每月只有四五天，到 40～50 岁时，月经停止，即中止生育能力。

从避孕方法来讲，男性避孕较女性避孕，有许多的方便和好处。例如，使用避孕套不仅不会妨碍夫妻性生活，同时又可以预防性病和减低女性患宫颈癌的机会。而女性使用的外用药膜、阴道隔膜等药具，方法就较复杂，使用不当时失败率较高。又如绝育术，男性输精管结扎术，简便、安全、有效、经济，全部过程只需十分钟，手术后不用住院，可步行回家，第二天可参加轻体力劳动。避孕效果好，手术费用低。而女性输卵管结扎术相对来讲比较复杂，术前要做一系列化验，术后还要住院，一段时间后方能恢复劳动。手术费用高，住院开支大。

下列妇女不能服用口服避孕药

(1)急、慢性肝炎，肾炎的患者。

(2)患有血栓栓塞性疾病（如脑血栓、心肌梗死、脉管炎等）的妇女。

(3)缺血性或瓣膜性心脏病，有脑血管意外史、高血压、高血脂患者。

(4)慢性头痛和偏头痛患者。

(5)乳房肿块和子宫肌瘤患者。

(6)哺乳期妇女。

此外，吸烟的妇女在戒烟以前不能服避孕药，40岁以上的妇女也应该慎用。

第四章 孕前疾病与受孕

防治贫血

女性可以通过自己平时是否有眩晕，站起来时头是否发晕、是否头痛等症状来进行一个小测验，检查自己是否贫血。如果只有轻微的症状，可以在医嘱下进行一些食疗。如果患有严重贫血，那么不仅对孕妇本身有影响，而且对胎儿发育也将带来不利。

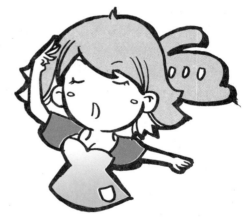

患有贫血的女性，不管是否要怀孕，都应当尽量减轻自己的症状，食疗是最健康的一种方法。平时可以多食用一些豆制品、猪肝、猪肉松、河蟹、蛤蜊、芝麻酱、海带、木耳等含铁量高的食物，或每日服用一两片硫酸亚铁片。待贫血症状有所好转，各种指标达到或接近正常时，就可以怀孕了。

精神病能遗传吗

曾患过精神失常的妇女，会在妊娠、产褥及哺乳期复发。所以有精神病史的患者，应坚持避孕，以免疾病复发，甚至遗传给后代。如果只是患过轻微的精神病，目前的各种状况也都很好，应请医生认真鉴定后，决定能否怀孕。

癌症患者可以怀孕吗

研究发现，在胚胎发育过程中，母体的癌细胞会通过胎盘传入胎体，使胎儿也患癌症。妊娠早期和中期，若通过胎盘的母体癌细胞数量较大，受感染的胎体不久就可患癌症。

妇女怀后若进食过一些变质食物，或进食了含过量添加剂或受污染的食物，也能使胎儿患癌症。因为上述物质均为致癌物质。

因此，癌症患者不宜妊娠，已妊娠者应终止妊娠。无癌症孕妇在妊娠早期和中期注意不要误食致癌物质，以防胎儿患上癌症。

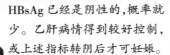

健康小贴士

患过肝炎能怀孕

科学地讲，只要是已经康复的肝炎病患者，不管患的是甲肝还是乙肝，都可以怀孕，新生儿也不会有被传染肝炎的可能。但是，如果肝炎未愈，则不宜怀孕。甲肝（急性肝炎）自不必说。乙肝患者，如果HBsAg（乙肝病毒表面抗原）呈阳性的女性怀孕，传染给下一代的概率也较大，新生儿约半数可能HBsAg也为阳性；如果患过乙肝，但HBsAg已经是阴性的，概率就少。乙肝病情得到较好控制，或上述指标转阴后才可妊娠。

癫痫病患者可以生育吗

癫痫是一种较常见的疾病，它可以有多种形式。有的大发作，表现为典型的癫痫抽搐及意识丧失；有的小发作，只是短时的手足抖动或表现为突然停止正在进行的活动，呼之不应，双目凝视几秒到几十秒钟，称失神小发作。醒时自己并无一点记忆，有时一天可发作多次。有的癫痫病可继发于脑外伤、脑炎后遗症、脑内血管性病变。

继发性癫痫病人，若病因明确，治好后也可以生育。因为继发性癫痫病没有遗传性。原发性癫痫病，经过合理治疗后有60%～70%的症状可以缓解。这类病有明显的遗传性，其子女中发病率高达40%，比总发病率高8～20倍。所以，原发性癫痫病人，尽管临床上已治愈，也不应该生育，最好婚后立即做绝育手术。

患高血压的妇女可以怀孕吗

(1)患有早期高血压症的妇女，妊娠后有 30%～40%在妊娠早期及中期血压降到正常，到妊娠 7 个月时血压又逐渐升高。没有明显血管病变的早期高血压病人，只要在孕期认真检查监护，母婴的预后一般都是良好的，所以可以怀孕。

(2)有眼底血管明显痉挛或硬化的高血压患者，如果怀孕，在孕晚期容易并发妊娠高血压综合征，这将加重血管痉挛，影响子宫血流量，胎盘绒毛缺血，使胎盘功能减退，胎儿在宫内缺氧，发育停滞，导致婴儿体重小于孕龄应有的体重，严重时可导致死胎。另外，胎盘绒毛缺血严重时，可导致绒毛坏死、出血，引起胎膜早期剥离，这是一种严重并发症，直接威胁母婴生命。所以，患这种高血压的妇女不宜怀孕。

患肺结核的妇女可以怀孕吗

肺结核是一种常见的慢性传染病，患者往往有持续的低热、咳嗽、咯痰甚至咯血等慢性消耗性症状，因此需要积极治疗。若处在肺结核开放期，随着咳嗽、打喷嚏则很容易将疾病传染给他人。如在这个时候妊娠、分娩或育儿都会增加患者的负担。在治疗中所用的各种抗结核药物，如链霉素、异烟肼、利福平等都对胎儿有一定的影响，可导致先天性耳聋或畸形等。在此期间，如妊娠，应及早施行人工流产手术。

随着抗结核药物及手术疗法的发展，痊愈的病例越来越多，肺结核已不再是什么可怕的疾病了。妇女病愈后，在不需要服抗结核药物时，可考虑妊娠。

患尖锐湿疣的妇女能怀孕吗

尖锐湿疣是由人乳头状瘤病毒感染引起的，多发于女性的大小阴唇、肛门周、会阴部，严重时可波及阴道、宫颈、尿道等处。因其传染途径主要是性接触，故属性传播疾病。

尖锐湿疣在妊娠时因性激素刺激可迅速增大，并可经阴道上行感染子宫。如孕妇在阴道内或阴道口发生尖锐湿疣，分娩时新生儿可被感染，出生后不久就可能发生喉乳头瘤。为避免感染新生儿或发生出血，患严重的外阴、阴道尖锐湿疣的妇女，宜行剖宫产术。在治疗时，小疣可做冷冻治疗，大疣可用电刀切除。

综上所述，患有尖锐湿疣的妇女，应待病愈后再妊娠。

患肾炎的妇女能怀孕吗

（1）慢性肾炎伴有血压增高的妇女，不宜怀孕。怀孕后约有 75% 的患者并发妊娠高血压综合征，早产及死胎发生率极高。

（2）患慢性肾炎如果肾功能未恢复正常者，尿蛋白量增多，达"++"→"+++"，血中尿素氮或肌酐升高，要预防发生肾功能衰竭。这样的患者，不宜怀孕。如果是早期妊娠，应进行人工流产。

（3）患慢性肾炎的妇女，如果肾功能已基本正常，尿蛋白少量（微量或"+"），且有一段时间的稳定期，可以怀孕。但应注意休息，增加营养，多吃含有蛋白质的食物，补充足量维生素，饮食宜淡，不宜过咸。注意增加身体抵抗力，避免各种感染，定期检查肾功能。

（4）如果已经确认是慢性肾炎，一次妊娠后最好做绝育手术。即使第一胎不幸夭折，也不要冒险再次怀孕。临床已经证明，每怀孕一次，都会使肾炎病情加重，影响患者的身体健康。

患哮喘的妇女可以怀孕吗

患哮喘的妇女，哮喘发作时，因呼吸困难会出现一系列缺氧症状，可引起对胎儿的供氧不足，会给胎儿生长发育造成障碍，所以不宜怀孕。尤其是患长期哮喘的妇女，心肺功能受到严重损害，不能承受妊娠负担，更不适宜怀孕。

心肺功能正常，却患有哮喘的妇女，一般情况下可允许怀孕和分娩，对胎儿也没有多大影响。只是在分娩时要采用适当的手术和助产方法，缩短产程，减轻产妇的负担，以保证安全分娩。

患附件炎的妇女可以怀孕吗

附件炎是卵巢炎和输卵管炎的合称。卵巢炎一般继发于输卵管炎，二者常常并存，是妇科最为常见的疾病，致病因素多为细菌。输卵管被细菌侵入后，可由炎症引起输卵管上皮纤毛蠕动减慢而影响卵子往子宫方向的运行，或引起输卵管伞端及黏膜发生粘连，因而造成输卵管腔的闭塞。

这种病变常常是双侧性的，容易导致有些女性发生不孕，但并非每一个患者都绝对不能怀孕，如果患病后及时去医院进行诊疗，使病情得到平稳控制，也可避免输卵管发生粘连。即使已经发生了输卵管完全阻塞不通，也可以通过宫腔镜、输卵管镜在腔内进行多次疏通达到完全通畅。所以，患附件炎的妇女，经过治疗完全可以怀孕。

患甲亢的妇女可以怀孕吗

甲状腺功能亢进是一种基础代谢紊乱造成的疾病。患者可出现心慌、心跳过速、气短、多汗、怕热、食欲亢进、神经过敏等症状。

患甲亢的妇女常常有月经异常和无排卵现象，因此不易怀孕。但不是所有患甲亢的妇女都不能怀孕。一旦甲亢患者妊娠，很容易发生流产、死胎、早产现象,这些现象明显高于正常妇女。妊娠会加重甲亢患者的生理负担，使其甲亢状加重，病情恶化。

如果孕妇在妊娠期间必须服用抗甲状腺亢进药物，这样就会抑制胎儿的甲状腺功能，因而造成胎儿先天性甲状腺功能低下症（甲低），导致出生后的呆小症。如果妊娠中采用了放射性碘来治疗甲亢，则胎儿会因为接触过多放射线的影响，造成严重后果，应终止妊娠。

如果孕妇发生了甲状腺功能低下症，这对胎儿的影响比患甲亢更大，胎儿的流产率和围产期死亡率会增高。

甲亢患者是危险的，对母婴均不利。从优生角度考虑，患甲亢时不要怀孕，待甲亢治愈再怀孕也不迟。

糖尿病对妇女妊娠及胎儿有哪些影响

糖尿病女性患者患不孕症约 2%，流产率可达 15%～30%；糖尿病妊娠高血压综合征的发生率较非糖尿病孕妇高数倍，达 13%～30%，同时有糖尿病血管病变时则更易发生，可达 68%；羊水过多的发生率为非糖尿病孕妇的 20%～30%，而羊水骤增可致孕妇心肺功能不全；手术产的机会显著增加；产后出血的发生率也较非糖尿病产妇高；继发感染，患糖尿病的孕、产妇较非糖尿病者更易继发感染，而且产后感染常较严重；患糖尿病孕妇容易生巨大儿，巨大儿可使分娩受阻，胎儿缺氧；围产儿死亡率 5%～10%，多发生在怀孕 36～38 周；患糖尿病的孕妇的胎儿及新生儿畸形率，为非糖尿病孕妇的 4～10 倍。

由于妊娠可以加重糖尿病，而糖尿病又可增加孕妇及胎儿的并发症，尤其孕妇及围产儿死亡率远远大于非糖尿病患者，因此患糖尿病的妇女怀孕应慎重。

患系统性红斑狼疮的妇女可以怀孕吗

系统性红斑狼疮是结缔组织中最常见的疾病，由于此病广泛的结缔组织发生黏性水肿和纤维蛋白样变性，故对孕妇、胚胎、胎儿、新生儿均有一定影响，最主要的是会使孕妇病情加重甚至恶化，危及孕妇和胎儿的生命。

(1)患系统性红斑狼疮的孕妇，妊娠高血压综合征发生率高达 25%，易引起孕妇死亡。

(2)此病孕妇发生流产率可达 10%，胚胎死亡率可达 12%。

(3)早产率高达 22%，早产儿几乎全部死于围产期。

(4)约有 1/3 的孕妇可致病情恶化，甚至死亡。

(5)如果在红斑狼疮活动期怀孕，则会使 50%以上的孕妇病情恶化，出现肾功能衰竭及狼疮性胸水和心脏压塞等危重情况。

妇女在红斑狼疮活动期不宜怀孕，在红斑狼疮稳定期可以怀孕。

应当暂缓怀孕的情况

（1）女方有心、肝、肾、肺等慢性疾病。如严重的心脏病、高血压、肾病、糖尿病、骨软化症、贫血（血色素在 6 克以下）、风疹、甲状腺机能亢进等，在没有完全治愈之前应暂缓怀孕。

（2）一方患有急性传染病时暂不宜受孕。患有急性病毒性感染，如流感、风疹、传染性肝炎、活动性肺结核、病毒性脑炎、伤寒、麻疹等，易造成胎儿畸形。乙肝病毒感染可使后代终生携带病毒，且成年时期患肝癌的发病率增高。

（3）梅毒、淋病等性病未治愈时。例如，淋病性眼结膜炎对新生儿最严重的危害是致盲。单纯疱疹病毒感染，可直接通过胎盘感染胎儿，使胎儿出现小头畸形、先天性心脏病、肢体缺损等。

（4）男女双方长期服用某种药物时应暂缓怀孕。许多药物都可在不同的孕期影响胎儿发育，造成畸形。受孕前应找妇产科医生咨询，确认所服药物对胚胎无害才能考虑怀孕，或者停药一段时间后再怀孕。

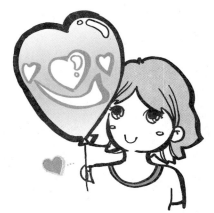

患心脏病的妇女不宜怀孕

患心脏病的女性怀孕时，由于心脏必须负责向子宫输送大量血液，而机体耗氧量增多和体内水、钠潴留等，则会导致心脏负担过重。到临产分娩时及产后 1 ~ 3 天内，心脏负担更为加重，这时很容易发生心力衰竭。而且，心脏病患者如果怀孕，自己的病情会进一步恶化，由于心脏供血负担过重，会引起流产、早产，并且心脏病还是妊娠中毒症的起因。

患淋病的妇女不宜怀孕

淋病是性病之一。淋病由淋病双球菌简称淋菌引起。淋菌的特点是侵袭黏膜，主要是性接触感染，也可间接传播。许多妇女感染淋病后并无症状，在有症状的病人中，早期主要表现为生殖道和泌尿道炎症，表现为白带多、阴部灼痛、尿痛、尿频、排尿困难，随病情发展病变范围可延及内生殖器，治疗不彻底或不及时可转为慢性淋病，慢性淋病也常常是女性不孕的原因之一。

因此，患有淋病的妇女，应在治愈后方可怀孕。治疗务必积极彻底，并要选择恰当的治疗方案，同时对患有淋病的配偶也应同期治疗，以免淋病复发再受感染。

患梅毒的妇女不宜怀孕

梅毒是性病之一，是由梅毒螺旋体（苍白螺旋体）引起的性传染病。

梅毒的病变范围不仅仅限于泌尿生殖道，它是生殖系统、淋巴系统，乃至神经系统、心血管系统等全身性病变的性传染病，所以应积极治疗，彻底治疗后方能妊娠。同时梅毒通过传播可使胎儿致畸、早产，可出现死胎及形成胎传梅毒（先天梅毒）患儿，或者使妊娠流产。所以，患有梅毒的妇女妊娠，更应及时、妥善、彻底治疗，以防止先天性梅毒儿的出生，降低新生儿的死亡率和致残率。

哪些情况不可以带病怀孕

一般情况下，尽量不要带病怀孕。如果夫妻双方患有遗传性疾病，大多数不宜生育，但有一些遗传性疾病患者，如严重的 x 连锁隐性遗传病，根据男方或女方患者及其家族中的发病情况，可以限制性别生育，但一定要在医生指导监护下，采取必要的措施，通过产前诊断作出性别预测，如果是患病性别的胎儿就要选择流产来终止妊娠。一般而言，在患急性病期间最好不要怀孕，慢性病视病情轻重来决定。

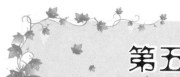

第五章　生男生女

决定生男生女

当精子与卵子相遇并合二为一的瞬间，宝宝的性别就确定下来了，精子和卵子中携带着遗传信息和染色体。除生殖细胞（精子和卵子）外，人体所有细胞都含有 23 对（46 条）染色体，而每个生殖细胞则只含了 23 条染色体。当精子和卵子结合时，精子中的 23 条染色体与卵子中的 23 条染色体结合为 23 对（46 条）染色体。人体细胞 23 对染色体中有 1 对性染色体，它决定着宝宝的性别，而另 22 对是常染色体，决定宝宝的其他特征。女性的 2 条性染色体相同，都是 X，即 XX，而男性的 2 条性染色体却不同，一条为 X，一条为 Y，即 XY。前面已提到每个生殖细胞各含 23 条染色体，其中 22 条是常染色体，1 条是性染色体。这就意味着，卵子的性染色体只能是 X，而精子的性染色体则既可能是 X，也可能是 Y。如果 X 精子与卵子结合，宝宝的性别即为女性；如果 Y 精子与卵子结合，宝宝的性别即为男性。

所以，生男生女取决于性染色体的结合，由来自精子的那一条性染色体决定。

生男生女能自己选择吗

尽管生男生女的比例是一种天然的平衡，非常有意思的事实是，天然的性别分布，男和女几乎相等，如果这个性别的比例破坏了，它会带来不少社会问题和有关疾病。比如大家都"重男轻女"，过剩的男性在婚姻、生活等方面都会碰到问题；有些病症，像血友病、色盲等还和性别有关，称为"伴性遗传"，男性或女性多了，伴随而来的特殊疾病也会增加，整个民族健康就会受到影响。

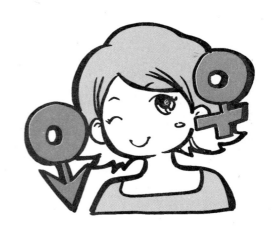

"生男生女都一样"，这种说法是十分正确的。但随着医学的发展，使人产生一种能随心所欲地选择胎儿性别的希望，一方面固然是父母双方的愿望，但更主要的是避免一些伴性遗传疾病。

决定性别在于 X 型与 Y 型两类精子，这两型之间有许多差别。含 X 染色体的精子较大而重，活动力弱而速度慢，能耐受酸性，寿命长，所生孩子为女孩；含 Y 染色体的精子较小而轻，活动力强而速度快，嗜碱怕酸，寿命短，所生孩子为男孩。由此可见，二者既然有差别，医学就可设法将其分离，或利用其特性，采用不同的方法，来达到一定的性别机遇。

控制生男生女

主观选择控制生男生女，是否有悖人类性别平衡的法则？

(1)掌握排卵期：在女方接近排卵时同房，易生男孩；过了排卵期后同房易生女孩，这是利用 Y 精子好动、寿命短和 X 精子动作慢但寿命长的特点，人为地制造促使精子和卵子成功结合的环境。

(2)改变阴道的酸碱度：采用配制 2% 或 2.5% 的苏打水冲洗阴道后同房，可以增加男孩的出生率。用 30% 或 50% 的食醋或 1% 的乳酸钠冲洗阴道后同房，可以增加女孩的出生率。

（3）性高潮控制法：男方在女方性欲高潮时射精，易得男孩，男方射精后女方才达到性高潮，或无明显性快感，易得女孩。

（4）把握同房次数：短期内性交频繁，每次射精时的精子量少，生女孩的可能性大，反之则生男孩的可能性大。

（5）掌握射精深浅：想要生女孩在阴道浅处射精，反之则在临近子宫口的地方射精。

通过饮食能控制生男生女

现在有一些传说："想生男孩，丈夫多吃酸性食物，妻子多吃碱性食物；想生女孩的话，则做法相反。"这种说法到底有没有科学道理，以上已经讲到性别决定于染色体。精子根据其含有染色体的不同分为 X 和 Y 两种。在酸性环境中 X 精子比较活跃，易优先受精而生女；在碱性环境中 Y 精子比较活跃，易优先受精而生男。但是想通过改变饮食来选择胎儿性别，是没有科学道理的。

所谓酸性食物或碱性食物，并不是指味道酸或咸的食物，而是指食物经过消化吸收和代谢后产生的阳离子或阴离子哪种占优势的食物。所谓的碱性食品，是指经代谢后产生的阳离子如钾、钠、钙、镁较多的食品。而代谢后产生磷、氯、硫等阴离子占优势的食物属酸性食物，如柠檬、杏子、杨梅等。这些食物味道虽酸，但经代谢后，有机酸变成了水和二氧化碳，后者经肺呼出体外，剩下的阳离子占优势，仍属于碱性食物。同样，肉、鱼、蛋类和米、面虽无酸味，但代谢后产生的阴离子较多，仍属于酸性食物。因此，不能从食物的味道来区分酸性或碱性食物。

人体血液的酸碱度，即 pH 值是相当恒定的，无法由食物来改变。而阴道内和子宫内的酸碱度，会因生理周期而产生变化，不会受到食物品种的影响。想用食物来改变体液的 pH 值，使身体分泌物和生理调整到适于生男或生女的状态，这是没有生物化学理论基础的，也是没有临床实验依据的。所以，通过选择饮食控制生男生女的传说也是错误的。其实受孕和决定生男生女是一个比较复杂的过程，并不仅仅是酸碱环境所决定的。所以饮食应着眼于身体的营养均衡，着眼于对健康有益的方面，否则将不利于自身健康，并可能影响胎儿的发育。

利用食物法生男生女

自古以来，生男生女的民间疗法以食物为一大条件，即想生男孩的话，女性要吃碱性食品，男性要多摄取酸性食品；想生女孩的话，则做法相反。

碱性食品是指食品中所含的无机质中，钠、钾、钙、镁等比磷、硫、氧等含量更多的食品，像蔬菜、水果等植物性食品占多数。

酸性食品则相反，指磷、硅、氧等比钠、钾、钙含量更多的食品，像蛋白质、脂肪碳水化合物等动物性食品较多。

只吃碱性食品或酸性食品，会使体液呈酸性化或碱性化。在生男生女法上，因为是借着保持阴道内的酸、碱度，而决定成功或失败，所以认为体液完全变为酸性或碱性，就能够达到生男生女的效果，这就是这种食物疗法的根据。

但是在目前基于营养学和医学的观点，认为这是毫无意义的作法，即体液或血液不会借着食物，轻易变为酸性或碱性的。

人类的体液经常保持 pH 值 7.4 的弱碱性，而人体即使承受会使体液的pH 值发生变化的力量时，pH 值也会自动复原。

所以阴道内原本是酸性的。为了产生酸性效果，多摄取酸性食品是不合理的作法。即使呈现弱碱性的体液，要使其成为更高的碱性，由于阴道内必须防止来自外部的杂菌进入，所以还是会保持酸性。

所以饮食和体液与阴道内的酸性度没有直接关系，在生男生女方面，完全不必担心食物的问题。太在意食物的问题，反而容易混乱生理周期，使排卵日移动。

最重要的是，不要有"这个不能吃"、"那个不能吃"的烦恼，要借着营养均衡的健康饮食，保证身体维持良好状态。

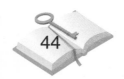

如何才能生女孩呢

月经终了后 3～4 天进行一次性交，测量基础体温，确定排卵日。最后性交要在排卵日的两天前进行，夫妻事先做好计划，这是生女孩的重点。推测排卵日非常困难，而在两天前应该如何知道会出现排卵日呢？不要焦躁，要好好地先测量基础体温。持续 3 个月、4 个月，从月经第一天算起，大约在第几天体温会突然下降，就可以知道了。例如：如果是第 14 天，这一天就是排卵日，而两天前也就是距离月经初日算起，第 12 天进行最后的性交即可。

此外，月经终了后，以及到排卵日两天前的"受孕的性交"为止，每隔 3～4 天进行性交。每次性交时，精子数会减少，不容易怀孕。但是如果在这一天想要倾注所有精力，而在前几天持续禁欲，会使精子数增加过多，而数目比 Y 精子更多的 X 精子，就较有机会进入子宫内。因此要尽可能减少会进入子宫的 Y 精子的数目，多留下一些 X 精子。维持这种程度的性交，能够适度控制 Y 精子的数目。

但是隔几天进行性交呢？当然具有个体差别，不能够明确地断定。不过，考虑到 X 精子与 Y 精子数目的平衡，3～4 天是比较理想的间隔时间。根据最近的问卷调查，大部分成功者都是每 3 天至 4 天进行一次性交，可以结合自己的情形来设定目标。

这段期间，要以确实避孕为其条件。

男性器浅入射精为何易生女孩

丈夫在浅插入的状态下射精时，射出的精子到达子宫入口为止的距离很长，需要花较长的时间。这时，不耐酸性的 Y 精子大部分会脱落，比 Y 精子耐酸性更强的 X 精子，到达子宫的机会就增加了。

若想容易生女孩还要在性交的体位上下工夫，采用结合较浅的伸长位（男性在上位，女性双脚伸直的体位）或侧卧位（双方面对面侧躺，结合的体位）较好。

此外，性交时尽可能不要过度刺激妻子。妻子兴奋过度或感受到太多的快感，达到高潮的话，子宫颈管会分泌出强碱性液，而很难保持阴道内的酸性度。

为了避免妻子太兴奋，丈夫插入男性性器以后，尽可能赶紧射精。以同样的意义而言，也要避免前戏等会使女性感受到快感的行为。

这种谨慎的性交，丈夫可能很难勃起或射精，因此可以借着妻子爱抚丈夫性器的方法，迅速引导丈夫射精。

使用粉红胶就能生女孩吗

无法得到粉红胶时是否使用粉红胶，和想要生男孩时使用绿胶一样的，要由指导医师来指导。

想生女孩时，古老的作法是使用食醋，这在世界各地都知道。实际上，在开发粉红胶以前，用水稀释食醋（在一杯水中放入一小匙的食醋），清洗阴道内的方法也广为流传。如果无法得到凝胶，当然可以尝试这方法。但在清洗阴道 15 分钟以后进行性交，会由于酸性浓度较淡，无法达到很好的效果。

粉红胶在常温下是半溶解状态，冬天会凝固，因此必须加热溶解使用。使用方法如下：将手指不会被烫伤程度的温水，置于杯中约八成满，再把粉红胶连容器整个放在水中，盖上盖子，浸泡 3 ~ 4 分钟，使其溶解。

接着，打开容器的盖子，用注射器吸取 7mL，轻轻地插到女性阴道内深处，慢慢地注入凝胶。用注射器吸取凝胶时，妻子固定凝胶的容器，丈夫吸取，能够在稳定的状态下完成作业。一个粉红胶的容器可装 21mL（分 3 次）。如果弄撒了，到了第三次可能会导致量不足，因此要小心谨慎。

注入阴道以后，为了避免凝胶流出阴道外，要在腰部垫枕头或抬高阴道的位置，紧紧夹住大腿，虽然会流出一些，但是只要 2mL ~ 3mL 就足够了。

注入凝胶约 5 分钟以后，进行性交。

剩下的凝胶要保存起来，以备没有按照期待怀孕时，再次使用。要存放在避免阳光直射的阴凉处，保持常温，效果不变。即使温度产生些许的变化也不要紧。

实验结果显示，凝胶的保存期限 5 年以内有效。此外，所使用的注射器，要用热水充分洗净且保持干燥。

为何说排卵二日前用粉红胶性交，可提高生女孩的效果

英国的约翰普拉德博士所调制的粉红胶，是能够使阴道内酸性化的凝胶。关于其成分并未公开发表。但是全都是无害的胶物，溶解于明胶中所制成的制品。能够控制阴道内的分泌物与精液混合时，维持 X 精子在受精时的酸性度，能够保持适当的酸性，同时具有缓冲作用，是安全无害的凝胶。

开发粉红胶的英国并没有特别指定使用凝胶的性交日，在阴道内保持酸性的状态下，即使排卵两天前，或是碱性颈管黏液会分泌的排卵日当天也不要紧，只要使用粉红胶，性交日可由当事者自行决定。

> **健康小贴士**
>
> ### 在排卵日性交前
> ### 使用绿胶易生男孩
>
> 希望生男孩时，在排卵日性交前，为了增强阴道内的碱性度，可以使用绿胶。使用方法与希望生女孩时的粉红胶使用方法完全相同。

为慎重起见，在排卵两日前，觉得分泌物稍微增加时，使用粉红胶进行性交。

但是最近即使不使用粉红胶，在排卵日 2～3 天前，妻子还没有感受到快感以前，丈夫赶紧在浅插入的位置射精，应该就足够了。

但是实际问题是确定出排卵日的两日前很困难，也许会弄错 1～2 日排卵日，或是排卵日次日性交，就可能生下男孩了。但是根据医院研究的结果，发现使用粉红胶，即使在排卵日当天，阴道内的酸性度也能保持 X 精子容易受精的状态，已经有数十名女性实行，而且确认生下了几个女孩。

在排卵日进行频繁的性交易生男孩

Y 精子与 X 精子相比，在碱性液中的运动能力比较佳，除此以外各方面都比较差。不耐酸，缺乏持久力，较为短命。因此数目必须要保持将近 X 精

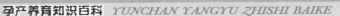
子的 2 倍，才能在射精时保持平衡。

所以要禁欲，排卵日进行"受孕的性交"时，才有可能多射出一些有元气的 Y 精子，这是重点。

最理想的是月经开始以后，到下一次排卵日为止的 2 周内，要完全禁欲。如果做不到，在月经终了后的次日，以及隔两天再进行一次性交即可。接近排卵日时，至少要禁欲 5 天。

此外，即使禁欲，但身体状况不良，也无法得到有元气的精子。准备生男生女时，不论男女都要注意休养，维持生理机能发挥正常的作用。

生男生女法能避免伴性遗传病

生男生女也具有遗传学的效用。能够自由地选择生男生女，就能够避免各种伴性遗传所造成的疾病。

伴性遗传即在性染色体上的基因，随着性别而遗传的意思。由伴性遗传所引起的代表性疾病，即血友病、红绿色觉异常（色盲）、夜盲症、假性肥大症、肌肉萎缩症等。这些疾病或病情是以遗传的方式传给子女的，但是出现在男孩或女孩身上的情形不同，因此可以巧妙地利用生男生女法，有效地避免伴性遗传病。

以血友病和色觉异常为例，这些基因都是在 X 染色体上，但是大家都知道，女性不会出现血友病。

女性的性染色体是由两个 X 染色体形成一组，因此一边的 X 染色体即使有异常的基因，但是只要另一边的 X 染色体正常，这异常就不会表现出来。由此例可知，女性即使有潜在血友病的基因，生下男孩时，这男孩罹患血友病的概率为 50%。但是如果生下的是女孩，虽然同样拥有 50% 的概率会得到血友病的基因，但是只是得到而已，不会罹患血友病。

男性的性染色体是 X 染色体与 Y 染色体二个合为一组，因此 X 染色体的异常会直接表现出来。

女性拥有伴性遗传的基因，最好生女孩

如果妻子正常，丈夫罹患血友病，生下的男孩都是正常的，所以尽可能生下男孩。当然，如果生下的女孩表面是正常的，但是一定是潜在血友病患者。

此外，色觉异常的情形又如何呢？色觉异常的代表就是称为红绿色觉异常，一般称为色盲的症状，这红绿色觉异常在男性中，会出现 4%～5%。

但是如果父亲色觉异常，生下的男孩都正常。基因不会直接遗传。但是如果生下女孩，这孩子即使没有色觉异常，却会成为这种基因的拥有者，所以如果这女孩成为母亲，生下的男孩出现色觉异常的可能性达到 50%。

这就是所谓的"霍纳法则"（1873 年），因此色觉异常时，只生男孩不生女孩的话，就不会遗传异常的基因，而且也不会有异常的发现。

生男生女法为何夫妻一定要进行充分沟通

女性身体的规律是由卵巢等生殖器官或性荷尔蒙，以及掌管性荷尔蒙的脑下垂体等的功能决定，保持正常。但是脑下垂体位于间脑的丘脑下部，这里是感情中枢，很容易受到情绪的波动的影响。

女性的生理非常敏感而微妙，在采用生男生女法，开始测量基础体温以后，到受孕为止，一定要保持平静的情绪。这一点非常重要。

性交日数、性交日的决定和禁欲的时期，以及避免计划外怀孕的避孕，还有在决定的日子以一定的方法进行性交等，在日常生活中实行时，需要很大的努力与忍耐力。

因此，在决定采用生男生女法以前，夫妻俩一定要充分地沟通。丈夫和妻子要衷心地了解，觉悟以后才能够采用生男生女法。夫妻俩一定要好好地商量，要过规律正常的生活，创造健康的生活规律，保持这种心态非常重要。

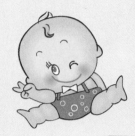

第二篇

孕期要把握

通过孕期检查，了解孕期母婴健康状况，及时发现和消除影响胎儿发育的有害因素，提高孕妇的健康素质，防治各种孕期并发症、合并症，为胎儿的生长发育创造良好的内、外环境，做好对孕妇及胎儿的预防保健宣传教育，以保护母子安全。

第一章　孕期检查

怀孕早期应该做哪些检查

有些妇女怀孕后不愿做妇科检查，担心妇科检查会导致流产或对胎儿有影响等。其实这些担心是不必要的。

怀孕早期进行妇科检查可以确定是否妊娠，因为月经不来不一定就是怀孕。通过妇科检查，医生还可以了解怀孕时间与停经时间是否相符合，如子宫小于停经时间的子宫，应考虑胚胎死亡、宫外孕等异常情况，以便能做进一步的检查和及时处理。一般来讲，做检查时，医生的手法都比较轻，会尽量减少孕妇的不适感。

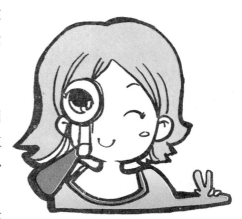

产前检查的方法

（1）X射线检查主要用于检查18周以后胎儿骨骼是否先天畸形，但因为X射线对胎儿有一定影响，现在已经极少使用了。

（2）超声波检查是一项简便的对母体无痛无损伤的产前诊断方法。B型超声波应用最广，利用超声波能作出产前诊断或排除性诊断。此外，还可以直接对胎心和胎动进行动态观察，还可以作摄像记录分析，亦可作胎盘定位，选择羊膜穿刺部位，可以引导胎儿镜操作，采集绒毛和脐带血标本供实验室检查。

（3）胎儿镜又称羊膜腔镜或宫腔镜，能直接观察胎儿，一般在怀孕 15~21 周进行操作。主要用于胎儿血的取样、活检和产前诊断。利用皮肤活检可以诊断 8 种以上遗传性皮肤病。

（4）羊膜穿刺术又称羊水取样。抽取羊水的最佳时间是 16~20 周。羊水中有胎儿脱落细胞，经体外培养后，可以进行染色体分析和提取 DNA 作基因分析。

（5）绒毛吸取术。绒毛可经宫颈部取样，最好在 B 超监视下进行。

（6）脐带穿刺术经母体抽取胎儿脐带静脉血，在 B 超引导下进行。在一些情况下可以代替基因分析。

（7）孕妇外周血分离胎儿细胞，这是一项非创伤性产前诊断技术。

（8）植入前诊断，是利用微操作技术和 DNA 扩增技术对胚泡植入前进行检测。目前，这一方法的成功先例仅有数个，操作难度大，但前景诱人。

孕期主要检查的项目

妊娠中主要应进行身高、体重、腹围、子宫底的测定及血压、骨盆外测定等。其中身高和骨盆外测定在初诊时进行，其他测定要在定期产前检查时进行。

如体重异常增加，有患妊娠中毒症的可能，测定体重就是为了检查这一点。

腹围、子宫底的测定是为了检查胎儿是否正常发育。如和妊娠周数相比腹围过大时，可考虑是否是双胞胎或羊水过多症。

血压主要是测定是否有高血压或低血压，血压过高有患妊娠中毒症的危险。

骨盆外测定是用骨盆测定仪测定骨盆的入口、出口、直径的尺寸。通过测定可了解产道的大小，能对是否可自然分娩作出正确判断。初产妇特别需要作此测定。

高龄孕妇要做哪些必要的检查

(1)超声波检查。一般需要做两次，分别在怀孕12周和20周的时候进行。这项检查可用来进一步确定孕妇的怀孕日期及胎儿任何发育异常的情况，如腭裂、脏器异常，同时可发现多胞胎，孕妇都应做此项检查。

(2)绒毛及羊水检查。①在怀孕11周左右，用一根活检针通过宫颈或腹壁进入宫腔到达胎盘位置，取出少许绒毛组织，进行检查。②也可在怀孕16周左右，在麻醉的状态下，以针头穿刺的方法，取羊水、收集胚胎脱落细胞，进行检查。

这些都是很准确地检测胎儿是否异常的方法。此项检查一般用于高龄孕妇，此检查有引起流产的危险，需要在有经验的医生指导下进行。

(3)脐带穿刺。怀孕20周后，在局部麻醉的情况下，用针头取胎儿脐带血，进行检查。这种方法可以检测染色体是否异常和遗传性血液病。此方法仅用于高危孕妇，引起流产的概率高于羊水检查。

(4)甲胎蛋白检测。在怀孕16～20周进行，是一种无危险的血样检查，测定血液中甲胎蛋白水平，可发现神经缺损、唐氏综合征、肾脏和肝脏疾病等，是所有孕妇都要进行的检查。

定期产前检查的时间应怎样安排

如果确诊为妊娠，那么就要在妊娠中定期进行产前检查，这是为了保证母体健康和胎儿的发育，早期发现异常所不可缺少的检查，即使自己并没有感到任何异常，也必须在指定的日子里接受检查。定期产前检查，原则上应在如下时间内进行：

(1)妊娠27周以前，每4周1次。

(2)从妊娠28周到35周，每周1次。

(3)妊娠36周以后，每周1次。

孕早期需要做常规化验

（1）血常规。通过检查血常规，可了解孕妇是否贫血。正常情况下，孕前及孕早期血红蛋白≥120克/升，妊娠后6~8周血容量开始增加，至妊娠32~34周达到高峰，血浆增多，而红细胞增加少，血液稀释，血红蛋白110克/升。通过检查血常规，还可以了解红细胞和血小板有无异常。

（2）尿常规。了解孕妇尿酮体、尿糖、尿蛋白指标，可以反映妊娠呕吐的严重程度，提示孕妇是否患有合并妊娠高血压综合征或糖尿病等。

（3）乙肝五项检查了解孕妇是否为乙肝病毒携带者，如乙肝表面抗原（HBsAg）呈阳性，则表明是乙肝病毒携带者，如果同时伴有核心相关抗原（HBeAg）、核心抗原（HBcAg）阳性，则提示胎儿被感染的机会增加，新生儿出生后应及时给予主动免疫和被动免疫。

（4）肝功能检查。了解孕妇孕早期肝脏情况。急性病毒性肝炎患者不宜妊娠，如妊娠期患急性病毒性肝炎，可使病情加重，危及母子生命安全。通过肝功能检查，还可对孕妇其他肝脏疾病进行鉴别。

（5）血型检测。通过血型检测，可了解有无特殊血型。如果孕妇为Rh阴性血型，丈夫为Rh阳性血型，则胎儿有发生溶血的可能。如果孕妇为O型血，其丈夫为O型以外的血型，则应查抗体效价，如>1:64，孕期应进行治疗。

（6）优生四项检查。包括弓形体、巨细胞病毒、单纯疱疹病毒、风疹病毒检测，如以上病毒在孕早期感染后，均可造成不同程度、不同器官的畸形。一旦检查出阳性，可考虑终止妊娠。

孕期检查需要注意的事项

（1）去医院接受各种身体检查时，应穿着方便穿脱的衣物、便鞋。

（2）带好母子健康手册和健康保险证。医师和助产士要将孕妇和胎儿状态的诊查结果记在母子健康手册上。如是正常妊娠，医疗保险不能受理，但一旦出现异常则医疗保险就会有效。

（3）准确详细地向医生提供自己的各方面信息，可以帮助医生了解健康状况、妊娠情况及将来生产方式的初步设想。

（4）诊查日应注意用餐的时间。如饭后立即验尿，尿中容易出现糖的成分（饮食性糖尿），可能错误得出尿糖的结果。为此，至少要在饭后两小时以后才能接受检查。

（5）准备笔和笔记本。有什么想要打听的问题或是医生指示的注意事项等要记入笔记本。

孕妇应进行盆腔检查

怀孕后孕妇有必要找妇产科医生做一次全面的盆腔检查，正常的盆腔检查是安全的，不会引起异常子宫出血，不会引起流产。通过盆腔检查可及时发现怀孕时生殖器官有无异常，及时提出治疗建议，如有无性病、肿瘤、炎症等疾病；不适宜妊娠者可于孕早期中止妊娠，减少对母体的损害；可治疗的疾病应及时治疗，以免孕期或产时对孩子造成伤害。但孕早期的盆腔检查往往得不到少数夫妇的理解，错误地认为可能引起流产或是流产的原因。为了避免纠纷，有些大夫故意回避孕早期的盆腔检查，这对孕妇是无益的。

B 超在妇产科检查的作用

（1）观察胎儿生长发育。利用 B 超可以看见孕囊，可测量胎儿的头臀长度、双顶径、股骨长度、头围、腹围等，以观察胎儿发育情况，估计胎龄，核对妊娠周数，还能及时发现胎儿生长迟缓或巨大儿等情况。

（2）观察胎儿在子宫内的活动情况、呼吸情况及肌张力等，以了解胎儿生活状态是否正常。

（3）发现多胎、畸形胎儿及胎位不正。

（4）测定羊水量，发现脐带是否受压。

（5）作胎盘定位，并及早诊断前置胎盘、胎盘早期剥离等，评价胎盘功能。

（6）排除异常妊娠，如宫外孕、葡萄胎等。

（7）发现卵巢肿瘤、子宫肌瘤、子宫畸形等异常情况。

(8)对一些怀疑有染色体异常的遗传病胎儿，在妊娠某个阶段，可以在 B 超的引导下，抽吸绒毛组织、脐带血或羊水做遗传学检查。

X 射线对胎儿有影响吗

X 射线有很强的穿透力，小剂量 X 射线也可引起人体组织损伤，基因突变，若大剂量照射可引起染色体断裂。对于一般人来说，偶尔做一两次 X 射线不会引起大的损害，但胎儿却非常敏感，特别是孕早期，可引起胎儿畸形，如头小畸形，眼睛、脊柱发育缺陷，白血病等。

因此，孕妇应避免做 X 射线检查，必须检查时也要在孕晚期进行，如果孕妇在孕早期接受 X 射线，最好终止妊娠（人工流产）。一般做 X 射线透视的孕妇，应过 4 周后再怀孕较为安全。

如果在胎儿生长的早期接受了 X 射线照射，亦可使胎儿生长受限，表现为出生时体重较实际胎龄小。妊娠中期以后，胎儿的大多数器官已基本形成，放射线损伤较小，但能引起明显的外观畸形。并且此时期胎儿的生殖系统、牙齿和中枢神经系统——脑和脊髓仍在继续发育，因而受 X 射线影响可能会发生新生儿功能障碍和智力低下。

孕妇需要做羊膜腔穿刺术

(1)高龄孕妇:通常年龄大于 35 岁（包括 35 岁）的孕妇，都应该做。因为孕妇年龄越大，越容易生先天痴呆儿。

(2)孕妇以前产下过染色体异常病变的胎儿，比如说唐氏综合征。

(3)孕妇以前产下过患有新陈代谢方面疾患的胎儿。

(4)孕妇本身患有遗传性疾病，特别是性连遗传性的疾病。比如说如果母亲患有血友病，而且她怀的是男婴，这个男婴就有 50% 的概率会遗传到血友病。

(5)孕妇已经有生下脊髓缺陷孩子的记录。

(6)孕妇的甲型胎儿蛋白（AFP）含量出现无明显原因的高值。

(7)经过三联筛选检查，发现胎儿有很高的患唐氏综合征危险性。

(8)准父母双方都是遗传性疾病的基因携带者，例如镰状细胞贫血，胎儿大概有 1/4 的机会会遗传到相同的疾病。

(9)根据超声波检查，发现胎儿有严重或足以致命的基因缺陷。

(10)出于对母亲或胎儿的安全考虑，医生已有提前引产的打算。现在利用羊膜腔穿刺术，进一步检测胎儿肺的发育成熟度，以评估到底是提前引产的风险高，还是等待自然生产的风险高。

血型检查的作用

(1)检查血型有利于手术前进行交叉配血，以便及时抢救失血性休克。妊娠过程为时 40 周，此间可发生各种并发症：早孕时的不完全流产，晚期的前置胎盘及胎盘早期剥离，以及分娩后子宫收缩乏力或胎盘剥离异常引起的子宫大量出血，均可使孕产妇陷入休克状态。及时配血及输血对抢救工作十分重要。

(2)检验血型便于及时发现母子血型不合。O 型血孕妇，如其配偶血型为 A 型、B 型或 AB 型者；孕妇 Rh 阴性，而其配偶为 Rh 阳性者，均可能发生母子血型不合及新生儿溶血症。及早了解血型，便于做好孕期中的母子检测，采取相应的预防措施，在必要时终止妊娠。

孕妇不宜做 CT 检查

孕妇怀孕的前 3 个月内接触放射线可能引起胎儿脑积水、小头畸形或造血系统缺陷、颅骨缺损等严重恶果。

CT 是利用电子计算机技术和横断层投照方式，将 X 射线穿透人体每个轴层的组织，它具有很高的密度分辨力，要比普通 X 射线强 100 倍。所以，做一次 CT 检查受到的 X 射线照射量比 X 光检查大得多，对人体的危害也大得多。因此，孕妇做 CT 检查会产生严重的不良后果。所以，如果不是病情需要，孕妇最好不要做 CT 检查。

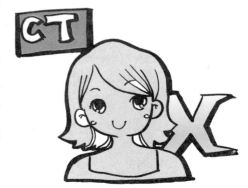

第二章 孕妇的日常保健

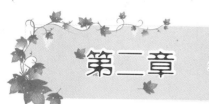

孕期如果发生感染如何处理

孕妇如果发生感染，尤其是病毒感染（如流感），会使胎盘功能减退，影响胎儿发育。病原体有可能侵犯胚胎，引起胎儿畸形和死亡。由于胎儿分解药物的功能不强，药物易累积在胎儿体内，若孕妇用药会影响胎儿健康发育。所以孕妇在致畸敏感期要增强免疫力，预防感染和用药产生的严重后果。健康母牛的初乳中，含免疫球蛋白 ZgG、lgA、lgM 及核苷酸、干扰素等天然免疫活性物质，能够帮助孕妇提高自身免疫力。

为使孩子有一双好眼睛要注意什么

孕妇要注意，补充保障胎儿大脑发育及保持良好视力的营养物质 DHA 是构成大脑和视觉组织的重要成分，缺乏 DHA 就不能保证细胞间物质交换良好地进行，影响大脑和视网膜的组织结构。孕妇补充适量的 DHA 对保障胎儿大脑及视网

> **健康小贴士**
> ### 孕期保健越早越好
> 正常情况下，怀孕开始于末次月经后两周左右，此时只是一个受精卵，然后逐渐分裂、分化，发育成一个有头、躯干、四肢、五官及绝大部分脏器，初具人形的胎儿。在此期间如遇见异常就可能使胎儿发育迟缓或停滞，从而导致畸形。因此称孕早期为致畸敏感期，对其预防常需要在怀孕之前开始。

膜的发育是必需的。

孕期不宜长时间看电视

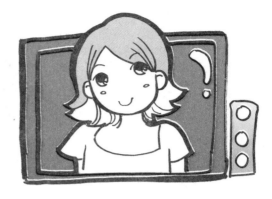

电视机安全检测部门对电视机测定证实，电视机发射的 X 线很弱，所以对人体不会产生多大危害。若长时间看电视，特别是离荧光屏太近，会引起头错脑涨、疲乏无力、精神紧张，因而影响孕妇及胎儿的健康。美国一项调查结果表明：孕妇长时间在荧光屏前工作，其流产、早产、胎儿畸形发生率均高于不常在荧光屏前工作者。为确保胎儿在宫内免受伤害，孕妇应避免长时间看电视，并避免看刺激性较强的节目。在看电视时，应在离电视屏幕两米以外，并在看完电视后用清水洗脸洗手，消除阴极线、放射线对人体的影响。

孕妇的俯身弯腰

6 个月后胎儿的体重会给孕妇的脊椎压力很大，并引起孕妇背部疼痛。因此，要尽可能地避免俯身弯腰的动作，以免给脊椎造成过大的重负。

如果说 2 个月孕妇起身还算轻松，那么 6 个月后起身就得缓慢有序地去做动作，以免腹腔肌肉过分紧张。仰躺着的孕妇起身前要先侧身，肩部前倾，屈膝，然后用肘关节撑起身体，盘腿，以便腿部从床边移开并坐起来。

孕妇的站姿

如果孕妇的工作性质需要长时间站立，将会减缓腿部的血液循环，导致水肿以及静脉曲张。如果没有条件坐，那就选择一种让身体最舒适的姿势站立，活动相应的肌肉群。比如，收缩臀部，就会体会到腹腔肌肉支撑脊椎的感觉。

孕妇的坐姿

如果孕妇是坐着工作的，有必要时常起来走动一下。因为这样会有助于

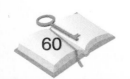

血液循环并可以预防痔疮。要是孕妇写字或者在电脑上工作量很大，最好是至少每隔一小时给自己放松一下。

孕妇的徒步行走

徒步行走对孕妇很有益，它可以增强腿部肌肉的紧张度，预防静脉曲张，并增强腹腔肌肉。一旦感觉疲劳，马上要停下来，找身边最近的凳子坐下歇息 5 ~ 10 分钟。散步前要选择舒适的鞋，以低跟、掌面宽松为好。

孕妇如何乘车

如果孕妇坐火车进行长途旅行，在座位上一坐几个小时对身体是有害的。因此在火车上有必要站起来在车厢里走动走动，便于血液循环。而坐小轿车的孕妇选择的余地相对较大，如果感到累了，就把车停下来揉揉腿脚。

正常胎心音

正常胎心率每分钟在 120 ~ 160 次。听胎心音是检查胎儿在子宫内是否安危的手段之一。当子宫收缩时，子宫壁的血管受暂压，胎盘血液循环暂受阻，这时往往听不到胎心音，心率变慢。宫缩停止后 20 秒钟左右，胎心音次数又恢复正常；如果宫缩停止后胎心音久不恢复，或者虽恢复，但低于 120 次 /分或高于 160 次 /分，这些都属于不正常。怎样注意胎心音变化，分娩一开始就应当注意胎心音变化。听胎心音时，应注意胎心音次数是否过快，若超过 160 次 /分，为胎儿缺氧初期表现，还应注意胎儿音次数是否过慢，尤其是低于 100 次 /分，为胎儿危险症。还要注意胎心音是否快慢不均或不规则、由强变弱等。注意胎动是否减少，这些都是胎儿不祥之兆。

胎心音异常需详细检查原因。胎心音改变不能只凭一次听诊而确定，应该改变体位后再仔细持续检查数分钟。在第一产程中，应当每隔 1 小时左右，子宫收缩间歇期听 1 次胎心音。第二产程每隔 10 分钟听 1 次胎心音。如发生胎心音变化，应及时处理。

双胞胎孕妇在饮食上要注意什么

孕期要加强对饮食的调节，防止妊娠贫血的发生。双胎的孕妇需要更多的热量、蛋白质、矿物质、维生素等营养素，以保证两个胎儿的生长发育。双胎妊娠妇女的血容量比单胎妊娠明显增大，铁的需求量也增大，往往在早期即出现贫血。为防止贫血，除加强营养，食用新鲜的瘦肉、蛋、奶、鱼、动物肝脏及蔬菜和水果外，还应每日适当补充铁剂、叶酸等。

双胞胎妊娠孕妇要避免劳累吗

双胞胎妊娠孕妇的子宫比单胎明显增大，且增速较快，特别是在 24 周以后，尤为迅速。这不仅增加了孕妇身体负担，同时由于对心、肺及下腔静脉的压迫，还会产生心慌、呼吸困难、下肢浮肿及静脉曲张等压迫症状，在孕晚期更为明显。因此，在孕晚期，要特别注意避免劳累，多卧床休息，这对减轻压迫症状、增加子宫的血流量、预防早产都有好处。另外由于双胎导致子宫过度膨大，往往难以维持到足月而提前分娩。所以，双胎孕妇需要提前住院待产，以保证产妇的顺利分娩。

预防近视从孕妇保健开始

现代医学研究证明，人的眼球发育主要在母亲怀孕早期，即孕期前 40 天。这时应作好孕妇的保健工作，加强疾病预防。注意进食高蛋白和富含维生素的食物，增加抵抗力；不可饮酒、吸烟和随意用药。如果孕妇此时患风疹、感冒发烧，或受其他病毒和细菌侵犯，再加上用药不当，就会给胎儿眼球的正常发育带来不良影响，造成先天性眼病，近视是其中的一种。临床调查发现，眼睛发育早期受到某些损害，导致眼轴增长，造成形觉剥夺，这就是先天性近视的原因。

乳房卫生要注意

妊娠后期应经常用肥皂擦洗乳头，以防哺乳时发生乳头裂伤，继而引起乳腺炎。如乳头凹陷可每日用手将乳头轻轻向外牵拉，免得给新生儿哺乳时造成吸吮困难。如乳房悬垂或过大，宜用乳罩支托，不宜太紧。

孕期要避免噪音影响

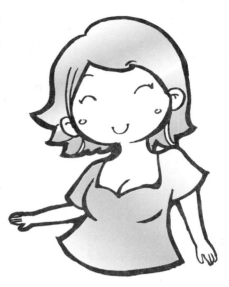

噪音对孕妇的危害很大，可影响孕妇的中枢神经系统的机能活动。孕妇受噪音影响还可使胎心加快，胎动增加，对胎儿极为不利。高分贝噪音可损害胎儿的听觉器官，并使孕妇内分泌功能紊乱，诱发子宫收缩而引起早产、流产、新生儿体重减轻及先天性畸形、美国的一位儿科医生对一组新生儿调查研究发现，在机场附近地区居住的人群中，新生儿畸形率高达 0.8% ~ 1.2%。主要有脊柱畸形，腹部畸形和颅脑畸形。还有调查研究证实，孕妇若受过 85 分贝以上的噪音影响，胎儿在出生前就已丧失了听觉的灵敏感。

胎儿内耳蜗处在生长发育阶段，极易遭受噪音损害。大量低频率噪音可进入子宫被胎儿听到，影响耳蜗发育。胎儿内耳受到噪音影响，可能使脑的部分区域受损，严重影响大脑发育。因此，孕期应尽量避免噪音的影响。

健康小贴士

孕妇防止便秘

在妊娠期间由于子宫逐渐增大，可压迫膀胱及直肠，造成尿频、尿急及便秘。为了防止便秘，应多吃纤维丰富的蔬菜和含多种矿物质、水、维生素的水果等。孕妇应养成每日 1 次大便的习惯。如有便秘，不要乱吃泻药，以免造成流产。

孕妇过冬要注意的事项

（1）冬天天气寒冷，容易感冒，孕妇应特别注意预防感冒。不去人多拥挤的地方，特别是感冒流行的区域，以免被传染。

（2）孕妇应注意饮食保健。食用一些热量较高的食物，同时应及时注意补充维生素。多吃水果、鱼、蛋、瘦肉、家禽和豆制品，保证生理需要和胎儿发育。因天寒怕冷，人们常常将门窗紧闭，不注意换气，因此造成室内空气污浊，氧气不足，致使孕妇感到全身不适，还会对胎儿的发育产生不良影响。

（3）散步是孕妇最适宜的运动。不要因天气冷就不外出，应该在阳光充足、气候比较温暖的下午坚持散步。呼吸新鲜空气，活动肌肉筋骨，使血液流通畅快。

下雪天孕妇应尽量不外出。若去上班应有伴同行，并且穿上防滑鞋，以免走雪地时滑倒。

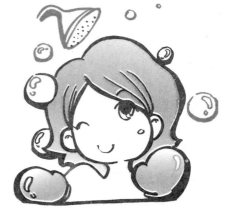

孕期洗澡要注意

怀孕时皮肤的机能加强。因为这时水分和废料的排泄增加了，所以必须保持皮肤清洁卫生。

（1）注意水的温度。水的温度越高，持续时间越长，损害越重。所以，孕妇沐浴时，水的温度应掌握在38℃以下，最好不要坐浴，避免热水浸没腹部。

（2）时间不宜过长。在浴室内沐浴，孕妇容易出现头昏、眼花、乏力、胸闷等症状。这是由于浴内的空气逐渐减少，温度又较高，氧气供应相对不足所致。

（3）采取立位。怀孕后，机体的内分泌功能发生了多方面的改变，阴道内具有灭菌作用的酸性分泌物减少，体内的自然防御机能降低，此时如果坐浴，水中的细菌、病毒极易随之进入阴道、子宫，导致阴道炎、输卵管等感染，使孕妇出现畏寒、高热等症状。也容易留下畸胎或早产的隐患。

孕期保护乳房

乳房是婴儿的粮仓，它对孩子将来的健康和发育起着十分重要的作用。如果是乳头太短、太小，每天可用油脂涂在乳头上，以两个手指把它提起，并轻轻地来回捻它，这样可以使乳头慢慢变长变大，表皮增厚。将来孩子不但易于吸吮，而且还不容易破损和裂开。如果乳头凹陷进去,可用两个手指分别放在乳头两边下压,并将乳晕向两边拉开,这样乳头便会凸出来,这时再用手指搓捻乳头,反复做几天后,乳头便自然会凸出来。

孕妇如何提高睡眠质量

保证睡眠质量，有不少好办法，如可在睡前洗个温水澡；常晒被褥，使之松软；冬天不妨放个暖水袋把被窝弄得暖和些；肩部应该有一靠垫塞着，不要使肩部着凉；身体的肌肉应全部放松，这样就很容易睡得醋熟了。失眠时不要随便吃安眠药，应遵医嘱，最好不要依赖药物。只要找出失眠的原因并在日常生活中注意纠正，睡眠质量是可以得到改善的。如白天做点适当的家务活，或做柔软体操，但必须避免过度疲劳。此外，阅读一些报纸杂志，以调节情绪，或者看看电视、戏剧，也有助于消除紧张心情，帮助入睡。

孕妇采用哪种睡姿最好

一般人睡觉，可以随意采用侧卧或仰卧都无问题，但是孕妇到了妊娠中后期，则以侧卧为好，仰卧对大人和胎儿都没有好处。

妇女怀孕以后，子宫由孕前的 40 克左右增大到妊娠后期 1200 克左右，再加上羊水、胎儿的重量，可达到 6000 克，子宫的血流量也相应增加。如果经常仰卧睡，子宫后方的腹主动脉将受到压迫，影响子宫的供血以及胎儿的营养，同时可能影响肾脏的血液供应，血流减慢，使尿量也随之减少。孕妇身体内的钠盐和新陈代谢产生的有毒物质，不能及时排出，可引起妊娠中毒症，出现血压升高、下肢和外阴浮肿现象，严重时会发生抽搐、昏迷，甚至可能危及生命。孕妇仰卧睡觉，还可能压迫子宫后方的下腔静脉，使回流心脏血液减少，造成大脑的血液和氧气供应不足，孕妇会出现头昏、胸闷、面色苍白、恶心呕吐等情形。

此外，妊娠中后期，孕妇如果常仰卧睡，子宫也可压迫输尿管，使排尿不畅，容易发生肾盂肾炎等疾病。

孕妇为什么多梦

孕妇在孕期所做的梦与平时不同，常常与怀孕后睡眠质量改变有关，特别是在怀孕后期，大多数时候因身体笨拙不适等因素而使孕妇无法睡得很踏实，所以比较容易被惊醒，这使得孕妇常常是处于浅睡眠期。在浅睡眠期，虽然身体处于休息状态，大脑却没完全休息，一些日常生活中所忧虑的事情，在梦中往往会被渲染夸大。梦的内容多半与孕妇在怀孕不同阶段的所思有关。比如，在怀孕早期，梦境大都是些象征生命的内容如大海、水、种子等；怀孕中期以后，梦境中常常出现幻想中的宝宝的样子，甚至一些小动物等内容；而到怀孕晚期，各种噩梦或焦虑的内容多见。比如难产、怪胎，宝宝被人抢走、没奶哺育宝宝等。

孕妇爱做梦属于正常现象，不必过于忧虑。多梦而且相同内容反复出现，可反映出孕妇潜意识中的焦虑，因而具有缓解精神压力的作用。从这些梦中，孕妇可了解自身内在的需要解决的问题，从而采取更为正确的方式来对待孕期生活。

如何选择合适的卧具

（1）床铺：孕妇适宜睡木板床，铺上较厚的棉絮，避免因床板过硬，缺乏对身体的缓冲力，从而因转侧过频，而多梦易醒。

（2）枕头：以9厘米（平肩）高为宜。枕头过高迫使颈部前屈而压迫颈动脉，颈动脉是大脑供血的通路,受阻时会使大脑血流量降低而引起脑缺氧。

（3）被子：理想的被褥是全棉布包裹棉絮。不宜使用化纤混纺织物做被套及床单。因为化纤布容易刺激皮肤，引起瘙痒。

（4）蚊帐：蚊帐的作用不只用于避蚊防风，还可吸附空间飘落的尘埃，以过滤空气。使用蚊帐有利于安然入眠，并使睡眠加深。

孕妇睡觉为何不宜开灯

灯光对人体产生一种光压，长时间照射会引起神经功能失调，令人烦躁不安。日光灯缺少红光波，且以每秒钟50次的速度振动，当室内门窗紧闭时，与污浊的空气产生含有臭氧的光烟雾，对居室内的空气形成污染。白炽灯光中只有自然光线中的红、黄、橙三色，缺乏阳光中的紫外线，不符合人体的生理需要。荧光灯发出的光线带有看不见的紫外线，短距离强烈的光波能引起人体细胞发生遗传变异，容易诱发畸胎或皮肤病。

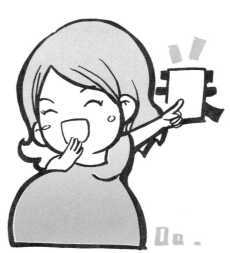

孕妇为何不宜穿高跟鞋

妇女怀孕后，身体情况有了变化，肚子一天一天增大，体重增加，身体的重心前移，站立或行走时腰背部肌肉和双脚的负担加重。这时如果穿高跟鞋，就会使身体站立不稳；由于身体加重，脚的负担也加重，走路或站立都会使脚感到吃力。因此，孕妇不宜穿高跟鞋。另外，怀孕常常会使妇女的下肢静脉回流受到一定影响，站立过久或行走较远时，双脚常有不同程度的浮肿，此时若穿高跟鞋，由于高跟鞋的鞋底、鞋帮较硬，不利于下肢血液循环。

孕妇最好穿软底布鞋、旅游鞋，这些鞋有良好的柔韧性和易弯曲性，还有一定的弹性，可随脚的形状变化，所以穿着舒适，行走轻巧，可减轻孕妇的身体负担，并可防止摔倒。

孕妇应该穿什么样的鞋子呢

许多孕妇怀孕3个月后，脚部开始浮肿，到怀孕后期，脚和腿的浮肿会更明显，走路时难以平衡，因此，孕妇从怀孕3个月起应穿对脚负担小、行走方便的鞋。孕妇尤其要注意不要穿高跟鞋，否则，会给脚和腰增加负担。因此，鞋跟在2厘米以下的鞋最适合。

另外，还要注意穿宽松、轻便、透气性好的鞋，沉重、不透气的鞋会使脚的浮肿加重。孕妇摔倒的概率相对增加，危险性大，应穿有防滑鞋底的鞋，有弹性、柔软的鞋还能减轻脚的疲劳。

孕妇应该怎样着装

妊娠期的妇女皮脂腺与汗腺功能旺盛。孕妇多热、多汗。因此，孕妇应选择宽松、柔软、吸汗性能好、透气性能佳的着装。

健康小贴士
孕妇应该穿怎样的内衣呢

应具有吸汗等作用。一是要选择纯棉、纯毛等天然材料制作的内衣；二是要选择大小适中，穿着时轻松自如的内衣。由于怀孕后，孕妇的代谢率较高，体表温度比平常高，所以不太怕冷。如果在夏天则感觉更热。因此，孕妇在选择内衣时要注意比以往更轻薄、更柔软。

孕妇的衣服与裤子，尤其内衣裤应选择用纯棉制作的。忌穿化纤或涤棉等混纺布料缝制的内衣或内裤。

孕妇的衣服与裤子均应宽大，使日渐丰满的双乳与膨大的腹部不受约束。

怀孕后的妇女忌用腹带紧束腹部或穿瘦腰裤，更不能穿又紧又硬的牛仔裤，以防影响腹内胎儿的正常发育。

孕妇的裤腰可采用松紧带，而不用硬皮带或细布条束腰。也可采用背带吊住裤子。

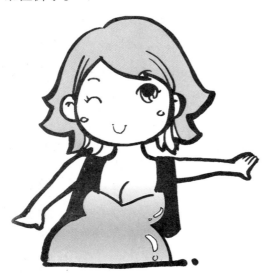

妇女怀孕后还应注意鞋袜合体。不穿紧腿裤，以防影响下肢血液循环。鞋的尺码应正合脚，不穿鞋底滑或硬底的皮鞋，以防引起腰酸、腹坠或摔倒。

孕妇应怎样选用胸罩

怀孕时，乳房是从下半部往外扩张的，增大情形与一般胸罩比例不同，因此，不宜穿加大尺码的一般胸罩，而应该选择专为孕妇设计的胸罩，并随着乳房的变化随时更换。

从怀孕到生产，乳房约增加到两个罩杯大，孕妇应该在此基础上选择较为宽松的胸罩，以使乳房没有压迫感为宜，避免影响乳腺的发育。过紧的胸罩还会因与皮肤摩擦而使纤维织物进入乳管，造成产后无奶或少奶，因此不要选择过紧的胸罩。

怀孕期间乳房的重量增加，下围加大，因此最好穿有软钢托的胸罩，如无支持物，日益增大的乳房就会下垂，乳房内的纤维组织被破坏后很难再恢复。孕妇宜选用穿着舒适、肤触柔软的胸罩，以免压迫乳腺、乳头，或造成发炎现象。胸罩肩带要宽，以免勒入皮肤；扣带应该可调节；选择前扣型胸罩便于穿着及产后哺乳。

怀孕后期,乳头变得敏感脆弱，且可能有乳汁分泌，因此宜选用乳垫来保护。在产褥期、哺乳期，乳垫也能帮助吸收分泌出的多余乳汁，保持乳房舒爽。

孕妇为何宜留短发

怀孕期间，孕妇的负担加重，特别容易觉得疲倦。假如孕妇留长发，却又疏于打理,只会弄得头发蓬乱，不但破坏了仪容，还会给人无精打采的感觉。孕妇留短发，比较易于打理，而且给人清爽的感觉。

假若孕妇留长发，清洗头发的时间自然较长，消耗的体力也较大，这对孕妇没有益处。假若留短发，清洗头发时比较快捷方便。

孕妇一般抵抗力会较差，洗发后，湿漉漉的长发容易让孕妇着凉。相反，留短发，头发较快变得干爽，能够减少孕妇着凉的机会。孕妇留短发，不但容易打理，而且能够减

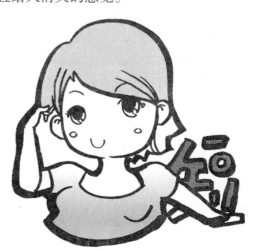

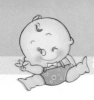

少在打理头发时所消耗的体力。

孕妇能用电脑吗

随着电脑应用的范围越来越广，妇女操作电脑的机会大大增加，怀孕后可否从事电脑操作令人关心。由于电脑及其机房电磁辐射、噪声及光照不适、离子含量少、电子设备污染等引起操作人员不适的情况较以前多见了。接触电脑多常有头昏、肩臂酸胀疲劳、食欲下降等反应。电脑周围的电磁场会导致流产、胎儿畸形和癌症。电脑两侧、后侧和顶部的射线最强。

因此，经常接触电脑的妇女，怀孕后最好不要上机，如果必须要有电脑才能工作，为减少电磁波给母子带来的危害，孕妇在使用电脑时应与电脑保持一臂的距离，与他人操作的电脑保持两臂的距离。

孕妇不宜长时间使用电风扇和空调

孕妇在怀孕期新陈代谢旺盛，皮肤散热较多，基础体温比一般人高0.3℃~0.5℃，所以比一般人耐热能力差。孕妇若是长时间吹电风扇或者使用空调，可使动脉血压暂时升高，加重心脏负担。又因头部血管丰富，血流量较多，对冷刺激较敏感，易引起头痛、头晕、疲乏无力等不适。

孕妇出汗较多时，因此时全身皮肤毛孔张开，冷风易乘虚而入，极易受凉感冒，故不应马上直吹电风扇或者使用空调。

孕妇为何不宜接触复印机

随着现代办公室自动化技术的发展，许多办公室已普遍使用复印机、打印机，其方便之处人所共知。但是，许多人可能不了解复印机对人的身体有一定损害。由于复印机、打印机操作时高压放电，使空气中的氧气变成臭氧，臭氧对人体的神经系统和呼吸系统有严重的损害。主要表现为胸闷、心痛、呼吸困难，甚至可以致癌。而且臭氧的比重比空气大，所以常集中在工作场所的下层空气中，不易流动，即使抽风机也很难使其排出。作为孕妇，为了腹中胎儿的健康，最好不要操作复印机、打印机，也不要在复印机房中逗留。

怎样避免静电对孕妇的危害

秋冬两季的气候相对干燥，许多人都会受到静电的困扰。如握手、拉门把手、按电梯按钮、脱毛衣，甚至开水龙头都会"触电"。

静电可导致孕妇体内孕激素水平下降，继而引发流产或早产。持久的静电还可引起人体血液的 pH 值升高，血钙减少，尿中钙排泄量增加，对孕妇的危害更大。同时，静电还会使人感到疲劳、烦躁和头痛。所以，孕妇应特别注意防止静电。

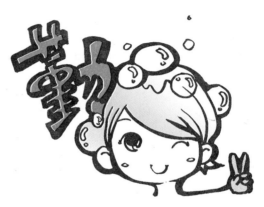

孕妇应当勤洗头洗澡

孕妇妊娠期新陈代谢旺盛，皮脂腺、汗腺分泌增加，皮肤易脏。头部的油性分泌物增多，阴道的分泌物也在增加，外阴部不洁净。因而，孕妇孕期应该经常洗头洗澡，更换衣服，保持身体卫生。会阴部位应该每天用温水清洗，避免感染。全身清洁还可促进血液循环和皮肤的排泄。

孕妇洗澡时，不宜用浴盆，应该选用淋浴。孕妇妊娠之后，特别是怀孕7 个月以后，盆浴可将细菌带入阴道，产后引起产褥感染。公共浴盆更易传染阴道疾病。盆浴时，下身浸入热水之中，容易导致子宫充血。孕妇长时间盆浴更易升高阴道体温，危害胎儿中枢神经系统。淋浴无须弯腰，适合身体不便的孕妇。没有淋浴条件者也可盛水冲浴。

孕妇洗澡时要特别注意行走稳当，以免滑倒。妊娠晚期，行动不便时，可以请人搓澡。洗澡时，应该有人陪同在身边，以防不测。

孕晚期为何忌坐浴

淋病、艾滋病、梅毒、生殖道病毒感染、霉菌和滴虫性阴道炎等，其主

健康小贴士

孕妇洗澡时水温太高好不好

孕妇应坚持经常洗澡保持身体清洁，但洗澡用的水温不可过高，以免对胎儿发育不利，损害大脑。洗澡时水温过高，就会使母体体温暂时升高，羊水的温度也随之升高。研究表明，孕妇体温比正常体温升高1.5℃时，胎儿脑细胞发育就可能停止；孕妇体温上升3℃，就有杀伤胎儿脑细胞的危险。而胎儿脑细胞受损，也会使胎儿全身发育不良。

要传播途径为直接接触，如性交、接吻，间接传播途径为输血、注射器及浴盆等。因此，为防止性病、性传播性疾病和生殖道感染的发生，应避免盆浴或池浴，尤其是孕妇，更不要坐浴或到公共浴池去洗澡。因为妊娠以后，胎盘可产生大量雌激素和孕激素，后者多于前者，阴道上皮细胞通道性增强，脱落细胞增多，宫颈腺体分泌功能增强，以致造成孕期阴道分泌物增多，改变了阴道正常的酸碱性，易导致感染，从而发生阴道炎、宫颈炎和宫内胎膜及胎儿感染。

妊娠晚期，宫颈短而松，也是造成宫内感染的因素之一，可引起胎儿宫内感染，增加围产儿发病率和死亡率。胎膜感染者可造成胎膜早破而使早产可能性增加，有些病毒感染还可引起胎儿畸形。梅毒与艾滋病毒还可通过胎盘感染胎儿，造成先天性梅毒或艾滋病。淋病患者经阴道分娩易引起新生儿淋菌性眼炎，治疗不及时还会造成失明。因此，为确保母子健康，孕期尤其在妊娠晚期应避免坐浴。

孕妇用化妆品有哪些禁忌

（1）染发剂：根据国外医学专家调查，染发剂不仅有可能导致皮肤癌，而且也可能引起乳腺癌和胎儿畸形。

（2）冷烫精：根据法国医学专家多年研究，怀孕妇女和分娩后半年以内的妇女，不但头发非常脆

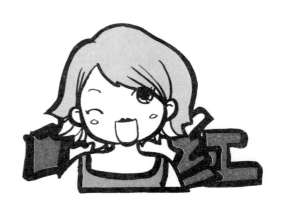

弱，而且极易脱落。如再用化学冷烫精烫发，更会加剧其头发脱落。另外，用化学冷烫精冷烫头发，还会影响孕妇体内胎儿的正常生长和发育。

（3）口红：口红是由各种油脂、蜡质、颜料和香料等组成的。其中油脂通常采用羊毛脂。羊毛脂既能吸附空气中各种对人体有害的重金属微量元素，又能吸附能进入胎儿体内的大肠杆菌等微生物，同时还有一定的渗透作用。因此，孕妇涂抹口红以后，空气中一些有害物质就容易吸附在嘴唇上，并在说话和吃东西时随着唾液侵入肌体内，从而使腹中的胎儿受害。

浓妆艳抹会导致胎儿畸形吗

每天浓妆艳抹者，胎儿畸形的发生率是不浓妆艳抹者的1.25倍。对胎儿畸形发育所产生不良影响的，首先是化妆品中所含的砷、铅、汞等有毒物质，这些物质被孕妇的皮肤和黏膜吸收后，可通过血胎屏障进入胎血循环，影响胎儿的正常发育。其次，化妆品中的一些成分经阳光中的紫外线照射后，也会产生有致畸作用的芳香胺类化合物质。因此，怀孕期间的女性最好不要使用化妆品，以免导致胎儿畸形。

孕妇为何不宜涂指甲油

指甲油中含有一种名叫酞酸酯的物质。这种酞酸酯若长期被人体吸收，不仅对人的健康十分有害，而且最容易引起孕妇流产及生出畸形儿。所以孕期或哺乳期的妇女应避免使用标有"酞酸酯"字样的化妆品，以防酞酸酯引起流产或胎儿畸形。尽管酞酸酯是母亲涂的，受害的却是腹中的孩子，尤其是男孩。另外，这种有害物质还会危害胎儿腰以下的器官，引起生殖器畸形。因此，母亲哺乳期间使用这种物质的化妆品，孩子长大后，可能患不孕症或阳痿，这是酞酸酯这种物质阻碍雄激素发挥作用造成的恶果。

孕妇为何忌擅自用减肥药

胎儿在母体里是非常需要营养的，而任何减肥方法都可能使营养丧失，特别是药物减肥。药物减肥，一方面是对大脑的饮食中枢造成一定抑制作用，另一方面是通过一些缓泻剂使多余的水分和脂肪排出体外，从而达到减肥的效果，这些都可能造成营养不足。如果饮食中枢过于抑制，则容易导致厌食的发生，严重影响孕妇对营养的吸收，从而导致胎儿的营养危机。另外，一般减肥药物都不是针对孕妇配制的，也没有考虑到对胎儿是否有影响。一旦对胎儿有副作用，其后果难以预测，很有可能导致早产儿、畸形儿或有先天性疾病的胎儿出现。

孕妇为何不宜戴隐形眼镜

（1）由于孕期内分泌变化，使眼角膜组织轻度水肿，角膜中心的厚度增加，戴隐形眼镜会加重角膜缺氧，易发生角膜损伤，同时亦使敏感度下降。

（2）孕期泪液分泌减少，而泪液中的黏液成分增加。戴隐形眼镜前常有异物感、眼干、磨眼等不适。

（3）孕期眼膜的小动脉会发生挛缩，血流量减少，此时发生结膜炎的可能性会比平时更多。

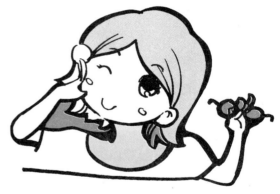

（4）孕期眼角膜的弧度也会发生一些变化。约有5%的妇女不能戴原来的隐形眼镜，应更换弧度大小适合的镜片。

（5）有些孕妇会出现眼压下降，视野缩小现象，因此，戴隐形眼镜后会增加不适感。

孕妇为何忌随意拔牙

拔牙对一般人（除患有严重心血管疾病及血液病病人）来说不是什么大事，但对孕妇就应特别注意。因孕妇拔牙时精神紧张及疼痛的刺激易诱发子宫收缩，可能会引起流产和早产。据临床资料表明：妊娠8个月后拔牙可诱发早产；在妊娠4～7个月时拔牙会相对安全。另外，妊娠妇女由于受雌激素的影响，拔牙时易出血过多，因此妊娠期除必须拔牙外应尽量避免拔牙。总之，妊娠期拔牙弊端较多，如必须拔牙时，也应在妊娠中期（4～7个月）进行。在拔牙前应充分休息、保证睡眠，做好口腔护理，并放松精神，拔牙时要充分麻醉，避免子宫受刺激产生子宫收缩而诱发流产与早产。孕妇若有习惯性流产及习惯早产史应禁忌拔牙。

孕妇刷牙为什么容易出血

牙龈是包绕牙齿基底部的粉红色牙肉。孕妇由于体内内分泌的变化，使牙龈组织中的毛细血管扩张、弯曲、弹性减弱、血液淤滞及血管渗透性增加，造成局部肿胀、脆软，牙齿之间的龈乳头更为明显，可呈紫红色的瘤状突起。刷牙时，即使动作很轻,也容易引起出血，当局部并存炎症或孕妇缺乏维生素C时，症状更重。

上述变化虽然与妊娠有直接关系，但多发生于口腔卫生不良或牙齿排列不齐的孕妇。为防止其发生及减轻症状，孕妇应注意保持口腔清洁，餐后用软毛牙刷顺牙缝刷牙，清除食物残渣，避免伤及牙龈。选用质软又容易消化的食品，减轻牙龈负担。多吃新鲜的水果及蔬菜或补充维生素C，以降低毛细血管的渗透性。

孕妇下厨房要注意什么

为避免腿部疲劳、浮肿，能坐在椅子上操作的就坐着做。怀孕晚期应注意不要让锅台压迫已经凸显的腹部。

有早孕反应时，烹调的味道会引起过敏，所以要想办法做那种只加热就可以吃的饭菜，如利用冷冻食品和半成品等。

另外，厨房里潮湿，长期排放出的气体，对孕妇的身体是有危害的，故孕妇宜少入厨房，尽可能把留在厨房里的时间缩短。厨房内应保持良好通风，尤其要注意在冬季气候寒冷，门窗紧闭时保持厨房通风。厨房内要安装排风扇、烟囱、烟罩等排烟除尘设施，达到净化厨房的目的。

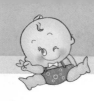

孕妇为何不宜去拥挤的公共场合

（1）公共场合经常人多拥挤，孕妇一旦受挤，便有流产的可能，如挤着上公交车就很危险。

人多拥挤的场合，容易发生意外，如在广场看节目，就有可能挤倒人，孕妇由于身体不便，最容易出现问题。

（2）人多拥挤的地方，空气污浊，会给孕妇带来胸闷、憋气的感觉，胎儿的供氧也会受到影响，比如在拥挤的室内看节目就不利。

（3）人多拥挤的场合，必然人声嘈杂，形成噪声，这种噪声对胎儿发育十分不利。比如在足球场看球赛就会不时出现噪声。

（4）易传染上疾病。在很多拥挤的场合都有这种危险。

孕妇应如何防止静电伤害自己

居室内最好避免使用化纤地毯、装饰物和塑料质地的饰物，卧室内尽量不要摆放电器，房间要经常通风换气，以增加室内湿度。

不要长时间待在高楼大厦和电脑聚集的办公室里，应适当到户外活动。

使用保湿性能好的护肤品，以保证皮肤的水分。

最好穿纯棉或真丝材料的内衣、内裤，以减少静电的不良刺激引起的身体不适。

洗衣服时,最好选用防静电的洗涤剂，或放入适量的柔顺剂。

多吃些含维生素 C、维生素 A、维生素 E 和酸性的食物，如卷心菜、西红柿等。

孕妇走、坐、站时要注意哪些事项

（1）行走姿势：不弯腰驼背，不过分挺胸，不用脚尖走路，背要直，抬头，紧收臀部，保持全身平衡，稳步行走，可能时利用扶手或栏杆行路。

（2）坐的姿势：坐椅子时先稍靠前边，然后移臀部于椅后部坐椅中，背笔直靠椅背，股和膝关节成直角，大腿成水平状，这样不易发生腰背痛。

（3）站立姿势：将两腿平行，两脚稍微分开，这样站立，重心落在两脚之中，不易疲劳。但若站立时间较长，则将两脚一前一后并每隔几分钟变换前后位置，使重心落在伸出的前腿上，可以减少疲劳。

住高楼的孕妇要注意什么

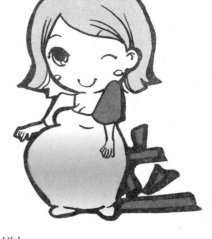

住高楼的孕妇由于上下楼不方便，因而外出活动的机会大大减少。孕妇运动减少，缺乏锻炼，肌肉松弛，若孕妇营养充足，可使胎儿的体重增加过多，而且导致孕妇体力减弱，使滞产、剖宫产等异常现象增加。

因此，住高楼的孕妇，要注意保持一定的活动量，早晚应下楼散步活动，睡前亦可在家走动，经常参加一些适当的体力劳动，以减少异常分娩的发生。

健康小贴士

怀孕晚期不宜长时间坐车

怀孕晚期，孕妇的生理变化很大，对环境的适应能力降低，长时间坐车会给孕妇带来诸多不便。长时间坐车，车里的汽油味会使孕妇出现恶心、呕吐等现象，影响食欲；长时间颠簸影响孕妇休息，可引起疲劳和精神烦躁；长时间坐车，下肢静脉血液回流减少，会引起或加重下肢浮肿，行动更加不便。另外，乘车时人多较拥挤，怀孕晚期孕妇腹部膨隆，受到挤压或因颠簸容易导致流产、早产等。

孕妇上下楼应当注意什么

有些孕妇住楼上，一天内几次反复上下楼梯。上下楼梯对孕妇是有危险的，稍不注意就会摔倒。孕妇应把有些事结合起来办，尽量减少上下楼的次数，有电梯的一定要利用。

孕妇上下楼时不要猫腰或过于挺胸凸腹，只要伸直背就行。要手扶楼梯

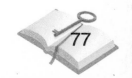

栏杆，不要被隆起的大肚子遮住视线，要看清楼梯台阶，将整个脚踏在楼梯台阶上，一步一步地慢慢上下。不要只用脚尖踩台阶，这样容易摔跤。

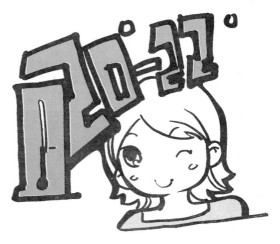

孕妇居室温度多少为宜

居室中最好保持一定的温度，即 20℃～22℃，温度太高，使人头昏脑胀，精神不振，昏昏欲睡，或烦躁不安；温度太低，使人身体发冷，易于感冒。夏天可通风降温，也可使用电风扇，但电风扇不宜直对孕妇，更不能长时间直吹孕妇。冬天可使用暖气升温，也可使用炉子。但用炉取暖一定要开窗通气，以免一氧化碳中毒。

孕妇提放重物应当注意哪些事项

孕妇在提取或放下东西时，注意不要压迫肚子。不要采取不弯膝盖，只倾斜上身的姿势，那样容易造成腰疼。以屈膝落腰、完全下蹲、单腿跪下的姿势，把要提的东西紧紧地靠住身体，再站立拿起。拿棉被等大件物品时，要蹲下使身体压在一条腿上，然后再站起来。拾取地板上的物品时，要先屈膝后落腰，蹲好后再抬，然后站起来，不能弯腰拾取。

孕妇可以开车吗

处于怀孕期的妇女最好不要开车。开车的时候驾驶者通常都是持续坐在座位上，骨盆和子宫的血液循环都会比较差，而且开车容易引起紧张、焦虑，这些都对胎儿不利。如遇紧急刹车，方向盘还容易冲撞腹部，引起破水。另外，怀孕期间人的反应也会变得比较迟钝，此时开车会增加危险。

孕妇夏季要注意什么

（1）衣着要透气宽松：孕妇最好选择真丝或棉织的衣料做贴身的衬衣和内裤，轻软舒适，容易透湿吸汗，散发体温。

（2）饮食要新鲜多样：为了保证母体和胎儿的营养，孕妇在夏天要注意保持食欲，多吃新鲜蔬菜及新鲜的豆制品，多吃西瓜，常喝由鸡肉、鸡蛋、紫菜、香菇等做成的汤。

（3）经常用温水擦洗或淋浴：孕妇皮肤的汗腺分泌增多，毛孔扩张，出汗较多，应该经常用温水擦洗或淋浴，以保持皮肤清洁，预防痱子或皮肤疖子。

（4）不能过于贪凉：乘凉时最好不要坐在风口处，睡觉不能在露天躺卧，也不能在铺在水泥地上的草席上躺卧。使用电风扇时不要直吹。此外，不宜吃冷饮，以免使肠胃受寒，影响胎儿。

（5）保证睡眠、休息：炎炎夏日，要有一定时间的午睡。

（6）保持愉快、舒畅的心情。

孕妇为何不宜过度疲劳

一般来说，妊娠到了 5 个月时容易疲倦。但这会因年龄、生产次数、生活状态等而有所不同。通常，造成疲倦的原因有工作过于繁重、睡眠不足、营养不足、患病等。妊娠中过度疲劳，不但会发生流产，同时也是早产（8个月左右）的原因之一。因此，当孕妇感觉非常疲倦时，必须及早找出原因并解除疲劳。

首先要接受全身的健康检查，包括血液（梅毒、贫血的有无）、血压、肺、心脏和尿液的检查等。如果是贫血的话，要设法治疗。

若检查的结果显示身体本身并没有什么特别的异常，则应当注意适当减少工作量，多注意休息。妊娠的时间越长，睡眠时间就要安排得越多，并且不要忘记摄取充分的营养。

妊娠期间怎样保养皮肤

（1）洗脸：早晚两次，使用平时常用的香皂。擦出泡沫后仔细洗，洗净后抹上化妆品。夏天易出汗，应增加洗脸次数。为防止生雀斑，应避免阳光直射，散步或外出，要戴帽子，在脸上抹些防晒霜。

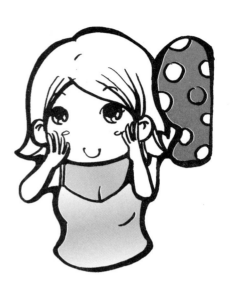

（2）按摩：先用洁面膏擦除脸上污垢，用香皂把脸洗干净后，用毛巾将水擦干；在脸上均匀涂上冷霜膏，后用中指和无名指从脸的中部向外侧螺旋式按摩；按摩完，用一条热毛巾擦拭。

孕妇外出要注意什么

孕妇在妊娠早期和晚期要尽量控制外出，其原因是为了避免流产或早产，特别是妊娠晚期不知哪一天就要分娩，所以尽量不要外出。

妊娠中期，胎盘位置上升，流产的危险变小，而且肚子还不太大，孕妇可以利用这段时间外出，如购买东西或必要的走亲戚以及不得不去的旅行。但是，孕妇外出一定要选择好天气，并避开人多的双休日和节假日，同时要避开交通高峰时段，外出时间不宜太长。如远行，则要选好交通工具。孕妇外出，无论远走还是近行，都不要一个人，要有家人或者朋友陪伴，一旦发生事故也好有人照顾。

孕妇外出，要掌握活动强度，不可劳累，要适当休息。尤其远行外出，一定要做到舒适清净，乘火车要乘卧铺，以利于休息。

孕期干家务要注意哪些事项呢

在孕早期身体运动时还很方便，到了孕中期和孕晚期，身体的变化很大，行动也变得笨拙起来，这时要从头到尾做好一件事是不可能的，因此要注意做家务适可而止。

不要踩凳打扫高处卫生，也不要搬沉重的物品，这些动作会给腹部带来压力，十分危险。清洁地毯的活留给丈夫，而且家里最好不要铺地毯。因为地毯中隐藏着人们从室外带入的铅、镉等容易使胚胎发育畸形的有毒物质，它们对蔬菜或水果上残留的农药及家用防腐剂的吸附力特别大，即使停用多年的有毒物品，在地毯中仍能找到。地毯中隐藏的细碎颗粒比地板要高100倍，螨虫最喜欢温暖舒适的地毯，它排泄出的小颗粒衍生物极容易被孕妇吸入体内而发生过敏性哮喘。

不要做长时间弯腰或下蹲的家务活，如擦地、除草。因为长时间蹲着，会引起骨盆充血最终导致流产，尤其在怀孕后期应绝对禁止。冬天不要长时间地使用冷水，也不要长期呆在寒冷的地方，身体受凉后也会导致流产。

晾衣服时，因为是向上伸腰的动作，肚子要用很大的力气，长时间这样做也有可能引起流产。如果洗的衣服太多，连续一件接一件地去晾，站立的时间长了会造成下半身浮肿，所以应该干一会儿歇一会儿。

做饭的时候，为避免腿部疲劳、浮肿，尽量坐在椅子上操作。在怀孕晚期尤其注意不要让锅台压迫已经突出的大肚子。有早孕反应时，烹调的味道会引起孕妇呕吐过敏，所以要做一些清淡可口的饭菜。

外出购物可以当成散步。选择人不太拥挤的时间及路线，必要的时候，可分成几次购买。这时应注意不要骑自行车外出购物，特别是在怀孕早期，骑自行车时腿部用力的动作过大，会引起流产。在怀孕期，动作的敏捷性降低了，反应也比平时迟钝了，应该处处留心。

大龄孕妇的生活调适有哪些方法呢

（1）双脚抬高：有空就坐下来，并抬高双脚，可以将抽屉或储物箱翻过来当作脚凳。

（2）放松运动：在乘车或工作时练习一些简单的颈部、肩膀、骨盆和足部运动，这些运动可缓解紧张，并促进血液循环。

（3）蹲姿练习：如果你必须弯下腰来，应尽量采取蹲姿，以锻炼腿力，练习分娩姿势。

（4）放慢工作脚步：不要把自己逼得太紧，对家务采取比较宽松的标准，按轻重顺序来做，因为胎儿和你本身的健康比一尘不染的家更重要。

（5）寻求帮助：如果丈夫从不参与做饭或打扫房间，此时你可以请他一起来分担家务，或者把一切家务都留到周末和丈夫一起来完成。在单位，不妨把你怀孕的消息告诉同事，他们多半会体谅你身心的变化，如情绪不稳定、慵懒等，有的还可以在工作上帮你分担一点。

孕妇为何忌用电吹风

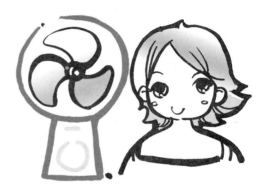

电吹风的某些部件的材料是石棉的，使用时吹出的热风中大多含有石棉纤维微粒。这种石棉纤维微粒可通过呼吸道和皮肤进入血液，经胎盘循环进入胎儿体内，诱发胎儿畸形。据统计，经常使用电吹风的孕妇胎儿畸形的发生率要比正常孕妇高1倍以上。此外，电吹风工作时会形成电磁场，电磁场的微波辐射会使人出现头痛、头晕、精神不振等症状，对孕妇及胎儿都不利。因此，孕妇最好不用电吹风。

打麻将对孕妇有哪些危害呢

（1）孕妇的情绪对胎儿发育有很大影响，玩麻将时，孕妇往往处于大喜大悲、患得患失、惊恐担忧的不良心境，自主神经高度紧张，儿茶酚胺及氢化可的松等激素分泌增加，可引起血管收缩，致胎盘供应胎儿的血液不足而影响胎儿生长发育。

（2）玩麻将时的环境大多烟雾弥漫、吵吵闹闹，即使孕妇自己不吸烟，被动吸烟同样对孕妇及胎儿不利。

（3）玩麻将时，长时间坐着，压迫下肢静脉，会出现或加重下肢水肿甚至出现小腿抽筋。

（4）长时间无休止地玩麻将，睡眠和营养不足，对母亲和胎儿都十分不利。一副麻将，大家你摸我抓，易传染疾病。

由此可见，孕妇玩麻将有百害而无一利，应坚决戒除。

孕妇有必要使用净水器吗

有些发达国家，人们用以补充体内水分的都是随时可饮用的纯净的自来水。因为纯净的自来水，无色，无味，无杂质，无有害物质，而且保持其原有的活性成分和天然微量元素，对人体十分有益。在我国，除了无污染的天然矿泉水可以直接饮用外，其他饮用水均受到不同程度的污染，特别是自来水，尽管经过水厂的沉淀、过滤、加氯消毒等处理，出厂水符合国家饮用水质标准，但在输送、贮水等过程中可能造成二次污染。

目前，国际上流行的净水器系用高分子超细纤维制作净水材料，以新型高效抗菌药用炭作为吸附介质，采用了熔喷高效滤芯探层过滤新技术。这类净水器纳污量大，过滤精度高，处理水流量大，不仅能清除水中的异味、色度、悬浮物，有效地吸附水中有毒物质、有害物质、致癌物，还能向水中释放出有益人体健康和机体平衡的微量元素，且具有杀菌和抑菌作用。目前，集净化、矿化、磁化和杀菌于一身的高性能净水器，正在被越来越多的人所认识和接受，广泛地应用于日常生活中，给人们的饮水带来极大的方便和安全。对孕妇来说，应用净水器更有必要，应尽可能创造这种条件。

妊娠期应注意哪些乳房卫生

（1）妇女怀孕后，乳房进一步发育长大，孕期不宜穿过紧的上衣，以免由于压迫乳房而妨碍其发育；应配戴合适的乳罩，防止乳房下垂。

（2）孕妇的皮脂腺分泌旺盛，乳头上常有积垢和病皮，强行清除可伤及表皮，应先用植物油（麻油、花生油或豆油）涂敷，使之变软再清除。

（3）妊娠4～5个月后，每日应用毛巾蘸肥皂水擦洗乳头数次，以增加其弹力，并可使表皮增厚，从而耐受婴儿吸吮，减少产后乳头皲裂的发生。

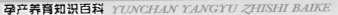

（4）内陷的乳头干擦洗干净后，用双手手指置乳头根部上下或两侧同时下压，可使乳头突出。乳头短小或扁平者则可用一只手压紧乳晕，另一只手自乳头根部轻轻外牵（有早产倾向者不宜使用牵法），这些都是简便易行的纠正方法，每日可进行 10～20 次，甚至更多，数月后，就可见到成效。

妊娠期应回避哪些工作

（1）过重的体力劳动，如搬运工作。

（2）须频繁上下楼梯的工作，如送公文或文件的服务员工作。

（3）接触刺激性物质或某些有毒化学物品的工作，如石油化工厂某些车间的工作。

（4）有受放射线辐射危险的工作，如从事放射性技术人员的工作。

（5）震动或冲击能波及腹部的工作，如公共汽车的售票员工作。

（6）不能得到适当休息的流水作业的工作。

（7）长时间站立的工作，如售货员、电梯服务员、招待员等工作。

（8）高温环境或温度过低的工作环境，如冰库工作。

（9）高度紧张的工作，如机器作业的工作。

（10）单独一人工作，万一发生问题无人给予帮助。

以上情况均对孕妇身体不利，应暂时回避。为了母子的健康，在孕期应调换其他能够胜任而无害的工作。

孕妇能坐飞机吗

乘坐飞机旅行的优点是快速，适宜长途旅行，几个小时的旅程不会使孕妇感到不便，对胎儿也没有影响。有人怀疑飞机飞得很高，人会缺氧，对这点不必顾虑，因为民用飞

健康小贴士
孕妇不宜游泳

游泳的运动量很大，消耗能量比较多，对孕妇来说是不适宜的，尤其在妊娠晚期更是如此。游泳池水难以保证清洁卫生，所以，怀孕后游泳常会发生外阴、阴道感染，细菌上行还可以引起宫颈内感染，危害胎儿或引起绒毛膜——羊膜炎，致胎膜早破。一般来说，孕妇还是不游泳为好。

机是气密座舱，氧气供应正常，但有人乘飞机容易晕吐，所以怀孕早期最好避免乘坐。一般航空公司规定，孕妇怀孕 7 个月后不要乘坐飞机，以免孕妇早产或在机舱里分娩。患有高血压、心脏病的孕妇最好不要乘坐飞机。

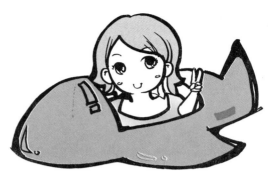

孕妇不宜大笑

俗话说："笑一笑，十年少"，这是有一定道理的。大笑，对于常人讲无疑是件开心的事情，但是对于孕妇来讲，却不可取，否则会乐极生悲。怀孕期间的妇女，大笑时会使腹部剧烈抽搐，结果是不好的。妊娠初期会导致流产，妊娠晚期会诱发早产。通过调查发现，尤其是在妊娠初期有的年轻女性还不知道自己已怀孕时，当她们放声大笑，高兴得忘乎所以时，流产便发生了。因此孕妇要加倍注意和格外小心，切不可大笑。

妊娠期怎样防治鼻出血

鼻出血（鼻衄）是日常生活中较为常见的情况，孕妇更容易发生。这是因为妊娠后体内的雌激素水平较未孕时增高数十倍，受该激素的影响，鼻黏膜肿胀、血管扩张充血，更容易发生鼻衄。

一旦发生鼻衄，不要惊慌，坐下来将头部微仰，立即用手指将出血侧的鼻翼向鼻中隔方向紧压。双侧出血时，则用拇指及食指分别将两侧鼻翼压向中隔，以压紧鼻中隔前下方最常发生出血的部位。若有干净棉花塞入鼻孔后再压更好，一般压迫 5 分钟以上多可止血，这是一种简便易行的止血法。在额部敷以冷毛巾可以促进局部血管收缩，减少出血，加速止血。如果经压迫仍不能止血时应及时到医院诊治。当头部微仰时，鼻内流出的血液可自鼻后孔流入咽部，应吐出。

孕妇若反复、多次发生鼻衄，应予重视，需到医院进行详细检查是否存在局部或全身性疾病，以便针对发病原因彻底治疗。

孕妇不宜忽视睡午觉

妊娠妇女的睡眠时间应比平常多一些，如平常习惯睡 8 小时，妊娠期可以睡到 9 小时左右为好。增加的这一个小时的睡眠时间最好加在午间睡。即使在春、秋、冬季，也要在午饭后稍过一会儿，躺下舒舒服服地睡个午觉。睡午觉主要是可以使孕妇神经放松，消除劳累，恢复活力。

午睡时间长短可因人而异，因时而异，半个小时到一个小时，甚至再长一点均可，总之以休息好为主。平常劳累时，也可以躺下休息一会儿。

午睡时，要脱下鞋子，把双脚架在一个坐垫上，抬高双腿，然后全身放松。特别是感到消化不良或血液循环不好时，可以任意选择睡姿，不要害怕压坏或影响胎儿。

孕妇如何做脚船运动

深坐在椅子上，腿和地面呈垂直状态，两脚并拢，脚掌平放在地面上，脚尖用力向上翘，待呼吸 1 次后，再恢复原状；把一条腿放在另一条腿上，上边腿的足尖向上侧方向抬起，慢慢地上下活动，约 2 分钟后两腿位置互换，同样的要领进行练习 2 分钟。每日数次，每次 4 分钟左右。此运动有使足尖和踝部关节柔软，改善血液循环，使足部肌肉结实，减少脚背浮肿的功效。

孕妇如何做扭转骨盆运动

仰卧，双肩紧靠在床上。屈膝，双膝并拢，带动大小腿向左右摆动，要

> ### 健康小贴士
> #### 孕妇如何做盘腿坐运动
>
> 盘腿坐好，精神集中，把背部挺直，收下颚，两手轻轻放在膝盖上（双手交叉按膝盖也可以），每呼吸 1 次，手就按压 1 次，反复进行。按压时要用手腕按膝盖，一点一点用力，尽量让膝盖一点点接近地面。运动时间可选在早晨起床前、白天休息时或晚上睡觉前，每次各做 5 分钟左右。这项运动的功效是松弛腰关节，伸展骨盆的肌肉，有利于分娩时胎儿通过产道，顺利生产。

慢慢有节奏地运动。接着，左脚伸直，右膝屈起，右脚平放在床上。右腿的膝盖慢慢地向左侧倾倒。待膝盖从左侧恢复原位后，再向右侧倾倒，以后左右腿可交替进行。最好在早晨、中午、晚上各做 5 ~ 10 次。此运动具有加强骨盆关节和腰部肌肉的强韧柔软作用。

孕妇如何做振动骨盆运动

①仰卧床上，后背紧靠床面上，屈双膝，脚掌和手掌平放在床上。腹部呈弓形向上突起，默数 10 下左右，再恢复原来体位。此运动可使骨盆和腰部关节放松，使产道出口肌肉柔软，并能强健下腹部肌肉。②四肢着地，低头隆背，使背部呈圆形。抬头挺腰，背部后仰。上半身缓慢向前方移动，重心前后维持不变，一呼一吸后复原。反复多做此动作。早晚各作 5 ~ 10 次。

孕妇何时应减少性生活呢

妊娠 4 ~ 9 个月孕妇比较安定，可每周性交一次，但要注意每次性交时间不宜过长，并注意不要直接强烈刺激女性的性器官，动作要轻柔一些。倘若这个阶段性生活过频，用力较大，或时间过长，就会压迫腹部，使胎膜早破，胎儿因得不到营养和氧气，就会很快死亡，或者导致流产。即使胎膜不破，未流产，也可能使子宫感染，重者致胎儿死亡，轻者胎儿身体和智力发育也要受到影响。

产前检查有什么好处

通过产前检查，可以全面了解孕妇的妊娠过程和健康状态，及早发现并及时治疗妊娠合并症及妊娠并发症；及早发现并及时治疗胎位异常及胎儿异常。帮助孕妇消除顾虑，减轻痛苦；并给予孕期、产褥期及有关母乳喂养方面的指导。

产前检查的原则是早期开始、定期检查，有异常情况者增加检查次数或随时检查。一般产前检查时间如下：

怀孕 5 个月以前至少检查 1 次，20 周后每 4 周 1 次，36 周后每周 1 次。

妊娠晚期应缩短检查间隔。

孕妇妊娠期性欲有哪些变化

孕期有的孕妇性欲会增强，也有的感觉性欲下降，这些都是正常的。在孕期中间的3个月里，性激素分泌大量增加，这些激素使孕妇的头发变得更有光泽，皮肤更加红润而性感。同时全身的血流量增加，使乳房、乳头和生殖器官更为敏感，性反应增强，性欲也就相对提高。另外，由于怀孕后不再需要避孕，使得夫妇双方比较放松，也可能是性兴趣提高的原因。但也有人在怀孕初期，由于妊娠反应以及对怀孕的不适应，往往对性生活失去兴趣，随着腹部的增大，性交变得越来越不方便，这些都是导致性欲下降的原因。其实大部分孕妇在整个孕期，其性欲是起伏不定的，做丈夫的应当给予充分的理解。

孕妇妊娠期采用哪些姿势性交比较好

在怀孕的早期，大多数的性交姿势都是可取的。但随着孕妇腹部的增大，性交时应避免腹部受压。到怀孕后期，孕妇也会感到活动越来越不方便，因此应选择一些比较舒服并且省力的姿势，同时要考虑到避免腹部受压，并且兼顾性交前爱抚部位的接触。有这样一些姿势供选择：

(1)女上男下式：在孕中期性交时选择此姿势比较理想。

(2)侧卧式：男方侧卧，女方仰卧，同时双脚搭在男方的双腿上，采取后入方式。这种姿势夫妇可以面对面，而腹部又免受压迫，同时也不影响性交前的爱抚。女方也可以侧卧，男方在其背后。

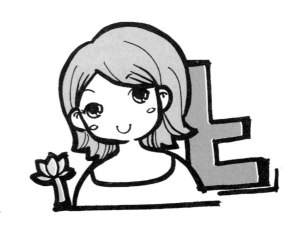

(3)坐入式：女方面对面坐在男方腿上。此种姿势阴茎插入

较深，双方快感明显，在孕妇腹部还不太大时比较适合。当孕妇腹部变大时，女方可转过身体坐在男方腿上，采取后入式。

（4）后入式：女方俯卧，双膝跪起，男方跪在其后，阴茎从后面插入。这种姿势阴茎插入也较深，男方活动幅度也比较大，可增加双方快感，同时也避免了腹部受压。

孕妇性高潮会引起流产吗

怀孕期间的性生活有时会比平时更令人兴奋，有的女性甚至自结婚以来第一次达到性高潮。在怀孕后期，性高潮可引发子宫收缩，但这种收缩并不会引起流产或早产，性高潮与流产没有任何因果关系。其实在怀孕后期孕妇经常会感到腹部一阵阵的发紧，每天可以有数次，每次可持续 30 秒钟左右，这是子宫的正常反应，为将来的分娩做准备。

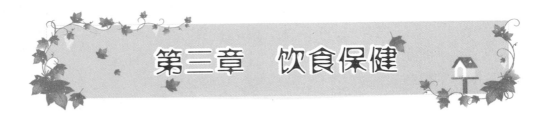

第三章　饮食保健

孕期需要多少热能

　　怀孕初期，孕妇的基本代谢与正常人相似，所需热能也相同。但妊娠中、末期，基本代谢率比正常人增加 10%～12%，即每天要增加 924～1848 千焦（220～440 千卡），未孕妇女为 9240 千焦 / 天（2200 千卡 / 天）。妊娠 4 个月后，胎儿生长、母体组织增长、脂肪及蛋白质蓄积过程都突然加速，各种营养素和热能需要量急剧增加，直到分娩为止。但如果怀孕最后 2 个月，热能增加太高，会使胎儿长得太大，影响顺利分娩。中国营养学会建议，妊娠 4 个月以后应每天增加 1780 千焦（400 千卡）的热能。世界卫生组织建议，在妊娠的早期每天增加 630 千焦（150 千卡），中期以后每天增加 1470 千焦（350 千卡）。热能主要来源于糖类。根据我国的饮食习惯，糖类摄入占总热能的 70%～80%，甚至高达 90%。在副食供应较好的条件下，妊娠期间尽可能使糖类摄入量占总热量的 60%～65%，这样可以保证蛋白质及其他保护性食品的摄入。至于脂肪摄入量，除烹调用适量的油脂外，不宜过多进食油腻食品，以免影响其他营养素的摄入。蛋白质是构造、修补机体组织与调节正常生理功能所必需的，因此尽可能不要用它来供给热能，蛋白质的摄入量应占热能的 15%左右。

孕期需要多少蛋白质

孕妇必需摄入足够的蛋白质以满足自身及胎儿生长发育的需要。足月胎儿体内含蛋白质 400～500 克，妊娠全过程中，额外需要蛋白质约 2500 克，这些蛋白质均需孕妇在妊娠期间不断从食物中获取。因此孕期注意补充蛋白质极为重要。孕期蛋白质摄入不足，不仅影响胎儿的体格发育，还能够影响胎儿中枢神经系统的发育。胎儿期蛋白质供应不足，胎儿大脑发育不可能正常进行，成人后脑细胞数量比正常人少，智力低下。母体子宫、乳房和胎盘的发育，分娩过程中的消耗，以及产后哺乳都需要蛋白质。蛋白质供应充足，可避免或减轻妊娠贫血、营养缺乏性水肿及妊娠中毒症的发生。妊娠中期即应开始增加蛋白质供给。世界卫生组织建议，妊娠后半期每天增加 9 克优质蛋白（300 毫升牛奶或 2 个鸡蛋或瘦肉 50 克）。如以植物性食物为主，每天应增加蛋白质 15 克（干黄豆 40 克或豆腐 200 克或豆腐干 75 克或主食 200克）。我国的饮食以植物性食品为主，故孕妇应从妊娠中期开始每天增加蛋白质 15 克，末期增加 25 克。条件许可时，尽可能使动物性蛋白质占总蛋白质量的 2/3 为好。

体重 55 千克从事极轻体力劳动的孕妇，妊娠中期每天应摄入蛋白质 80克左右，轻体力劳动者应摄入 85。妊娠末期极轻体力劳动者应摄入蛋白质90 克，轻体力劳动者应摄入 95 克左右。

孕期需要多少钙和磷

人一生中决定牙齿整齐及坚固的关键时期是胎儿期至婴儿期。在妊娠期间胎儿即已开始骨骼和牙齿的钙化。早在妊娠 4～5 个月时乳牙已经开始在牙囊内钙化，8 个月时牙齿和骨骼钙化突然加速，至出生时全部 20 个乳牙具已形成，第一对恒牙也已钙化，恒牙大部分在出生后 3～4 个月开始陆续钙化。如果孕妇的钙、磷供应不足，胎儿就会从母体的骨骼和牙齿中夺取大量的钙以满足自己生长的需要，母体钙代谢为负平衡，易患骨质化病。胎儿共需 30 克钙，为正常母体存钙量的 2.5%。胎儿体内钙、磷含量随体重增长而增加，怀孕中期胎体仅含 1 克钙，晚期约增加 20 余克。在妊娠期间，胎体每天要积聚近 300 毫克钙。孕妇本身也要贮存 30 克钙以供哺乳时泌乳的需要。母体钙贮存主要在孕期的后 5 个月，每天约贮存 200 毫克，故孕妇要比未孕妇女每天多摄入 300 毫克钙。中国营养学会建议，妊娠中期钙供应量为每天 800 毫克，末期为 1500 毫克。缺钙的主要症状是骨骼和牙齿发育不正常、骨质疏松软化、凝血异常、肌肉痉挛，在孕期较常见。牛奶、豆制品、坚果类、芝麻酱、虾米皮、海带为钙的良好来源。草酸影响钙的吸收。蔬菜中含钙丰富、且草酸含量少的品种有苋菜、香菜、小白菜、苜蓿菜、蒜苗等。饮食中钙供给不足时，可用葡萄糖酸钙、乳酸钙、碳酸钙等药物补充，亦可用骨粉补充。骨粉不但含丰富的钙，而且钙、磷比值亦适宜，是一种较为理想的钙来源。

孕期需要多少铁

妊娠期间母体血液容量增大，而红细胞数量并未相应增加，故血红蛋白含量减少。妊娠 30～32 周时，血红蛋白降到最低点，发生妊娠生理性贫血。妇女每次月经损失铁 10～30 毫克，故平日贮备的铁就不足；妊娠过程中还需铁 1.0～1.6 克，故孕妇每日应多摄入 3～5 毫克铁。食物铁的吸收率低，平均为 10% 左右。少数孕妇有偏食的嗜好，只吃淀粉、糖、泡菜，更易发生贫血。在诊断贫血时，除检查血红蛋白和红细胞比容外，还应检查血清、铁，以发现潜在性缺铁。孕妇应多吃含铁丰富的食物，如肝、蛋、海产品、硬果及豆类。另外，胎儿本身除造血和合成肌肉组织外，肝脏还要储存 400 毫克左右的铁，以供出生后 6 个月内的消耗。母乳中含铁极微，而婴儿通常无贫血，都依靠出生前的贮存。我国营养学家建议，孕妇的铁供给量为每天 18 毫克。当食物中铁难以满足生理需要时，可给予铁强化食品或铁制剂，以硫酸亚铁和延胡素酸亚铁最好。每天可补充 30 毫克铁，最好同时服用维生素 C 和叶酸，以促进铁的吸收和利用。

孕期需要多少碘

碘是人体必需的微量元素之一，是合成甲状腺素的主要原料。甲状腺素通过影响人体内蛋白质的生物合成来调节机体生理代谢，从而促进机体生长发育。每个人一生中都必须摄取少量碘才能满足正常生理需要。甲状腺素调节机体代谢，影响氧热能的产生，有100多种系统受到甲状腺素的影响。甲状腺素促质的生物合成，促进胎儿生长发育。甲状腺功能活跃时，碘的需要量增加。缺碘可引起先天性克汀病的发生。孕妇每天碘摄取量应在175微克以上，最好由蔬菜和海产品供给。

孕期需要多少镁

在一般状况下，孕妇镁的摄入量常常不足，即使妊娠期间饮食较为合理，其他营养达到供给量标准，但镁仅能满足需要量的60%。一般情况下，孕妇每天平均摄入镁量为269毫克，尿中排出94毫克，粪便中排出215毫克，结果是负平衡。国外规定孕妇每日供给450毫克镁，比未孕成年女性多150毫克。我国饮食中草酸、植酸盐和纤维素含量较高，会影响镁的吸收，因此更应注意补充镁。

孕期需要多少锌

锌是一种很重要的人体必需的微量元素。缺锌可使生长发育停滞，代谢障碍，性机能发育不全，影响DNA和RNA聚合酶及蛋白质的生物合成。经动物实验研究表明，缺锌可引起胎鼠多种畸形，脑体积小，脑细胞数目少。动物和人缺锌，性腺成熟受抑制，成年动物发生性萎缩有纤维化。埃及、伊朗等缺锌地区，常有先天性性功能不足、侏儒症和中枢神经系统畸形的情况出现。孕妇味觉异常和食欲减退，可能与缺锌有关。加拿大卫生部门规定孕妇锌供给量标准为每天13毫克，美国卫生部门规定为每天25毫克。植物性食品锌的吸收利用很低，动物性食品是锌的可靠来源。含锌量较高的食品有：牡蛎（100毫克/100克）、鸡、羊、猪、牛瘦肉（3.0～6.0毫克/100克）。标准面粉及玉米面一般含 2.1～2.4 毫克 /100 克。蔬菜中芋头含锌量高达 5.6 毫克 /100 克；萝卜、茄子含锌量也较高，达 2.8～3.2 毫克 /100 克。我国以各类粮食为主食，应适当提高锌的供给量，孕妇每天以 40～45 毫克，乳母每天以 54 毫克为宜。

孕期需要多少维生素

母体的维生素可经胎盘进入胎儿体内。脂溶性维生素储存在母体肝再从肝中释放，供给胎儿生长发育需要。如孕妇大量摄入维生素 A、维生素 D 等，可使胎儿中毒。孕妇血中脂溶性维生素含量高于孕前，而胎儿中含量则低于母体血中浓度。水溶性维生素不能储存，必须及时供给。孕妇肝脏受类固醇激素影响，对维生素利用率低，而胎儿需要量又高，因此孕妇对维生素需要量增加。

维生素 A 帮助胎儿正常生长发育，并可预防孕妇皮肤干燥和乳头裂口。维生素 B_1 能促进胎儿生长，还可维持孕妇良好的食欲及正常的肠蠕动，并促进乳汁分泌。维生素 B_2 和烟酸与胎儿生长发育有关。维生素 B_6 可抑制妊娠呕吐。胎儿生长发育需要大量维生素 C，它对胎儿骨骼、牙齿的正常发育，造血系统的健全和增强机体抵抗力有促进作用。维生素 D 对骨骼、牙齿的形成极为重要。维生素 B_2、叶酸能促进红细胞正常发育，如缺乏可发生巨幼红细胞贫血。孕妇每天维生素供给量为：维生素 A3000 国际单位或胡萝卜素 6 毫克，维生素 B_1、维生素 B_2 各 1.8 毫克，维生素 $B_6$1.5 毫克，尼克酸 15 毫克，叶酸 800 微克，维生素 C100 毫克，维生素 D10 微克。

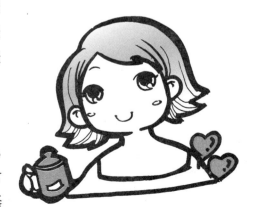

怀孕早期应如何安排饮食呢

妇女怀孕后，要补充丰富营养素。那么，应该怎样安排孕妇每日的饮食呢!妊娠早期，胎儿生长缓慢，孕妇基本不需要特殊的营养；妊娠 4 个月以后，胎儿生长发育较快，孕妇食欲增加，饮食中应保证有充足的各种营养素，如热量、蛋白质、各种维生素、矿物质及微量元素等，比非孕期妇女有所增加。膳食重点应是富含蛋白质的食物，限制脂肪和糖类的摄入，并适量限制食盐。

另外，每周要适当食用些海带、紫菜、虾皮、海米等，补充膳食中的碘和钙。还可选用芝麻、花生、核桃、葵花子。每日最好饮一杯牛奶，吃 200 ~ 250 克水果。

怀孕中期应怎样增加营养

（1）优质蛋白质：人体所需的氨基酸有 20 种，其中 8 种是人体所不能合成的，必须从食物中摄取，这些氨基酸称必需氨基酸。富含必需氨基酸的蛋白质则为优质蛋白质，如奶类、蛋类、肉类、鱼虾、豆制品及果实类。应注意动物蛋白与植物蛋白混合食用，增加蛋白质利用率。

（2）脂肪：脂肪中脑磷脂、卵磷脂及 DHA 是宝宝大脑细胞的主要原料，孕妇摄入充足，对胎儿脑发育很重要。全脂奶、肥油、黄油、可可油、棕榈油及其他植物油及谷类等均含量丰富。但注意动物性脂肪胆固醇含量较高，过多摄入可以致高胆固醇血症，而植物性脂肪能降低动物性脂肪中某些胆固醇。孕妇可混合食用但要适量，过多可引起肥胖。

（3）糖类：谷类、玉米、薯类和蔬菜、水果中均含有丰富的糖类。孕妇所需热量除了蛋白质和脂肪提供外，其余则由糖类补充。通常每日可在怀孕前的基础上增加 50 ~ 100 克。一般讲。每周体重增加 350 克左右，说明摄入量合理。

（4）维生素：与母婴密切相关的维生素有维生素 A、维生素 B_1、维生素 B_2、维生素 B_{12}、维生素 C、维生素 D、维生素 E 等。维生素缺乏与胎儿宫内发育迟缓、出生低体重儿、流产、早产等有关，孕期应注意补充。新鲜蔬菜和水果、蛋黄、肝、肉类等食物均富含维生素。

（5）矿物质：如钙、铁、锌、碘等。奶和奶制品是很理想的钙源，含钙丰富

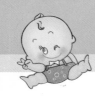

且吸收率高；虾皮、小鱼、海带、豆制品等含钙也很高；强化钙食品和钙片也是补钙的有效措施之一。多吃动物肝脏、瘦肉、禽类、鱼类、豆制品，可预防缺铁，同时应多吃蔬菜、水果，增加维生素 C，以增强肠道对铁的吸收。

妊娠晚期如何安排饮食

(1)鲜奶：牛奶、羊奶含有丰富的必需氨基酸、钙、磷、多种微量元素及维生素 A、维生素 D 和 B 族维生素。有条件者每日可饮用 250～500 克。应鼓励喝不惯奶的孕妇从开始少量喝奶，逐渐增加。食后如有胀气不适，可煮沸稍冷后，加入食用乳酸、醪糟汁或浓酸果汁制成酸奶食用。如喝奶后引起腹泻，也不要强求饮用。

(2)蛋：是提供优质蛋白质的最佳天然食品，也是脂溶性维生素及叶酸、维生素 B_2、维生素 B_6、维生素 B_{12} 的丰富来源，铁含量亦较高。不仅烹调方法简单多样，甜咸均可，并宜于保存。凡条件许可，尽可能每天吃鸡蛋 1～3 个。

(3)鱼、禽、瘦肉及动物肝脏：这些都是蛋白质、无机盐和各种维生素的良好来源。孕妇每天饮食中应供给 50～150 克。如有困难，可用蛋类、大豆及其制品代替。鱼和蛋是最好的互换食品，可根据季节选用。动物肝脏是孕妇必需的维生素 A、维生素 D、叶酸、维生素 B_1、维生素 B_2、维生素 B_{12}、烟酸及铁的优良来源，也是供应优质蛋白质的良好来源，每周至少吃 1～2 次，每次 100 克左右。

(4)大豆及其制品：是植物性食品蛋白质、B 族维生素及无机盐的丰富来源。豆芽含有丰富的维生素 C。农村或缺少肉、奶供给的地区，应每天进食豆类及其制品 50～100 克，以保证孕妇、胎儿的营养需要。

(5)蔬菜、水果：绿叶蔬菜如冬寒菜、太古菜、小白菜、豌豆苗、乌鸡白菜、塔菜、菠菜，黄红色蔬菜如甜海椒、胡萝卜、红心红苕等都含有丰富的维生素、无机盐和纤维素。每天应摄取新鲜蔬菜 250～750 克，其中有色蔬菜应占一半以上。水果中带酸味者，既合孕妇口味又含有较多的维生素 C，还含有果胶。每天应摄取新鲜水果 150～200 克。瓜果蔬菜中黄瓜、番茄等生吃更为有益。蔬菜、水果中含纤维素和果胶对防治妊娠期便秘十分有利。

(6)海产品：应经常吃些海带、紫菜、海鱼、虾皮、鱼松等海产品，以补充碘。内陆缺碘地区应食用加碘食盐。

(7)坚果类食品：芝麻、花生、核桃、葵花子等，其蛋白质和矿物质含量与豆类相似，亦可经常食用。

各种食品的供给量，如中等身材、从事脑力工作的孕妇，为适应妊娠中、末期热能的增加，在上述各类食品均能按要求提供的前提下，每日应摄取主食 400～500 克，炒菜用油 40～50 克。另外，在妊娠中、末期发生孕期浮肿、低钙血症等并发症的孕妇饮食，以及糖尿病病人妊娠时的饮食，都有一定的特殊性，可咨询医师。

健康小贴士

孕妇吃猪腰要小心

在清洗猪的肾脏时，可以看到白色纤维膜内有一个浅褐色腺体，那就是肾上腺。它富含皮质激素和髓质激素。如果孕妇误食了肾上腺，其中的皮质激素可使孕妇体内血钠增高，排水减少而诱发妊娠水肿。髓质激素可促进糖原分解，使心跳加快，诱发妊娠高血压或高血糖等疾患，同时还会出现恶心、呕吐、手足麻木、肌肉无力等中毒症状。因此，吃猪腰时，一定要将肾上腺割除干净。

怀孕后为何爱吃酸性食物

因为怀孕后胎盘能分泌出一种奇妙的物质，称绒毛膜促性腺激素，它有抑制胃酸分泌的作用，使孕妇胃酸分泌量显著减少，各种消化酶的活性也大大降低，从而影响孕妇正常的消化功能，产生恶心、呕吐和食欲不振。这时，只要吃些酸性的食品，这些症状就会得到明显的改善。这是因为酸能刺激胃的分泌腺，使胃液分泌增加，还能提高消化酶的活力，促进胃肠蠕动，增加食欲，有利于食物的消化和吸收。因此，怀孕的妇女适当吃些酸性的鲜水果，如柑橘、杨梅等，对身体颇有好处。

孕妇宜多吃蔬菜、多喝水

孕期中间 3 个月，胎儿每天增重 10 克，孕妇食量应有所增加。因为子宫膨大压迫肠道，容易造成便秘，所以孕妇宜多吃蔬菜、多饮水。

孕期吃干果能增进胎儿智力

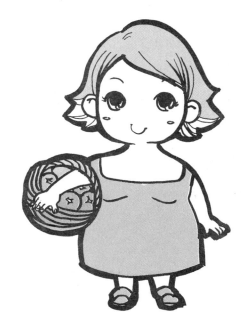

干（坚）果类包括花生、瓜子、核桃、杏仁、松子、榛子等。这些食品油脂的含量高达 44%～70%，蛋白质含量为 12%～25%。另外，还有含淀粉较高的莲子和板栗。这些干果主要为人体提供必需脂肪酸和脂溶性维生素，如维生素 E、维生素 K 等，是孕期必不可少的补充食物。

脂类对胎儿的脑及神经系统的发育至关重要。脂质是脑及神经系统的主要成分，为胎儿脑固体物质的 35%～60%。有约 1/3 的胎儿脑脂肪链是长链的亚油酸及亚麻油酸。在胎儿脑发育过程中，若无适量的必需脂肪酸，会推迟脑细胞的分裂。脑神经细胞的髓鞘形成是自胎儿期开始，直到出生后一年才完成的。如果此时脂肪酸不足，有可能影响孩子的智力。

所以，孕妇每日应有 3～6 克的必需脂肪酸及适量的磷脂与胆固醇，以保证胎儿脑神经系统正常发育。这些均可以从干果中获取。

在进食干果过程中，要注意不吃发霉变质的干果，以免引起对身体的不良影响。此外，进食应适量，进食过多可能引起肥胖、高脂血症。

怀孕时水果吃多少合适

孕妇在怀孕期间每天只要维持一个水果的摄入量就可以了。这是因为，过量的水果摄入，会使体内的过多糖分通过肝脏转化为脂肪在孕妇体内堆积，并不会被胎儿吸收，相反会造成孕妇体重直线上升，诱发妊娠期糖尿病，对孕妇的健康不利。

孕妇饮水需注意哪些方面

（1）起床后喝一杯新鲜的白开水：日本的一项研究表明，白开水对人体有"内洗涤"的作用。早饭前 30 分钟喝 200 毫升 25～30℃的新鲜开水，可以温润胃肠，使消化液得到足够的分泌，以促进食欲，刺激肠胃蠕动，有利定时排便，防止痔疮、便秘。早晨空腹饮水能很快被胃肠吸收进入血液，使血液稀释，血管扩张，从而加快血液循环。

（2）切忌口渴才饮水：口渴是大脑中枢发出要求补水的救援信号。感到口渴说明体内水分已经失衡，脑细胞脱水已经到了一定的程度。孕妇饮水应每隔 2 小时 1 次，每日 8 次，共 1600 毫升左右。

孕妇忌多吃糖

糖在人体内的代谢会大量消耗钙，导致孕期钙的缺乏，从而影响胎儿牙齿、骨骼的发育。糖不是基本的营养物质，会造成孕妇超重。

孕妇吃土豆要小心

土豆的蛋白质中含有 18 种人体所需的氨基酸，是一种优质的蛋白质。其蛋白质中含有大量的黏体蛋白质，能预防心血管类疾病。土豆中维生素 B_1 的含量，也居常食蔬菜之冠。然而，食入发芽、腐烂了的土豆，却可导致人体中毒，因为土豆中含有一种叫龙葵素的毒素，而且较集中地分布在发芽、变绿和溃烂的部分。有人测定，每千克土豆嫩芽中龙葵素的含量可高达 5200 毫克，高出土豆块的 60～65 倍。

科研人员发现，神经管缺陷发病率高是由于北方冬季副食品较单调，早孕妇女吃了较多的发芽土豆所致。发芽土豆中含有毒性糖生物碱——龙葵素，可

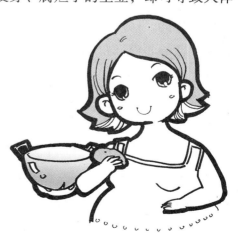

导致胎儿神经发育缺陷。

龙葵素吸收进入血液后有溶血作用，还可麻痹运动、呼吸中枢，刺激胃黏膜，最终可因呼吸中枢麻痹而死亡。此外，龙葵素的结构与人类的甾体激素如雄激素、雌激素、孕激素等性激素相类似。孕妇若长期大量食用含生物碱较高的土豆，蓄积体内会产生致畸效应。有人推算，有一定遗传倾向并对生物碱敏感的孕妇，食入 44.2 ~ 252 克的土豆，即可能生出畸形儿。而且土豆中的生物碱并不能因常规的水浸、蒸、煮等烹调而减少。鉴于此，孕妇还是不吃或少吃土豆为好。

孕晚期要控制体重

孕晚期无须大量进补，孕妇的过度肥胖和巨大儿的发生对母子双方健康都不利。孕妇在怀孕期的体重增加 12 千克为正常，不要超过 15 千克，否则体重超标极易引起妊娠期糖尿病。最新的临床显示，妊娠期糖尿病患者在分娩后，40%的人还会有糖尿病。新生婴儿的重量也非越重越好，3.0 ~ 3.5 千克为最标准的体重。从医学角度看，2.5 千克是及格体重，超过 4 千克属于巨大儿。此外，巨大儿母亲产道损伤、产后出血概率也比较高。

孕妇忌常吃精制食物

精制的食物指的是经过精细加工的米面制作的食物。米面加工得越精细，出粉率越低，谷粒中的无机盐及 B 族维生素损失得越多。长期食用精白米或出粉率低的面粉（如富强粉）制作的食物，会造成 B 族维生素的缺乏，尤其是维生素 B_1 的缺乏。

维生素 B_1 是人体重要的水溶性维生素，参与人体物质和能量代谢的关键步骤。人体缺乏维生素 B_1 会造成维生素 B_1 缺乏病（脚气病）。孕期如果缺乏维生素 B_1，母体虽没有症状表现，但会造成婴儿先天性维生素 B_1 缺乏病。症状主要有吸吮无力、嗜睡、心脏扩大、心衰、强直性痉挛，婴儿常在症状出现 1 ~ 2 天内突然死亡。这种病主要发生在单纯食用精白米的地区。

维生素 B_1 对神经生理活动有调节作用，与心脏活动、食欲维持、胃肠道正常蠕动及消化液分泌有关。孕妇补充充足的维生素 B_1 有助于减轻妊娠恶心，因此，孕妇多吃些粗粮，无论对母体还是胎儿的发育均有益处。

中国营养学会推荐孕妇每日维生素 B_1 摄取量为 1.8 毫克，所以孕妇每日应多食用含维生素 B_1 丰富的食物，如食用大米、面粉时选择标准米面即可，多吃豆类、酵母、坚果、瘦猪肉、蛋类，以及动物肝、肾、心等。鱼及软体动物体内含有能分解破坏维生素 B_1 的物质，使食品中的维生素 B_1 失去活性，故不要生吃鱼类和软体动物。

孕妇营养过剩孩子会肥胖吗

任何东西一旦过量，都会变成不好的东西。更何况孕妇的身体状况每天都在发生变化，妊娠早、中、晚期所需营养也各不相同。如果母亲在这个时期营养过剩，容易引起胎儿脂肪细胞数的增长，形成终身肥胖。这种单纯性幼儿肥胖在治疗上比成年肥胖难得多。

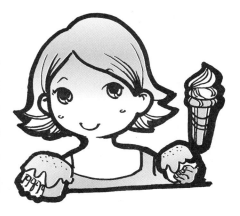

肥胖孕妇不需要摄入营养了吗

恰恰相反，摄入恰当的营养对胎儿有很大的影响。事实上，这种影响在怀孕之前就已经开始了。例如，最近有医学研究发现，早在胚胎发育阶段，叶酸有助于预防神经系统疾病（例如神经管畸形）。但不宜过量，否则会导致多胎妊娠，孩子生长发育不良。

胎儿通过子宫可品尝食物味道吗

研究人员发现，在孕期喝胡萝卜汁的女性生出的婴儿，不仅能吃胡萝卜汁这种食品，在吃的时候，很少有拒绝的现象。但是，对那些没有接触过胡萝卜汁的女性生下的婴儿来说，当父母把胡萝卜口味的食物拿到婴儿嘴边，结果发现，他们对这种东西不敏感。母乳最大的优势是，孩子熟悉母亲所食食物的味道。起先，胎儿在母亲的羊水中获得这种味道，而后在母乳中得到，最后在餐桌前首次食用。在羊水或母乳中对食物味道的体验，可能有助于孩子断奶后对这种食品的接受程度。在母亲子宫中的胎儿每天要消耗 500 毫升的羊水，此时，胎儿的味觉已形成。

苦瓜可以促进孕妇食欲吗

苦瓜可以促进孕妇的食欲。苦瓜含奎宁的量非常小，奎宁是从植物中提取有效成分而制成的药品，确实有刺激子宫收缩、引起流产的副作用。作为苦瓜中的一种微量元素，

健康小贴士

孕妇要少吃盐

妊娠后期，有些妇女会出现妊娠中毒，表现为高血压、水肿、蛋白尿等，这些情况的发生主要是因体内水钠潴留，因此要合理减少盐的摄入。

它的效用微乎其微，甚至可以忽略不计。孕妇的胃肠蠕动比较慢，所以常常出现恶心等，而苦瓜和芥蓝等苦味蔬菜除了可以清热消暑之外，还可以起到刺激唾液及胃液分泌、促进胃肠蠕动的作用，对于改善孕妇的消化吸收、增进食欲等方面都很有好处。需要注意的是，苦瓜性凉，脾胃虚寒的孕妇不宜过多食用。

孕妇怎样做少盐的营养菜

（1）若有两种以上菜肴，只在一种中撒盐。

（2）炒菜时不要先放盐，菜将熟时将盐直接撒在菜上。

（3）利用酸味刺激食欲，如用醋凉拌菜，多吃山楂、橘子、西红柿等果蔬。

（4）做鱼、肉类食品要注意色、香、味俱佳，也能增进食欲。

（5）肉汤中含丰富的氨基酸，可以诱发强烈的食欲。

孕期只吃精米、精面好吗

谷类食物是膳食维生素 B_1 的主要来源，而引起维生素 B_1 缺乏症的主要原因就是长期食用研磨过分的精细的精米精面。市面上的精米精面在加工时都去掉了大量的米皮米胚，而维生素 B_1 恰恰在这些部分含量最多，可以达到

80%。米淘洗过多，习惯吃捞饭（不喝米汤），蔬菜切后浸泡过久，在食物中加碱烧煮等，均可造成维生素 B_1 的大量损失，导致缺乏。

维生素 B_1 缺乏症以消化系统、神经系统及心血管系统的症状为主，临床上根据年龄差异分为成人脚气病和婴儿脚气病。

维生素 B_1 在人体内贮存有限，且为水溶性维生素，容易从肾脏、汗液中排出，所以需要不断补充才能满足机体的需要。

维生素 B_1 广泛分布于自然界植物和动物体内，最为丰富的来源是葵花籽仁、花生、大豆粉、瘦猪肉。其次是粗粮、小麦粉、玉米、小米、大米等谷类食物。鱼类、蔬菜和水果中含量较少。哺乳期的年轻妈妈一定要适当地吃点粗粮，对孩子对自己都有好处。

孕妇每天吃多少个鸡蛋为好

鸡蛋所含的营养成分全面而均衡。人体所需要的 7 大营养素除了纤维素之外，其余的在鸡蛋中都含有。它的营养几乎完全可以被身体利用，是孕妇理想的食品。

鸡蛋虽然是营养全面均衡的理想食品，但并不是说多多益善。孕妇吃鸡蛋应适度。如果每天吃太多的鸡蛋，或基本依赖于鸡蛋提供营养，非但不会对身体有利，反而会有害。首先，鸡蛋吃得过多会增加孕妇胃、肠的负担，不利于消化和吸收。其次，鸡蛋虽然营养丰富，但毕竟没有包含所有的营养素，不能取代其他食物，也不能满足孕妇在整个孕期对多种营养素的需求。第三，孕妇吃鸡蛋过多，则摄取了过多的蛋白质，造成生物利用率降低，没有被充分消化和吸收，其实是一种浪费。因此，孕妇每天吃 3~4 个鸡蛋比较合适，每天最多也不要超过 7 个鸡蛋。

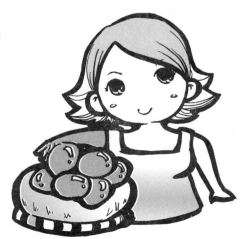

怎样给孕妇增加营养

（1）多吃新鲜蔬菜和瓜果，摄入身体所需要的维生素 A、维生素 C、钙、铁等。

（2）适当多食用玉米、小米、豆类等，其所含维生素比大米、白面高，还含有人体生长发育所需要的微量元素。

（3）适当多食用豆制品、花生、芝麻酱等，如发芽豆类含有丰富的维生素 E。

（4）适当多食用鱼、肉、蛋、奶，可供给大量蛋白质，特别是牛奶及鸡蛋中含有大量的钙和磷脂，有利于胎儿骨骼生长及神经的发育。

（5）适当食用一些海带、紫菜、虾皮、海米等，补充膳食中的碘，促进胎儿的发育。

适于孕妇的营养食物有哪些

（1）蛋白质：蛋白质是人类生命的源泉，是直接组成肌肉、血液等的基本物质，是参与生长发育及供给热能的营养物质。妊娠期每天需要优质蛋白质（含人体必需氨基酸的蛋白质）85 克左右（非妊娠期约 60 克左右），方可满足孕妇的需要。优质蛋白质主要来源于动物性蛋白质如蛋、肉、奶类及植物蛋白质如豆类，但植物蛋白质在人体内的吸收利用率不如动物蛋白质高。

（2）脂肪：能供给较多的热量，孕妇每日所需脂肪以 60 克左右为宜（非妊娠期约 50 克左右）。脂肪太多会招致肥胖。动物性脂肪来源于猪油、肥肉等；植物性脂肪的来源为豆油、菜油、花生油及核桃、芝麻等。

（3）糖：粮食、土豆、白薯等均含糖，是产生热量的主要来源。母体及胎儿代谢增加，需要的热量也增加，平均每天主食（谷类）400～450 克即可满足需要。

（4）矿物质：特别要提出的是钙、铁、钠等，孕妇需要钙量明显增加，食物中牛奶及鱼含钙高，且容易吸收，最好每日喝 250～500 毫升牛奶，或服钙制剂补充。孕妇对铁的需要量也增加，为预防贫血，应多食含铁丰富的猪肝、瘦肉、蛋黄、胡萝卜等。钠与身体的新陈代谢，特别是水代谢关系密切，过多或过少都不相宜，自日常饮食中摄入即可。

（5）维生素类的食物：缺少会引起代谢紊乱。维生素存在于多种食物如蛋、肉、黄油、牛奶、豆类及各种蔬菜中。

（6）微量元素：如碘、镁、锌、铜等，对孕妇及胎儿的健康也是不可缺少的。海味中含碘多；动物性食品、谷类、豆类和蔬菜等含有铁、锌、铜等微量元素。

维生素 A 对孕妇的作用

有促进胎儿生长发育的作用，并能增强母体抵抗感染的能力，对预防产褥热有显著疗效。因此，孕妇需要量比平时多，如成年人每日需要维生素A5000～6000单位，而孕妇需要量比常人多20%～60%。

维生素 B 对孕妇的作用

有预防流产、早产、脚气病、神经炎和维持正常饮食的作用，可减轻早期妊娠呕吐、帮助消化、增强食欲，还能维持子宫肌肉的一定张力，使分娩顺利。成年人每日需要维生素 B 为 1.1 毫克、维生素 B_2 1.5 毫克、烟酸 11 毫克，孕妇每日则需要分别为 1.8 毫克、2.5 毫克、18 毫克。

维生素 C 对孕妇的作用

可加强铁的吸收和利用，预防孕妇贫血、坏血病和传染病，增强孕妇对疾病的抵抗力，避免胎儿发育不全和发生流产、早产等，还能起到使胎儿皮肤细嫩的作用。如出现供给不足，新生儿易患先天性心脏病和神经器官缺陷，分娩时新生儿易患颅脑出血。成年人平日需要量为70毫克，孕妇则需100毫克。

维生素 D 对孕妇的作用

能帮助肠道吸收大量的钙和磷，使胎儿骨骼充分形成，又能防止孕妇及胎儿软骨病发生，孕妇每日需要 400～800 国际单位。

孕妇不要多吃菠菜

菠菜的含铁量一直被认为是大量的，其实，菠菜的含铁量并不多，其主要成分是草酸，而草酸对锌、钙等微量元素有着不可低估的破坏作用。人体中的锌和钙微量元素对健康影响十分大，一旦人体缺锌，就会感到食欲不振、味觉下降；儿童一旦缺钙，则可能发生佝偻病、鸡胸、罗圈腿以及牙齿生长迟缓等现象。所以，孕妇过多食用菠菜，无疑对胎儿发育是不利的。

孕妇吃得太多有哪些坏处

首先，吃得过多将导致孕妇体重剧增。由于体内脂肪堆积，导致组织弹性减弱，分娩时容易造成滞产或大出血，而且这些肥胖孕妇最有可能发生妊娠高血压综合征，甚至合并糖尿病、肾炎等疾患。

其次，孕妇吃得过多，容易出现巨大儿（胎儿体重超过 4000 克）。分娩巨大儿容易发生难产。胎儿体重越重，难产率越高。巨大儿出生后，因其胎儿时期脂肪细胞的大量增殖，常引起终生肥胖。

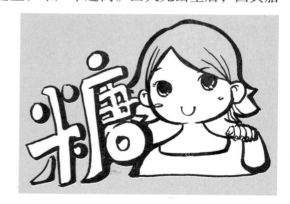

其三，围产期胎儿死亡率高。孕妇体重增加超过 13 千克时，围产期胎儿死亡率比普通孕妇高 2～5 倍。

因此，孕妇不可过度进食。如发现孕妇体重增长过快，应及时调整饮食结构，适当限制主食，少吃甜食及脂肪类食品，并适当增加活动量，尽量把体重控制在合理的水平上。

孕妇不宜多吃油条

因为在制作油条时，须加入一定量的明矾，而明矾正是一种含铝的无机物。炸油条时，每500克面粉就要用15克明矾，也就是说，如果孕妇每天吃两根油条，就等于吃了3克明矾，这样天天积蓄起来，其摄入的铝量就相当高了。这些明矾中的铝通过胎盘，侵入胎儿的大脑，会使其形成大脑障碍，增加痴呆儿的出生率。

孕期补钙对胎儿有益无害吗

钙是人体必需的矿物质，是胎儿造骨的原料。妊娠期妇女每日平均需要摄入钙1.5克，整个妊娠期需要储备35～45克钙，以满足胎儿骨组织的生成发育及母亲生理代谢的需要。胎儿所需的钙是从母体获得的，即使母体缺钙时，胎儿仍需要从母体吸收足够量的钙。母体如果缺钙，就会从自身骨骼和牙齿中脱钙以满足胎儿，而这将引起孕妇腰背痛、腿痛、骨头痛、手足抽搐甚至牙齿脱落等。胎儿缺钙则会导致胎儿骨骼发育不良，引起先天性佝偻病。由于我国的传统饮食结构与西方人不同，普遍表现为钙含量不足，所以一般人都存在不同程度的缺钙现象。因而，补钙成了大众的热门话题，孕期补钙尤显突出，但专家们认为并不能因此说孕期补钙对胎儿有益无害。

有研究人员发现，缺钙的人往往同时伴有缺镁，单纯补钙往往造成人体对各种矿物质吸收功能的失调。所以单纯补钙效果不理想，甚至带来副作用。孕妇补钙时选择什么样的钙剂，如何补钙，补多少，对胎儿有没有不良影响等是值得慎重考虑的问题。总的来说，孕期补钙应以食补为主，即宜多吃富含钙质的食物。如果需要采用药补的方式补钙，则必须在医生的指导下进行。

孕妇喝牛奶胎儿受益多

牛奶营养丰富，尤以钙的含量高，且特别易被人体吸收，故而是孕期的保健佳品，孕妇喝牛奶，胎儿受益多。

据测定，在一瓶227克装消毒牛奶中，所含蛋白质相当于55克鸡蛋；脂肪相当于385克带鱼；热量相当于120克猪肝；钙相当于500克菠菜；磷相当于300克鸡肉；维生素A相当于125克活虾；维生素B_2相当于225克羊肉。

最新的研究发现，牛奶中含有对机体生理功能具有调节作用的肽类，可以发挥类似鸦片的麻醉镇痛作用，使全身产生舒适感，又不会成瘾。临睡前喝一杯牛奶，既可以补充营养，又能使孕妇情绪稳定，促进睡眠，有利于胎儿的发育成长。

牛奶中含有丰富的钙质和有利于钙吸收的维生素 D，能有效地补充母体钙质，增强骨骼和牙齿，减少胎儿缺钙风险。牛奶中的钾更可使动脉血管壁在血压高时保持稳定，降低孕妇妊娠高血压时的危险性。牛奶具有阻止人体吸收食物中有毒的金属铅和镉的功能，能减少胎儿吸收这类有毒物质的风险，酸奶和脱脂奶更可增强免疫功能，防止孕期感染。牛奶中的镁能使心脏和神经系统耐疲劳，碘和卵磷脂能大大提高大脑工作效率，酪氨酸能促进快乐激素——血清素大量生长，促使孕期的母亲保持良好体力、脑力和情绪。牛奶中的锌能促进胎儿大脑发育，铁、铜和维生素 A 有美容作用，使皮肤保持光洁，维生素 B_2 可提高视力。喝牛奶还可防止动脉硬化等等。

由此可见，孕妇常喝牛奶，胎儿确实受益多多。因此，若条件允许，孕期最好能保证每日 2～3 杯牛奶，以满足母子健康的需求。

孕妇应多吃鱼、虾

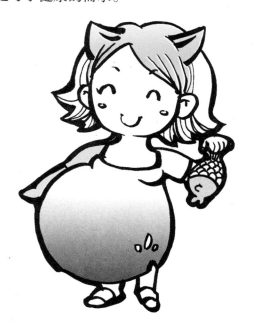

在孕期，由于孕妇和胎儿的双重需要，孕妇必须食用多于平时约 25% 的含蛋白质食物。所有的动物类食品，如肉、鱼、虾、蛋、奶都含有丰富的蛋白质，是胎儿生长发育必不可少的。另外，核桃、花生及有根茎的蔬菜中也含有丰富的植物蛋白质，孕妇也应适量食用。

鱼、虾和有根茎的蔬菜还含有较多的镁。孕妇多食这类食物，可以预防由于体内缺镁而引起的先兆子痫。这种病症会使孕妇出现高血压、水肿和蛋白尿，严重者可出现抽搐和昏迷，甚至造成孕妇死亡和死胎。

孕妇应多吃瘦肉

人体较易吸收各种动物的瘦肉和肝脏中含的铁，吸收率约为20%，而对一些谷类食物中的铁吸收率只有百分之几。原因是动物体内的铁，其存在形式更易于被人的小肠细胞吸收和利用，且人体对它的吸收不受食物中其他成分的影响。

另外，动物肌肉中存在着能促进非动物铁吸收的物质，对食物中的非动物铁有促进吸收作用。若单独吃玉米膳食，则铁的吸收率只有2%，而与牛肉共食，铁吸收率就能达到8%。孕妇在怀孕期铁的需要量骤增，共需铁约1000毫克。这是很难从一般饮食中得到满足的，因此孕妇多吃些瘦肉、肝脏和动物血，不但可以补充大量的铁和促进非动物铁的吸收，而且还可以补充必需的动物蛋白质，从而在较快的时间内提高孕妇的血红蛋白水平，改善或防止贫血。

孕妇不宜多吃水果罐头

怀孕初期，很多妇女喜食甜酸可口的水果。如果逢水果淡季，则常以水果罐头代替新鲜水果而大量食用。据营养学专家研究证实，妊娠早期大量食用含有食品添加剂的水果罐头，对胎儿发育是不利的。

罐头食品在生产过程中往往加入一定量的添加剂，如人工合成色素、香精、甜味剂和防腐剂等。这些物质大都是人工合成的

健康小贴士
孕妇不要多吃冷饮

孕妇在怀孕期，胃肠对冷热的刺激非常敏感，多吃冷饮会使胃肠血管突然收缩，胃液分泌减少，消化功能降低，从而引起食欲不振、消化不良、腹泻，甚至引起胃部痉挛，出现剧烈腹痛现象。如果贪食冷饮，充血的血管突然收缩，血流减少，可致局部抵抗力降低，使潜伏在咽喉、气管、鼻腔、口腔里的细菌与病毒乘虚而入，引起咽喉痛哑、咳嗽、头痛等，严重时还能引起上呼吸道感染或诱发扁桃体炎等。

化学物质，在正常标准范围内对人影响不大，但对胚胎组织是有一定影响的。在胚胎早期（受孕 20～60 天），胎儿正处于成形期，各组织器官均未健全，对一些有害化学物质的反应和解毒功能尚未健全。因此，尽管罐头食品中添加剂量不大，但长时间大量食用也会引起慢性中毒，甚至引起孕妇流产和胎儿畸形。

罐头食品的保质期限一般均在一年。市场经常出现超过保质期限的罐头出售，这些罐头的质量得不到保障。有些外表虽然看不出变化，其实质量已发生了变化。所以，最好少吃水果罐头。

孕妇喝酸牛奶有什么好处

酸牛奶是将消毒牛奶加入适当的乳酸菌，放置在恒温下经过发酵制成的。由于酸牛奶改变了牛奶的酸碱度，使牛奶中的蛋白质发生变性凝固，结构松散，容易被人体内的蛋白酶水解消化。另外，牛奶中的乳糖经发酵，已水解成能被小肠吸收的半乳糖与葡萄糖，因此可避免某些人喝牛奶后出现的腹胀、腹痛、稀便等乳糖不耐受症状。由于乳酸能产生一些抗菌作用，因而酸牛奶对伤寒、痢疾等病菌，以及肠道中的有害生物的生长繁殖也能起到一定的抑制作用。乳酸菌在人肠道里能合成人体必须的多种维生素，因此酸牛奶更含有别具一格的丰富的营养，对孕妇、产妇更为适宜。但是，切不可把保存不当受到污染而腐败变酸的坏牛奶当作酸牛奶喝。

孕妇吃核桃能补胎儿大脑吗

核桃又名胡桃，它的营养价值和药用价值都很高。100 克核桃仁可产生 2000 多焦耳热量，是同等重量粮食所产热量的一倍；每千克核桃仁相当于 5 千克鸡蛋和 9 千克鲜牛奶的营养价值。核桃仁中的不饱和脂肪酸含量

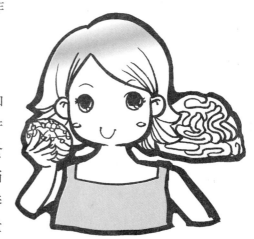

高，有降低血液中胆固醇的作用，其中的亚硝酸还是理想的肌肤美容剂。核桃仁中的磷脂具有增长细胞活力的作用，可提高脑神经功能，增强机体抵抗力，并可促进造血和伤口愈合。

优质核桃不论是生嚼还是熟食，营养价值和口味都不错，对生长发育中的胎儿大脑确有滋补作用。尽管如此，由于核桃油性大，孕妇还是不宜食用过多，以防"败胃"。

孕妇吃蜂王浆能促进胎儿大脑发育吗

人和动物的大脑都是由神经胶质细胞组成，与人的思维、记忆、计算和判断力紧密相关。神经胶质细胞是由特殊的蛋白质及多种氨基酸组成的，它主要来源于动物蛋白质。蜂王浆中含有大量这些特殊的蛋白质和氨基酸，人食用了蜂王浆，自然能给大脑组织提供神经胶质细胞合成的重要原料。同时，还能给神经胶质细胞提供营养，增加神经胶质细胞的数量，随之也提高了人的智力。孕妇妊娠后需要从食物中摄取足够数量的优质蛋白质，供胎儿生长发育之用。特别是 3～4 个月的胎儿，正是脑神经细胞开始形成和增殖的时期，非常需要营养；到了怀孕 6 个月至出生后的一段时间内，又是脑神经细胞的激增期，且脑神经细胞发育具有一次完成的特点。故孕妇若能摄取适量蜂王浆，使该营养素通过胎盘进入胎儿体内，可促进胎儿脑组织细胞的生长发育。

孕妇吃豆食品有什么好处

因为豆类是重要的健脑食品，如果孕妇能多吃些豆类食品，将对胎儿健脑十分有益。

大豆中所含相当多的氨基酸和钙，正好弥补米、面中这些营养的不足。大豆含量中蛋白质占 40%，不仅含量高，而且多为适合人体智力活动需要的植物蛋白。因此，从蛋白质角度看，大豆也是高级健脑品。

大豆含脂肪量也很高，约占 20%。在这些脂肪中，油酸、亚油酸、亚麻酸等优质不饱和脂肪酸又占 80% 以上，这就更说明，大豆确实是高级健脑食品。100 克大豆中含钙 240 毫克，含铁 9.4 毫克，含磷 570 毫克，含维生素 B_1 0.85 毫克，B_2 0.30 毫克，烟酸 2.2 毫克，这些营养素都是智力活动所必需的。

与黄豆相近的还有黑豆，其健脑作用比黄豆更明显。毛豆是灌浆后尚未成熟的大豆，含有较多的维生素 C，煮熟后食用，是健脑好食品。

豆制品中，首先值得提倡的是发酵大豆，也叫豆豉，含维生素 B_2 非常丰富，比一般大豆约高一倍。维生素 B_2 在谷氨酸代谢中起着非常重要的作用，而谷氨酸是人脑的重要物质，可提高人的记忆力。

豆腐也是豆制品的一种，其蛋白质含量占 35.3%，脂肪含量占 19%，100 克豆腐中含钙 120 毫克，维生素 B_1、B_2 的含量也很高。因此，豆腐是非常好的健脑食品。其他如油炸豆腐、冻豆腐、豆腐干、豆腐片（丝）、卤豆腐干等都为健脑食品，可交替食用。

豆浆和豆乳所含的亚油酸、亚麻酸、油酸等以及聚不饱和脂肪酸含量都相当多，可谓比牛奶更好的健脑食品。孕妇应经常喝豆浆，或与牛奶交替食用。

熟黄豆面加些红糖，用作拌米饭、蘸馒头、蘸切糕等都好吃，其含钙量是豆腐、豆豉的 2 倍多，其维生素 B_1 的含量是上述食品的 10 倍以上，铁成分是上述食品 3 倍，其他矿物质也是上述食品 3 倍多。

健康小贴士

孕妇要保持营养平衡

平衡饮食可以从食物中摄取人体各部分所需的多种营养物质，保证人体各组织器官、各部分都正常地发挥功能。平衡饮食也能保证孕妇向胎儿提供不同阶段身体发育所需要的多种营养素，从而保证胎儿各部分都正常形成和生长发育。这也就保证了胎儿的无畸形和健康出生，实现优生，并为以后的发育奠定一个良好的物质基础。

孕妇在孕早期为什么要补充营养

因为孕早期是母体内发生适应性生理变化的时期。孕妇在此期间常发生恶心、呕吐、食欲不佳，甚至卧床不起的早孕反应。轻度呕吐一般于妊娠

12周后逐渐消失，呕吐严重者，可造成母体脱水或更严重的后果。因此，在此期间供给孕妇适宜的膳食和营养，对孕妇健康和胎儿发育都十分重要。

孕期饮食应注意的原则

怀孕期间的妇女，每天所摄取的食物，除了要供给自己每日所消耗的能量外，还要供给正在生长中的胎儿的各种营养，所以无论在量和质方面，都不同于一般人。适宜的饮食原则应多食用牛奶、肉类、鱼类、蛋黄等富含蛋白质的食物，以及绿色或黄色的蔬菜和水果等。

孕妇要适量饮食

因为吃得过饱就会感到不适，造成消化不良，同时还会使大量的血液集中到胃里去消化食物，造成其他组织和胎儿供血不足。还会导致孕妇身体肥胖，胎儿发育过大，致使分娩时难产。所以，孕妇进食要坚持正常，在保证营养全面的情况下，多吃些喜欢吃的食物。

肥胖孕妇饮食应注意的事项

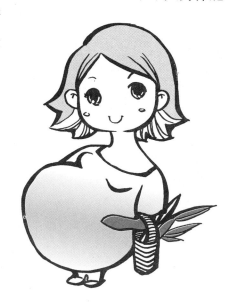

（1）控制进食量：主要控制糖类食物和脂肪含量高的食物，米饭、面食等主食均不宜超过每日标准供给量。

（2）多吃蔬菜和水果：主食和脂肪进食量减少后，往往饥饿感较严重，可多吃一些蔬菜和水果，注意要选择含糖分少的水果，既缓解饥饿感，又可增加维生素和有机物的摄入。

（3）养成良好的膳食习惯：有的孕妇喜欢吃零食，边看电视边吃东西，不知不觉进食了大量的食物，这种习惯非常不好，容易造成营养过剩。

怀孕中期应怎样增加营养

此期孕妇（妊娠 13~28 周）的早孕反应已消失，食欲较好，胎儿的生长速度加快，对各种营养素的需要量显著增加。此期可根据个人的经济条件，各地区物质供应状况，在主食方面不要单调，应以米面和杂粮搭配食用。副食要做到全面多样，荤素搭配，要多吃些富含多种营养素的食物，以保证胎儿的正常生长发育。此期孕妇易出现便秘和烧心，应多吃些富含纤维的食品，如芹菜、白菜、粗粮等。烧心多是由于食入糖分过多引起的，可多吃些萝卜，因其含有消化糖的酶类。

怀孕晚期应如何安排饮食

妊娠后期，容易出现水肿，发生妊娠中毒症。孕妇吃的食物不要太咸，应比平常淡些，喝汤也应尽量淡些。

这个时期，应尽量摄取蛋白质、钙、铁、维生素。如果这个时期蛋白质不足，容易出现水肿，同时胎儿也需要铁和钙，铁还是防止贫血的重要营养素。孕妇在分娩时失血多，应多吃含铁丰富的食物。在这个时期，由于胎儿越来越大，孕妇的肠胃受到压迫，容易引起便秘、胸闷，且出现吃东西困难等情况，所以这时应少食多餐，吃些有营养的食物。

临产产妇如何合理安排饮食

初产女子从有规律性宫缩开始到宫口开全，大约需要 12 小时。准备自然分娩，可准备易消化吸收、少渣、可口味鲜的食物，如面条鸡蛋汤、面条排骨汤、牛奶、酸奶、巧克力等食物，吃饱吃好，为分娩准备足够的能量。否则吃不好睡不好，紧张焦虑，容易导致产妇疲劳，将可能引起宫缩乏力、难产、产后出血等危险情况。

孕妇要适量摄入维生素 A

维生素 A 又名视黄醇，主要存在于海产品及鱼类肝脏中。植物组织内存

在的 β–胡萝卜素在人体肠道内可还原成两分子维生素 A，成为维生素 A 来源的另一途径。

妊娠期内胎儿机体生长发育以及母体各组织的增长和物质储备均需要大量的维生素 A。在对动物的研究中发现，妊娠期维生素 A 缺乏可引起流产、胚胎发育不良，幼年动物生长停滞及骨、齿形成不良；维生素 A 严重不足时，可导致动物骨骼和其他器官畸形。但摄入过量的维生素 A，同样有可能引起胎儿畸形和影响胎儿的正常发育。

维生素 A 最好的食物来源是各种动物肝脏、鱼肝油、鱼卵、牛奶、禽蛋以及核桃仁等。胡萝卜素的良好来源是有色蔬菜，如菠菜、苜蓿、胡萝卜、豌豆苗、辣椒、甜薯、韭菜、雪里蕻、油菜、苋菜、茼蒿以及杏、芒果等。

孕妇适量摄入维生素 B_1

维生素 B_1 又称硫胺素，是抗脚气病维生素。研究发现，若人体硫胺素不足，不仅会使糖类代谢发生障碍，还将影响机体整个代谢过程，而且由于丙酮酸不能继续代谢，还会影响氨基酸与脂肪的合成。人们长期大量食用精制的米和面粉，而又缺乏其他杂粮和多种副食品的补充，易造成硫胺素的缺乏。

孕妇硫胺素不足会更加明显地表现为疲倦、乏力、小腿酸痛、心律过速等。这是因为妊娠期间母体及胎儿代谢水平增加，对热能需要增加，随之也要求硫胺素供给增加的缘故。

孕妇要适量摄入维生素 B_6

维生素 B_6 是中枢神经活动、血红蛋白合成及糖元代谢所需的辅酶。人体缺乏维生素 B_6 可引起小细胞低血色素贫血、神经系统功能障碍、脂肪肝、脂溢性皮炎等。

妊娠时雌雄激素的增加，使赖氨酸代谢、维生素 B_6 的需要量增加。此外，妊娠时血液稀释，孕妇血液中维生素 B_6 可降至孕前水平的 25%。胎儿在 5 个月时其中枢神经系统增长正值高峰，维生素 B_6 最为需要，因而必须重视维生素 B_6 的摄入。动物肝脏、葵花子、花生仁、核桃、黄豆中含维生素 B_6 较多。

孕妇适量摄入维生素 B₁₂

维生素 B₁₂ 能促进红细胞生成，维护神经髓鞘的代谢与功能。妊娠期维生素 B₁₂ 供给不足，孕妇常有巨幼红细胞性贫血，新生儿也会患贫血。在妊娠过程中，胎儿不断将维生素 B₁₂ 贮存于肝脏，至足月时胎儿体内可积存约 30 微克的维生素 B₁₂。如果孕妇食物中缺乏维生素 B₁₂，新生儿也会缺乏维生素 B₁₂，这对新生儿发育不利，甚至使之患贫血症。也有的专家指出，孕妇食物中缺乏维生素 B₁₂，胎儿的畸变发生率也可能增加。所以，维生素 B₁₂ 对孕妇非常重要。

维生素 B₁₂ 在食物中的来源主要是动物性食品，豆类经发酵也含有维生素 B₁₂。如牛肝、牛肾、猪心、虾、火腿、鸡肉、鸡蛋、牛奶、奶酪以及臭豆腐、豆豉、黄酱等，均含有较多的维生素 B₁₂。

孕妇要适量摄入维生素 C

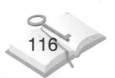

维生素 C 可促进人体胶原组织形成，维持骨骼、牙齿的正常发育，又参与叶酸转化为四氢叶酸的过程，且对铁的吸收有利，故孕期不能缺少，孕妇应多吃蔬菜，以增加维生素 C 的摄入量。

含维生素 C 丰富的食物有：柿子椒（红、青）、菜花、雪里蕻、白菜、西红柿、黄瓜、四季豆、荠菜、油菜、菠菜、苋菜、白萝卜、酸枣、山楂、橙子、柠檬、草莓、鸭梨、苹果等。但是在制作食物时，切不可烧、煮过度，以免损失维生素 C。

孕妇忌缺乏维生素 E

维生素 E 能促进人体新陈代谢，增强机体耐力，维持正常循环功能；还是高效抗氧化剂，保护生物膜免遭氧化物的损害；还能维持骨骼、心肌、平滑肌和心血管系统的正常功能。此外，维生素 E 与维持正常生育有关。

维生素 E 广泛分布于植物组织中，特别良好的来源为麦胚油、棉子油、玉米油、菜子油、花生油及芝麻油等。莴苣叶及柑橘皮含生育酚也很多，几乎所有绿叶植物都含有此种维生素。此外，猪油、猪肝、牛肉以及杏仁、土豆中也含有维生素 E。

健康小贴士

孕妇进食时要细嚼慢咽

妊娠期孕妇消化功能减退，表现为胃肠道蠕动减弱、消化腺分泌减少、食欲不振、腹部饱胀感等。所以孕妇在吃东西时应尽可能地做到细嚼慢咽，使食物与消化液（唾液）充分混合，进而有效地使消化器官活动，将食物中更多的营养成分更全面地吸收，增进孕妇和胎儿的营养与健康。同时细嚼慢咽能减少快速吞咽过程中将大量空气吞入胃肠道而引起的对膈肌的刺激，有助于健康。

孕妇忌缺乏维生素 K

维生素 K 缺乏与机体出血或出血不止有关。它是经肠道吸收，在肝脏能生产出凝血酶原及一些凝血因子，而起凝血作用的。若维生素 K 吸收不足，血液中凝血酶原减少，易引起凝血障碍，发生出血症。妊娠期如果缺乏维生素 K，其胎儿流产率增加，即使存活，由于其体内凝血酶原低下，易出血，或者引起胎儿先天性失明和智力发育迟缓及死胎。因此，孕妇应注意摄食富含维生素 K 的食物，以预防产后新生儿因维生素 K 缺乏引起颅内、消化道出血等。

故孕妇在预产期前 1 个月，尤其要注意每天多摄食富含维生素 K 的食物，如菜花、白菜、菠菜、莴苣、苜蓿、酸菜等，必要时可每天口服维生素 K。

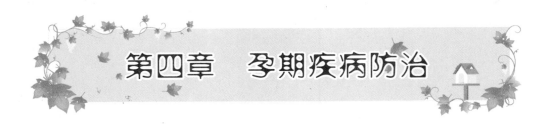

第四章　孕期疾病防治

孕妇感冒对胎儿有哪些影响

　　感冒是一种常见病，感冒对孕妇的危害甚大。孕妇的免疫力较差，容易受到病原体的侵害，相对来说较未怀孕时更容易发生感冒，而且对胎儿有较大的危害。因为感冒病毒对孕妇有直接影响，感冒造成的高热和代谢紊乱产生的毒素对孕妇有间接影响。而且，病毒可透过胎盘进入胎儿体内，有可能造成先天性心脏病以及兔唇、脑积血、无脑和小头畸形等。而高热及毒素又会刺激孕妇子宫收缩，造成流产或早产，新生儿的死亡率也增高。因此，孕妇必须更加注意预防感冒，以保证胎儿免受伤害，保证优生。

孕妇发生晕厥的原因有哪些

　　因为血管舒缩中枢不稳定，久立、久坐时，血液淤滞于下肢及内脏；在高温环境或沐浴的水温过高时，皮肤血管扩张，均可使回心血量减少，导致低血压及暂时性脑缺血。此外，还可见于妊娠反应伴发的低血糖情况。如能避免久坐、久立及剧烈的下肢活动，防止突然

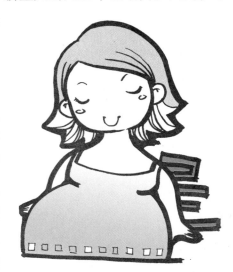

的体位改变（如由蹲或坐位突然站立），不在高温环境中久留及避免沐浴时水温过高，实行少食多餐或正餐间加以辅助餐，则可保持血压及血糖水平稳定，减少晕厥的发生。头晕时应就地蹲、坐或躺下，以免发生意外损伤。晕厥为一时性的，一旦发生，不必惊慌失措。若发作频繁或伴有其他症状时，应查明原因。

孕妇应如何避免头晕目眩

产前运动可以促进静脉血液回流心脏，减少头晕目眩。宜避免保持同一姿势过久，若久坐后起立，宜放慢动作，并避免弯腰取物，最好改半蹲姿势捡拾地面物品。活动量大的孕妇，每天应多喝水。

孕妇白带增多的原因有哪些呢

女性怀孕后，卵巢的黄体便会分泌大量的雌激素和孕激素，以维持受精卵的着床和发育。因为雌激素和孕激素始终保持着高水平状态，从而使得外阴和子宫颈的腺体一直分泌旺盛，致使白带增多，这是一种正常的生理现象。但是，孕妇必须注意加强外阴的清洁。每天可用温开水清洗外阴2～3次，注意不要清洗阴道内部。孕妇的内裤要勤洗勤换，并在日光下晾晒以消毒，防止细菌侵入阴道。孕妇在白带增多的同时，如果颜色、性状也发生了变化，并有不好的气味时，应马上到医院诊查原因。

孕妇白带增多应注意哪些事项

（1）孕妇每天应该用温开水清洗外阴2～3次，但不要清洗阴道内，而且要用专用浴巾和水盆。

（2）孕妇要每天更换内裤，洗净的内裤要在日光下晾晒，以利杀菌。

（3）孕妇在每次排便后，要用硼酸水浸泡过的脱脂棉块，由前向后对外阴进行擦拭。

（4）外阴出现瘙痒时，孕妇在洗澡时不要使用碱性大的清洗剂。

（5）若孕妇在白带增多的同时，颜色及性状也发生变化，并有不好的味道，应立即去医院检查。因为白带增多，护理不当，则可引起外阴炎和阴道炎，导致胎儿出生经过阴道时受感染。

孕妇的小便次数为何增多呢

健康小贴士

孕妇发生尿频如何处理

孕妇感到有尿时，不管排尿多少，只要有尿意要去厕所排尿，千万不可憋尿，憋尿对孕妇和胎儿都不利。为防止尿流不畅，压迫右侧输卵管引起肾盂肾炎、肾盂积水，孕妇的卧位应经常变化，多做左侧卧位。还有，孕妇尿频应检查是否有泌尿系感染，不要把疾病引起的尿频与压迫膀胱引起的尿频混淆起来。泌尿系感染引起的尿频往往伴有尿痛、尿急、尿液混浊。此种情况要到医院检查治疗。

因为在妊娠后，由于胎儿的发育，子宫逐渐增大。3个月左右的妊娠子宫尚未升入大腹腔，在盆腔中占据了大部分的空间；妊娠6个月后，胎头与骨盆衔接，此时由于妊娠子宫或胎头向前压迫膀胱，膀胱的贮尿量比非孕时明显减少，因而排尿次数增多，约每1~2小时排尿1次。此种尿频现象，不伴有尿急和尿痛，尿液检查也无异常发现，属于妊娠期的生理现象，不必担心，也不需要治疗。

如果小便次数增多不是发生在上述妊娠阶段，或伴有尿急、尿痛，则是异常情况。最常见的是膀胱炎，应及时到医院就诊，查明原因，进行治疗，以防炎症上行蔓延引起急性肾盂肾炎。

孕妇腰背痛的原因有哪些呢

由于不断增大的子宫向前凸出，使身体重心前移，为求身体平衡，只有靠背部后仰才行，背部肌肉长期处于这种不自然的紧张状态，自然会有不舒服和酸痛的感觉。同时，这种姿势使得腰椎向前、胸椎向后，脊

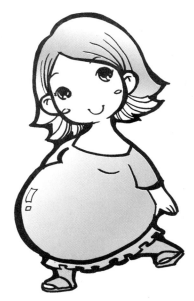

柱弯曲度越来越大，即会出现疲劳性腰痛。再加上妊娠期松弛激素分泌增加，致骨盆各个关节松弛，骨盆不稳，易出现像鸭子似的蹒跚步履，站立、行走都不能持久。这种现象只有等到分娩后才能逐渐消除。

孕妇不要久站，不要过多走路，下腹部使用腹带，穿柔软合适的低跟或坡跟鞋，防止下肢水肿，保证充足的休息和卧床时间，按摩局部疼痛处等。严重的腰痛不能用产科原因解释时，应到骨科进一步检查治疗。

孕前感染水痘对母体及胎儿有哪些影响

先天性水痘症候群的发生与怀孕周数有关。如果起疹时间在 20 周以前，约有 2%～5% 的机会引起先天性水痘症候群。而如果在 20 周以后，胎儿通常很少会引起先天性症状。

在怀孕期间感染水痘，胎儿也很有可能被感染，而引起先天性水痘症候群，其症状包括先天性白内障、视神经萎缩、脑炎、大脑萎缩、智障及癫痫等。在孕期感染水痘，与同年龄未怀孕的妇女比较，合并肺炎的机会更大（约占一半），而且有报告指出，约有 10% 的死亡率。如果孕妇在接近临盆时才感染水痘，则又有另外一个问题要考虑。如果孕妇在生产前 4 天到产后 2 天，起了水痘皮疹，则此时新生儿通常会被感染，引起全身性水痘感染，并有可能合并肺炎及肝脏衰竭，约有 30% 的死亡率。

孕妇感染水痘应采取哪些措施呢

（1）如果是在怀孕 3 个月内得水痘，可以考虑做流产手术。

（2）如果介于 3 个月到 5 个月得水痘，可以建议孕妇在 6 个月大时，做胎儿脐静脉穿刺术，检查胎血中有无水痘抗体，以便做进一步评估。

（3）如果是超过 5 个月才出水痘，由于危险性极低，可以继续怀孕，不过仍须定期检查，了解有无胎儿发育异常。

（4）如果在接近临产期才长水痘，应尽量避免在 4 天内生产。一般而言，如果出水痘 5 天以后才生产，新生儿严重的全身性感染机会降低。

（5）如果生产后两天内出水痘，可以考虑对有感染症状的新生儿打免疫球蛋白。

（6）生产前后感染水痘，母亲要与新生儿隔离，并暂停喂食母乳。

孕妇为何要预防病毒性肝炎

（1）妊娠后，胎儿的营养全需孕妇供应，孕妇的肝脏负担加重；

（2）妊娠初期，多发生早孕反应，有时剧烈呕吐，不能进食，会削弱肝脏的抗病能力；

（3）许多孕妇有爱吃零食的习惯，若不注意卫生，容易染上病毒性肝炎。

孕妇发生水肿应如何处理

怀孕期间，特别是过了中期以后，每一位孕妇都会出现轻微的水肿现象。这是因为胎盘分泌出来的激素，使得体内水分大量囤积所造成的结果。一般用来消除水肿的方法是控制水分的摄取量。不过，最有效的方法还是减少盐分的摄取。人体的体液必须保持平衡，一旦盐分摄取过量，相对地就要吸收更多的水分，以维持平衡。平常，每人每日的盐分摄取标准是 10 克以下，有水肿的人，则需降到每日 8 克以下。

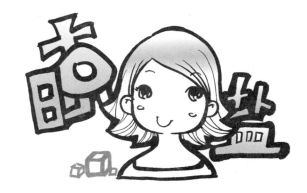

除此之外，还应该积极地做运动，因为适当的运动可以促进血液循环。睡眠充分也很重要，如果觉得累的话，即使是在白天，也可以躺一下，如此便可以减轻水肿。

孕妇感到心慌气短的原因是什么

孕期中由于新陈代谢增快，需要多量的氧气，故孕妇通过加深呼吸来增加肺的通气量，以获得足够的氧气及排出二氧化碳。在肺泡中交换的氧气经血循环被输送到组织、器官及胎盘中。

孕期母体血容量比非孕时平均增加 1500 毫升，血浆增加的比例远超过红细胞的增加，出现所谓妊娠期生理性贫血，致使血液携氧能力下降，再加上增大的子宫使心脏向上、向左移位，心脏处于不利的条件下工作，加重了心脏的负荷。妊娠中、晚期时应为孕妇安排适当的休息，白天如能有 1～2 小时的午间休息最好。此外，应避免激烈的活动。

什么是宫外孕

正常情况下，妇女怀孕后胚胎将种植在子宫腔内称为宫内孕，若种植在子宫腔外某处则称为宫外孕，医学上又称为异位妊娠。宫外孕部位最多见于输卵管，少数亦可见于卵巢、宫颈等处。如输卵管妊娠中存活的孕卵脱落在腹腔内，偶尔还在腹腔内脏器如大网膜上继续生长，则形成腹腔妊娠。输卵管内植入的孕卵若自管壁分离而流入腹腔则形成输卵管妊娠流产，孕卵绒毛穿破管壁而破裂则形成输卵管妊娠破裂，二者均可引起腹腔内出血，但后者更严重，常由于大量的内出血而导致休克，甚至危及孕妇生命。

如何防止宫外孕

约 90%宫外孕的发生在输卵管，约 60%的输卵管妊娠患者曾患过输卵管炎，所以预防输卵管的损伤及感染，做好妇女保健工作，尽量减少盆腔感染，是防止宫外孕的关键。

绝大多数盆腔感染患者是由于上行性感染造成的，即由阴道内的病原体沿着黏膜上升而感染到盆腔器官，主要是输卵管。阴道内的病原体是由于不注意卫生，不经常清洗外阴，使阴道污染形成。当阴道受到机械性外力作用，如妇科阴道检查、性交（尤其是在经期性交）等，造成阴道黏膜损伤及机械力的作用，而将这些病原体送入及上行感染，首先经输卵管进入腹腔。

一旦有盆腔感染，应及早彻底治疗。已经患输卵管妊娠者，在手术时应保留对侧输卵管，尽量避免对侧输卵管医原性损伤，以免再次发生输卵管妊娠。

宫外孕如何处理

育龄妇女突然出现腹痛、停经后阴道出血，甚至昏厥、出冷汗等一系列症状时，要及早到医院进行检查，向医生详细、准确地诉说自己的感觉。如果及时发现宫外孕，不仅可以避免腹腔内大出血或是更严重的后果，而且还可以做只取出异位妊娠组织而保留输卵管及生育功能的手术，这对于那些还没有孩子的年轻妇女来说是非常重要的。另外，还有可能在严密的观察下用中西医结合的非手术疗法进行治疗。

宫外孕临床分休克型、不稳定型、包块型，各型都有不同的治疗原则。病情较重则应积极急救，行开腹手术，才能挽救病人生命。

什么叫高危妊娠

妊娠期存在一些对母婴不利的因素或合并症，构成了对分娩或母子安全的较高危险，这种妊娠称为高危妊娠。高危妊娠通常包括年龄小于 18 岁或大于 35 岁的孕妇，是指此次妊娠合并妊高征、骨盆狭窄、胎位异常、产前出血、羊水过多、多胎、胎儿过大或过小、母子血型不合，及一些内科疾患，如心脏病、肝炎、肾炎、糖尿病、甲亢、血液病等。既往有妊娠及分娩不良情况，如不孕症、多次流产史、早产史、难产史及各种原因引起的胎儿死亡史、既往子宫肿瘤手术史。

高危妊娠应采取哪些措施

高危妊娠增加了围产期母子死亡率，应予高度重视。一般医院均设立专科门诊，由有经验的医师应用高危监测手段，如胎儿生长指标、胎心监测、B 超、胎盘功能测定及必要的妇科及内科各项检查，对孕妇及胎儿进行定期监测，并及时给予治疗，以纠正高危状态。对胎儿已近成熟或高危状态无法纠正的孕妇，应在适当时候终止妊娠。

属于高危妊娠的孕妇不要过于紧张，应与医生密切配合。通过严密观察及适当处理，绝大部分孕妇会安全渡过妊娠及分娩期的。

哪些孕妇属高危孕妇

具有高危因素的妊娠妇女为高危孕妇。如患有心脏病或肾脏病，或在上条所述情况下的怀孕者为高危孕妇。

就高危孕妇本人来说，在妊娠期间有一定的危险性，因此，要定期去医院检查，及时进行治疗，使病情得到控制。如果患者置之不理，不去医院接受保健指导和治疗，就有发生危险的可能性。大人尚处于危险之中，腹中的胎儿又怎么能够安全呢？所以，应立即、积极主动地到医院，听从医生安排，与医生密切配合治疗，方能将高危降低到低危，确保母子平安。

高危妊娠怎样监护

对高危妊娠监护的主要内容是早期发现胎儿窘迫，预测当时胎儿的成熟度，为临床处理提供条件。其监护方法有许多种，归纳起来有以下几个方面：

(1)通过孕妇详细了解病史，进行全面临床检查，以确定胎龄，了解胎儿发育情况和了解胎儿在宫内是否安全。

(2)通过超声波、胎儿心电图、羊膜镜，以及胎儿心率与子宫收缩的电子监护等仪器检查，了解胎儿的生长发育、胎盘成熟度、胎心音和胎盘的功能等情况，从而可以掌握高危孕妇在当前所处的高危程度。

(3)通过胎盘功能测定、羊膜腔穿刺、血液化验及阴道细胞学等实验室检查，了解胎盘功能、胎儿畸形、胎儿成熟度等情况。

通过上述必要的监护，发现问题可及时处理及时解决，以防患于未然。

高危孕妇的处理原则是什么

对高危妊娠的孕妇应遵循以下处理原则：

(1)补充营养。营养供应不足时可发生胎儿宫内生长迟缓、妊娠高血压综合征、胎盘早剥、早产和贫血等。尤其对蛋白质的补充尤为重要，因为蛋白质不足时可使胎儿脑细胞数减少。

(2)卧床休息。可改善子宫胎盘血流、增加雌激素的合成和排出量。卧床时以侧卧为好，尤其在妊娠后期要改变体位（左侧卧）休息，能减轻脐带受压，改善血液循环。

（3）间歇吸氧。每日 3 次，每次 1 小时，可减轻胎儿的低氧症。

（4）注射葡萄糖、维生素 C。应在医院内由医生根据不同情况来决定其用量。

（5）病因治疗。针对引起高危妊娠的各种不同病因采取不同的治疗方法。如遗传性疾病、妊娠高血压综合征、妊娠合并糖尿病、慢性肾炎、心脏病、妊娠期感染、母子血型不合等，以上都是引起高危妊娠的常见病因。若在孕期中对上述疾病予以精心治疗，大都可以降低胎儿畸形、早产及围产儿的死亡率。

孕妇头痛怎么办

孕妇头痛有时是因过劳或精神因素引起的。所以，要尽可能让孕妇休息好，注意睡午觉和保持环境安静。稍稍散散步，到室外吸收新鲜空气和晒晒太阳也是比较好的缓解头痛的方法。放松精神，去掉忧虑和担心，开阔胸怀，让丈夫或家人去处理一些日常事物，都可以减轻或避免头痛。

但要注意的是，用以上方法不能治愈的头痛或长期持续不愈的头痛，就要考虑是否是由高血压、低血压或贫血等原因所导致。测量血压、进行血液检查等措施是必要的。另外，颈椎病和疲劳也是导致头痛的原因，比如孕妇长时间织毛衣和做过细的工作也会患头痛。

什么是流产

妊娠 28 周以前妊娠中断或有妊娠中断表现者称为流产。发生在妊娠 12 周以内者叫早期流产；发生在 12～28 周者为晚期流产。通常以早期流产最为常见。

停经、腹痛、阴道出血是流产的主要症状。根据症状发生的时间，以及流产发展的程度，可分为先兆流产、难免流产、不完全流产、完全流产、过期流产、感染流产、习惯性流产等类型。

怎样防止流产

孕期不足 28 周而胎儿提前产出称为流产。如发生在孕期 12 周前称为早期流产，如发生在 13 周及以后称为晚期流产。流产的胎儿一般均不能存活。引起流产的主要原因是由于精子或卵子缺陷或二者均有缺陷所致，也不排除外界因素的影响。属于母体方面的原因有：内分泌失调。早期妊娠时如果卵巢黄体功能不全，以致产生的孕激素不足，可使子宫胎膜发育不良而影响孕卵着床及发育；甲状腺功能减低时甲状腺素分泌不足，细胞的新陈代谢降低，从而影响胎儿发育。生殖器官疾病如子宫畸形（双角、纵隔子宫等）、子宫肌瘤尤其是黏膜下子宫肌瘤也可影响胚胎生长的环境而致流产。如患有子宫颈内口松弛，由于胎囊、胎儿逐渐长大，而增加了对子宫颈的重力和压力，使原来松弛或较为松弛的子宫颈内口不能承受，引起胎膜早破而发生晚期流产。急性传染病如流感、肺炎等的细菌毒素或病毒可通过胎盘进入胎儿血内引起胎儿中毒、感染而死亡，高热也可引起子宫收缩以至流产。母体严重慢性疾病如严重的心、肝、肾疾病或引起胎儿缺氧，或引起胎盘损害而发生晚期流产。母子血型不和时，由于母体产生抗胎儿抗体，以致胎儿无法在宫内继续生长而流产。

确诊为妊娠的妇女，如发生下腹痛或阴道流血则应该考虑流产的可能。由于流产的胚胎中有不少属于孕卵染色体不正常，因此自然流产实际上是一种自然淘汰现象，对于可能流产的患者应及时去医院就诊以确定是否会流产。腹痛愈重、阴道流血愈多的患者其流产的可能性愈大。若仅有流产先兆，则应注意休息，适当采用保胎药物如黄体酮及镇静剂等。但也不必盲目无限期保胎，必要时应到妇科检查，做尿妊娠试验及 B 超检查，以确定胎儿发育情况，然后再决定进一步的处理。

孕期孕妇应注意卫生，预防并及时治疗急性传染病，尽量避免接触有害物质。对于内分泌失调、生殖器官疾病及慢性内科疾病应根据病情决定是否可以妊娠，并应在治疗后或病情稳定时如切除黏膜下肌瘤、修补子宫颈内口松弛等之后再妊娠。母子血型不和可以早期检查发现并治疗之。

什么是羊水过多

羊水是由孕妇血清经羊膜渗透到羊膜腔内的液体及胎儿尿液所组成。它可保护胎儿免受挤压，防止胎体粘连，保持子宫腔内恒温恒压。正常羊水约为1000毫升左右，羊水量超过2000毫升称羊水过多。若羊水在数天内急剧增加超过正常量叫急性羊水过多；若羊水逐渐增加超过正常量叫慢性羊水过多，羊水过多会产生以下危害：

（1）急性羊水过多。由于羊水急剧增加使孕妇子宫迅速过度膨胀，可以引起腹痛，腹胀不适；压迫横膈、心脏、肺可引起心慌、气短、不能平卧等；压迫下肢静脉可出现下肢、外阴浮肿及腹水。慢性羊水过多。由于羊水量是逐渐增加的，一般孕妇已能适应，上述症状较轻。

> **健康小贴士**
>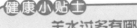
> **羊水过多有哪些危害**
>
> 由于产生羊水过多的原因尚不明了，故孕妇一旦发现腹部增大明显时即应去医院检查，以明确是否为羊水过多，胎儿有无畸形，及有无其他合并症如双胎、妊高症等。若胎儿畸形，应尽早终止妊娠；若胎儿正常，可根据羊水多少、孕妇症状轻重，予以适当限盐、口服利尿剂等治疗，并注意避免胎膜早破。

（2）在产时由于羊水过多，子宫过度膨胀导致子宫收缩无力而引起难产。

（3）胎儿频繁活动于过多的羊水中有时可引起胎位异常。

（4）子宫过度膨胀或羊水压力不均，易发生胎膜早破而引起早产。

（5）羊水急剧流出可引起胎盘早期剥离及脐带脱垂。

（6）产后由于子宫收缩力差而易发生产后出血。

（7）羊水过多常合并胎儿畸形，其中以无脑儿、脊柱裂等神经管畸形为多。

引起羊水过多的原因有哪些

羊水过多通常由下列原因引起：

（1）胎儿畸形。羊水过多的孕妇中，胎儿畸形的发生率约为 18% ~ 40%。其中以神经管缺陷性疾病最常见，如无脑儿、脑膨出、脊柱裂等。

（2）多胎妊娠。多胎妊娠并发羊水过多者是单胎妊娠的 10 倍。

（3）孕妇和胎儿疾病。如糖尿病、ABO 或 Rh 血型不合、重症胎儿水肿、妊娠高血压综合征、急性肝炎、孕妇严重贫血等。

（4）胎盘、脐带病变。如胎盘绒毛血管瘤、脐带帆状附着等。

（5）特发性羊水过多。原因不明。

什么是羊水过少

妊娠晚期羊水量少于 300ml 者称为羊水过少，妊娠早、中期羊水过少时多以流产而告终。羊水过少时，羊水黏稠浑浊，呈暗绿色。过去认为羊水过少的发病率为 0.1%，近年来由于 B 超的广泛应用，羊水过少的检出率为 0.4%~4%，发病率有所增加。羊水过少严重影响围产儿的预后，若羊水量少于 50m1，胎儿窘迫的发病率达 50% 以上，围产儿死亡率达 88%。

羊水过少对胎儿有哪些危害

羊水过少尤其是怀孕早期出现羊水过少时，对胎儿有极大的危害，具体表现如下：

（1）羊水过少时胎儿活动受限，易发生胎位异常。

（2）怀孕早期羊水过少时，可造成胎儿畸形、肢体粘连、肢体缺如等。

（3）怀孕中、晚期羊水过少时，胎儿受子宫壁挤压，可出现肌肉及骨骼的畸形，如斜颈、曲背等。

（4）羊水过少可造成胎儿肺发育不全。

（5）分娩期羊水过少容易发生胎儿窘迫及新生儿窒息。

引起羊水过少的原因有哪些

羊水过少的确切原因目前尚不清楚，临床多见于下列情况：

（1）胎儿畸形。如胎儿先天肾缺如、肾发育不全、输尿管或尿道狭窄等畸形造成少尿或无尿，从而引起羊水过少。另外肺发育不全也可引起羊水过少。

（2）过期妊娠。过期妊娠时胎盘功能减退，灌注量不足，胎儿脱水，导致羊水过少。

（3）胎儿宫内发育迟缓。胎儿宫内发育迟缓常伴有慢性缺氧，使胎儿血液循环重新分配，肾血流量下降，胎尿和羊水减少。

（4）羊膜病变。造成羊水交换减少。

什么是前置胎盘

胎盘在正常情况下附着于子宫体部的后壁、前壁或侧壁。怀孕28周后若胎盘附着于子宫下段，甚至胎盘下缘达到或覆盖子宫颈内口，其位置低于胎先露部位，称为前置胎盘。以胎盘边缘与子宫颈内口的关系将前置胎盘分为3种类型。

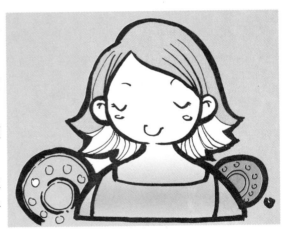

（1）完全性前置胎盘：子宫颈内口全部被胎盘组织覆盖。

（2）部分性前置胎盘：子宫颈内口的一部分被胎盘组织覆盖。

（3）边缘性前置胎盘：胎盘边缘附着于子宫下段，甚至达到子宫颈内口，但不超越子宫颈内口。

前置胎盘有哪些危险

前置胎盘是妊娠期的严重并发症，处理不当可危及母婴生命。其主要危险表现在以下几个方面：

（1）产后出血。分娩后，由于子宫下段肌肉组织菲薄，收缩力差，附着于此处的胎盘剥离后，血窦一时不能闭合，容易发生产后出血。

（2）胎盘植入。因子宫胎膜发育不良，绒毛可植入子宫肌层，使胎盘剥离不全而发生大出血。

（3）产褥感染。胎盘剥离面接近子宫内口，容易发生上行感染。

（4）羊水栓塞。前置胎盘是羊水栓塞的诱因之一。

（5）早产及围产儿死亡率增高。前置胎盘出血多发生于妊娠晚期，易引起早产，同时由于产前出血乃至手术及产妇休克，易导致胎儿窘迫甚至死亡。

前置胎盘怎样治疗

前置胎盘的治疗原则是止血补血，应根据阴道流血量、有无休克、妊娠周数、产次、胎位、胎儿是否存活、是否临产等作出决定。

（1）期待疗法。出血期间强调住院观察，孕妇应保持心态平静，绝对卧床休息，取左侧卧位，以改善子宫、胎盘的血液循环。住院期间应纠正贫血，每天吸氧3次，每次20～30分钟，应用宫缩抑制剂也非常必要。若因反复出血需提前终止妊娠时，应用地塞米松促进胎儿肺成熟。在期待治疗过程中，应进行辅助检查，以确定诊断。

（2）终止妊娠。

①终止妊娠的指征。孕妇的反复多量出血导致贫血甚至休克者，不论胎儿成熟与否，为了母亲的安全，应终止妊娠。胎龄达到36周后，胎儿成熟度检查提示胎儿肺成熟者，亦应终止妊娠。

②剖宫产术。剖宫产能迅速结束妊娠，达到止血的目的，可相对确保母婴的安全，是目前处理前置胎盘的主要手段。完全性和部分性前置胎盘的处理，约90%采用剖宫产。前置胎盘行剖宫产时，一定要做好防止和抢救出血的准备，强调有备无患。术前通过B超检查进行胎盘定位，以利选择应变措施。积极纠正贫血，预防感染，在输液备血条件下做好抢救母婴的准备。

前置胎盘患者因子宫下段肌层菲薄，收缩力弱，胎盘附着面的血窦不易闭合止血，因而出血较多，宫缩剂往往不能奏效。当患者因大量出血而处于休克状态或系完全性前置胎盘时，应立即行子宫全切术或低位子宫次全切除术。

若胎盘部分植入，可行梭形切除部分子宫肌层组织；若大部植入，活动性出血无法纠正时，应行子宫全切术。同时，应积极抢救出血与休克，注意

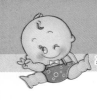
纠正心衰、酸中毒，并给予抗生素预防感染。

③阴道分娩。仅适用于边缘性前置胎盘、枕先露、流血不多、估计在短时间内能结束分娩者。

④紧急转送的处理。患者阴道大量出血而在当地无条件处理时，先输血输液，在消毒状态下进行阴道纱布填塞和腹部加压包扎，以暂时压迫止血，并迅速护送转院治疗。

什么是胎盘早剥

怀孕 20 周后或分娩期，正常位置的胎盘在胎儿娩出前部分或全部从子宫壁剥离时，称为胎盘早剥。胎盘早剥是妊娠晚期的严重并发症，往往起病急，进展快，可危及母婴生命，其围产儿死亡率为 20%～35%，较无胎盘早剥者高 15 倍。国内报道，胎盘早剥的发生率为 0.46%～2.1%。另外，发病率的高低与分娩后是否仔细检查胎盘有关，轻度胎盘早剥于临产前无明显症状，易被忽视。

胎盘早剥可引起哪些并发症

胎盘早剥引起的并发症均可危及母婴生命，主要有以下几个方面：

（1）弥漫性血管内凝血（DIC）。重度胎盘早剥特别是胎死宫内患者可能发生 DIC，出现皮下、黏膜、子宫及其他系统的广泛出血。

（2）产后出血。胎盘早剥可致子宫肌层发生病理性改变，影响子宫收缩而导致产后出血。

（3）急性肾功能衰竭。伴有妊娠高血压综合征的胎盘早剥，或失血过多以及休克、发生 DIC 等，均严重影响肾血流量，造成

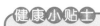

健康小贴士

如何预防早剥胎盘

预防胎盘早剥，应加强产前检查和管理，积极防治妊娠高血压综合征、高血压、慢性肾炎，妊娠期避免长时间仰卧，避免遭受外伤，行外倒转术纠正胎位时操作必须轻柔，不能强行倒转。对羊水过多或多胎妊娠分娩者，避免宫内压骤减。行羊膜腔穿刺前做胎盘定位，穿刺时避开胎盘。人工破膜时，应选宫缩间歇期高位穿刺，缓慢地放出羊水。

双侧肾小管或肾皮质坏死，出现急性肾功能衰竭。

(4)胎儿宫内死亡。胎盘早剥面积超过胎盘面积的1/2时，胎儿可因缺氧而死亡。

孕妇患心脏病应注意哪些方面

患有心脏病的人怀孕后，应特别注意预防心力衰竭的发生，这是改善母婴预后的关键所在。可从以下几方面入手：

(1)定期进行产前检查，及时发现心力衰竭的早期征象，怀孕20周以前应每2周进行一次产前检查。怀孕20周后尤其是32周以后，发生心力衰竭的机会增加，应每周进行一次产前检查。患心脏病且有紫绀的孕妇，应在预产期前3周住院；其他心脏病患者，即使无任何症状，也应在预产期前2周住院。

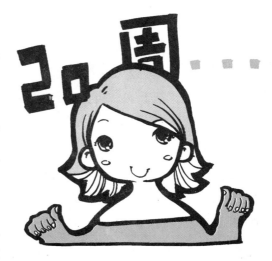

(2)注意避免过度劳累及情绪激动，保证充分的休息，每天至少保证10小时的睡眠。

(3)采取高蛋白、高维生素、低盐、低脂肪饮食，怀孕期间适当控制体重，整个孕期体重增加不宜超过10kg，以免加重心脏负担。从怀孕中期开始，食盐的摄入量每天不应超过4～5克。

(4)积极预防和及早纠正各种妨碍心脏功能的因素，如贫血、维生素B缺乏、心率失常、妊娠高血压综合征等。

(5)预防各种感染，尤其是上呼吸道感染，心脏病患者身体抵抗力差，易发生各种感染，特别是感冒，而任何感染都会造成心脏负担加重，引起心力衰竭。

怀孕期间可以做心脏手术吗

由于怀孕期间血流动力学发生改变，使心脏的血储备能力下降，影响心脏手术后的恢复，加上手术中的用药和体外循环对胎儿均可产生不利影响，因此，一般不主张在怀孕期间做心脏手术。若怀孕早期出现循环障碍，孕妇又不愿意做人工流产终止妊娠，内科治疗效果又不好，且手术操作又不复杂，可考虑手术治疗。手术应选在怀孕早期即怀孕12周以前进行，手术以前及手术后应注意保胎和预防感染。

发生妊娠合并子宫肌瘤怎么办

子宫肌瘤为女性常见病、多发病。很多女性都有子宫肌瘤，只是因肌瘤小，无自觉症状，未能引起注意，故许多女性的子宫肌瘤是在体检时发现的。

患者能顺利地怀孕是再好不过了，可不必为肌瘤引起的不适而苦恼。早孕期就应注意生活起居，以防流产。妊娠期如无不适症状，可不必干预。如果肌瘤生长迅速，出现红色变性时，一般采取保守治疗，疼痛多能自行缓解，多数孕妇妊娠可继续下去。妊娠后期若肌瘤不影响产道，尽量从阴道分娩。多发性子宫肌瘤影响子宫收缩，应严密观察产程并在产后防止出血。若因宫缩乏力、产道受阻或为抢救胎儿需剖宫产时，手术中是否切除肌瘤或切除子宫，必须根据病情需要，征求患者及家属意见后再做决定。因为妊娠后的子宫血液丰富，肌瘤生长较大，此时手术摘除肌瘤创面大、出血多，而产后随子宫复旧肌瘤也会缩小。

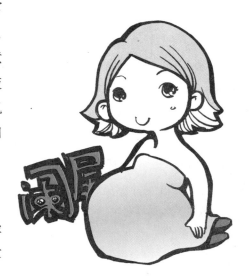

妊娠期阑尾炎怎样治疗

妊娠期阑尾炎的治疗原则是：一经确诊，为防止炎症扩散，在给予大剂量广谱抗生素的同时，尽快施行手术治疗。对高度可疑病人，也可施行剖腹探查，目的是避免病情迅速发展。一旦并发阑尾穿孔和弥漫性腹膜炎，对母婴均会造成严重后果。阑尾炎手术后3～4天内应给予宫缩抑制药，以防发生流产或早产。若妊娠已近预产期，应先行剖宫产，再行阑尾切除术。剖宫产以选择腹膜外剖宫产为宜。当阑尾已穿孔，并发弥漫性腹膜炎，盆腔感染严重，或子宫、胎盘已有感染征象时，应考虑行剖宫产的同时，施行子宫次全切除术，并需引流。

妊娠合并阴部湿疹有哪些表现

阴部湿疹是妇女较常见的病变，它可因多种病因引起阴道炎和外阴炎，其中最常见的是滴虫和霉菌引起的炎症，孕期尤为常见。因为孕妇的阴道上皮细胞糖原升高，阴道酸性增强，利于霉菌的迅速繁殖而引起炎症。另外，肾糖阈在孕期比平时降低，尿糖含量增高，也使霉菌加速繁殖。孕期阴道酸度增强，滴虫繁殖亦快，因此，这两种病原体引起的阴道炎症最常见，并因此引起阴道湿疹。另一种外阴湿疹属于过敏性炎症性皮肤病，过敏原来自外界或机体内部，如化学药物、化妆品等某种毒素，或蛋、鱼、虾、牛奶等异性蛋白等；体内病灶、肠寄生虫、消化道功能失调等。当过敏性体质的人在机体处于过度疲劳、精神紧张等情况下，其皮肤对各种刺激因子易感性增高，因而诱发湿疹。

阴部湿疹患者均有局部灼热、剧烈痒感，阴部弥漫性潮红，无明确界限，并可发展为丘疹状、水泡，甚至糜烂有渗出液。皮肤因搔抓致破损或感染，日久皮肤粗糙肥厚，有鳞屑。患者亦可因阴道炎症分泌物增多而有排尿痛和性交痛。外阴瘙痒患者应到医院检查，确定病因，对症治疗。

妊娠合并阴部湿疹怎样治疗

阴部湿疹的治疗首先应查明病因，常见的滴虫性阴道炎或霉菌性阴道炎根据白带的性状及显微镜检查比较容易诊断，治疗应以局部用药为主，尤其在妊娠20周以前不宜全身用药，如长期大量口服灭滴灵，可使胎儿致畸。

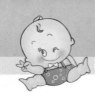

治疗霉菌性阴道炎，阴道局部用药可选择制霉菌素栓剂、米可啶泡腾片、克霉唑；灭滴灵治疗滴虫性阴道炎。其次应保持外阴清洁、干燥，注意在公共场所的个人卫生，同时检查男方有无尿滴虫及霉菌，以防性交传染。

外阴湿疹若因过敏性炎症所致，则病因较复杂，需做变态反应确定过敏源。此类病人通常有过敏性体质，除避免接触过敏源外，过度疲劳和精神过度紧张也可以诱发阴部湿疹，这是因为其神经及内分泌系统发生相应变化，从而影响了皮肤对各种刺激因子的易感性。因此，精神愉快、心胸开阔、劳逸结合、生活规律是预防本病的关键。

什么是多胎儿

一次怀两个以上胎儿称为多胎儿。正常情况下，妇女的卵巢每月只排出一个成熟的卵子，这个卵子只能与一个精子受精，形成一个受精卵，发育成一个胎儿。双胎儿是由于一个受精卵早期分裂形成两个胚胎，以后每个又单独发育成一个胎儿，就是单卵双胎。有的妇女一次排出两三个、甚至多个卵子与精子受精，就形成两三个或多个受精卵，每个受精卵发育成一个胎儿；或者是一次只排出一个卵子，受精后形成一个受精卵，在胚胎早期分裂为多个胚胎，形成多个胎儿，结果是一产多婴。多胎妊娠的发生率随地区及种族不同而有差别。

在多胎性别的比率上，双胎中男性胎儿比单胎少。不论是单胎还是多胎，都不是由人们自己决定或选择的。

多胎妊娠的并发症及胎儿死亡率均较单胎妊娠时明显增加。因为两个以上胎儿同时在母体内发育，胎儿需铁量增多，容易使母亲发生贫血，妊娠高血压综合征及羊水过多的发生率也高。因胎盘面积较大，容易发生前置胎盘、胎盘早期剥离，羊水过多、早产。产后出血等并发症也增多。因此，对多胎妊娠的孕妇，要尽早进行孕期监护，并补充足够的营养，以确保母婴平安。

双胞胎有什么特征

孕期中有哪些特征能表明妊娠是双胎呢？有以下几点：

(1)双胎妊娠。早期的妊娠反应较重，恶心、呕吐较为常见。从怀孕10周起子宫体积大于单胎妊娠子宫体积，增长迅速，常并发羊水过多。孕妇体重过度增加，同时有明显的腹胀。由于双胎，在整个妊娠期间对蛋白质、维生素及铁质等需要量大增，所以双胎孕妇常有缺铁性及巨细胞性贫血。

(2)妊娠晚期，由于子宫过大而挤压内脏器官，因而常出现呼吸困难、心慌、胃部饱胀、食欲不振、下肢水肿、外阴静脉曲张及体位性腰背痛等症状。

(3)双胎妊娠的妊娠高血压综合征及先兆子痫的发病率也高于一般妊娠。

当孕妇有以上情况时，即有双胎妊娠的可能性，应立即去医院妇产科做进一步检查，以便及时进行孕期监护。

双胎妊娠应注意哪些问题

一次妊娠同时有两个胎儿称为双胎妊娠。当医生告知你将会得到两个小宝宝时，你一定会欣喜万分，但请你千万不要大意。当你发现可能怀孕后，应尽早去医院检查。医生根据子宫明显增大及B超检查可以早期诊断双胎。

双胎妊娠应注意下列事项：

(1)由于双胎孕妇的血容量比单胎者明显增多，因此极易发生贫血。孕妇在孕期应尽可能多吃些营养食品，特别是含铁量高的食物，并根据血红蛋白的情况及时补充铁剂，以预防和纠正贫血。

(2)双胎子宫比一般孕妇明显增大，这不仅增加了孕妇身体负担，还由于其对心、肺及下腔静脉的压迫而产生心慌、呼吸困难及下肢水肿等不适；双胎妊娠还易并发妊高征；还可因子宫过度膨胀或子宫内压力不均而发生早产。因此，双胎孕妇常需提前住院待产，以保证孕妇的休息，尽量减轻压迫症状，治疗妊高征并避免早产。

双胎一般均可经阴道顺利分娩，在少数情况下由于子宫过度膨胀使收缩力差，或胎位异常而需要剖宫分娩。

患有子宫肌瘤怀孕后怎么办

患有子宫肌瘤的妇女怀孕后，妊娠和肌瘤可以发生相互影响。

(1)妊娠对子宫肌瘤的影响：妊娠后由于盆腔、子宫的血液供应增多，可使肌瘤生长快，体积明显增大，还可以使肌瘤发生红色变性，出现急性腹痛、发烧等症状。由于子宫底的升高位置发生改变，可使浆膜下子宫肌瘤发生蒂扭转。

(2)子宫肌瘤对妊娠的影响：子宫肌瘤使胎儿的血液供应不足，可发生流产、早产。如果肌瘤位于子宫下段，会发生胎位不正，阻碍胎儿的下降，导致难产。子宫肌瘤还可使子宫收缩乏力，造成产程延长、产后出血等。

由于以上的不良后果，子宫肌瘤妇女怀孕后应注意以下几点：

(1)及时到医院检查，密切观察肌瘤的生长情况。

(2)如肌瘤位置高，不影响胎儿分娩，则可以不处理，待产后再做进一步检查。

(3)产时、产后应注意宫缩情况，防止产后出血。

(4)如果肌瘤发生红色变性，则应尽量施行保守治疗，止痛，抑制宫缩，防止感染。

(5)如果肌瘤位置低，影响胎儿下降，则应行剖宫产。剖宫产术中，可根据情况挖除肌瘤或暂不处理，因为有时挖除肌瘤会导致大量出血。

(6)产后进一步检查肌瘤情况，必要时再做处理。

孕妇怎样防止出现贫血

孕妇解决贫血问题，主要是靠饮食调养和适当补充铁剂。

(1)调节饮食，加强营养。孕妇每天都要适当多吃一些含铁丰富的食物，如猪瘦肉、牛肉、猪肝、猪血、蛋黄、黑木耳、河蟹、田螺、海带、香菇、盖菜、白菜、黄豆制品、芹菜及西瓜子等。

(2)补充铁剂。孕中期服用硫酸亚铁，每日 0.3 克，每日服用 3 次，同时可服用维生素 C 0.1～0.2 克，每日 3 次，以促进铁的吸收。服铁剂时，不要喝茶和牛奶以免影响铁的吸收。

（3）补充叶酸及维生素 B_{12}。叶酸缺乏者，可每次口服叶酸 10～20 毫克，每日 3 次。维生素 B_{12} 每日肌注 100~200 微克。

（4）如发生重度贫血，特别是血容量不足时，可适当输血，以保证孕妇和胎儿身体健康。

孕妇发生感冒怎么治疗

孕妇感冒后治疗要加倍注意，因为这会影响到胎儿的生长发育。

（1）轻度感冒，仅有喷嚏、流涕及轻度的咳嗽，则不一定用药。或只用些克感敏、维生素 C 即可，但是要注意休息，多喝些开水。必要时也可用感冒冲剂和感冒宁等中成药，一般能很快自愈。

（2）出现高热、剧咳等情况时，则应去医院诊治。退热可用湿毛巾冷敷，或用 40% 乙醇（酒精）擦颈部及两侧腋窝，也可用柴胡注射液。此种情况更要注意多饮水和卧床休息。

（3）高热时间持续长，连续 39℃超过 3 天以上的，病后应到医院做产前诊断，了解胎儿是否受影响。

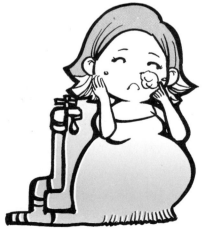

（4）感冒合并细菌感染，应加用抗生素治疗。

最重要的是，孕妇应注意日常卫生，杜绝感冒的发生，保证胎儿健康生长。

鼻出血怎样处理

由于鼻出血的部位多在鼻中隔的前下方，因此，可把出血侧的鼻翼向鼻中隔压紧或塞入一小团洁净的干棉花压迫止血。

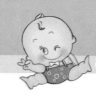
如果是双侧鼻出血，可用拇指和食指紧捏两侧鼻翼部以压迫出血区，再在额部敷上冷毛巾，促使局部血管收缩以止血。用冷水洗脸特别是鼻部，也可以使鼻部血管遇冷收缩，达到止血的目的。如果上述办法仍不能止血，就请医生处理。

紧张、慌乱会使血压增高而加剧出血。因此鼻出血时要冷静处理。如果血液流到口咽部，一定要吐出来，不可咽下去。

妊娠出现生殖器单纯疱疹有何危害

妊娠生殖器单纯疱疹是疱疹病毒所致的病毒性皮肤病。该症主要侵犯孕妇的阴唇、阴蒂、阴道、宫颈、臀及大腿，表现为先有局部的烧灼感和红斑，随后在红斑的基础上发展为成群的红色小丘疹，并伴瘙痒症状，后很快变成充盈透明的小水疱，3～5天后变成脓疱或破溃，形成溃烂面或浅溃疡。病变发生在子宫颈者，可形成溃烂坏死，阴道分泌物增多，同时伴排尿、行走困难及下腹部隐痛，严重者可发生头痛、呕吐、意识障碍等全身症状。

此病还会影响胎儿的生长发育。如妊娠前3个月内患上生殖器单纯疱疹，可使胎儿发育异常，易致流产、早产或死胎。即使胎儿出生，也会发生先天性的单纯疱疹病毒感染，表现为带片状广泛分布的疱疹、癫痫发作，同时伴肝脾肿大等。假如是在分娩过程中，胎儿经过已感染Ⅱ型疱疹病毒的母亲产道时，有40%~60%的新生儿可能被感染。受感染的新生儿多在出生1周后发病，表现为食欲差、不愿吃奶、易兴奋、烦躁不安等症状，常在口腔、皮肤及眼部出现疱疹，重者可发生病毒血症或并发脑炎，有60%~70%的患儿死亡，即便侥幸存活，大多数也会留下后遗症。

为预防此病对胎儿的影响，目前多数专家建议：妊娠一旦患上生殖器疱疹，孕早期应做人工流产；若为足月临产，在羊膜完整或破裂不到 6 小时时，则应行剖宫产，以免胎儿从阴道娩出时感染上此病毒。

如何治疗真菌性阴道炎

妇女在怀孕前应该治疗好真菌性阴道炎。

（1）先用碳酸氢钠滴眼液（苏打水）冲洗外阴和阴道口内的大块分泌物，然后把咪康唑（达克宁）或制霉菌素栓剂放入阴道内，位置大约一指深处。用药量及疗程应听医生指导。

（2）将穿过的内裤和用过的浴巾、浴盆每次用完后都应煮沸消毒 5~10 分钟，以杀死真菌。

（3）久治不愈的真菌性阴道炎，应查尿糖，以排除糖尿病。

（4）真菌检查阴性后，再用药巩固 3 个疗程以免复发。

（5）要坚持夫妻同时治疗，以免丈夫再传染给妻子。

患妊娠便秘应用哪些食疗方

孕妇在患便秘后，可采用以下食疗方治疗：

（1）液状石蜡：清晨服用 1 食匙，可解除便秘。石蜡对孕妇和胎儿无不利因素。

（2）酸乳或红茶菌：每日喝 1 杯酸乳或红茶菌，可增加消化功能，并有肠道防腐、通便用途。

（3）蜂蜜水：蜂蜜 1 汤匙，用温开水稀释后饮下。可在睡前饮用或早上空腹饮用。

（4）香蕉、橘子、梨：每天早上空腹时吃香蕉、橘子或鸭梨 1~3 个，不要立即吃饭，可有排便效果。香蕉不宜晚上吃，因其含有镁，使人兴奋，且对便秘治疗不利。

患有妊娠便秘者，不要服用蓖麻油通便，因为蓖麻油可导致流产。

为什么说安胎放松心情最有效

安胎药只对少部分黄体素分泌不足的孕妇有帮助。多卧床休息、避免性生活才是最好的安胎方法。对于怀孕晚期安胎，若早产迹象严重，医生会要求孕妇住院安胎。安胎的孕妇要绝对卧床，连吃饭、排泄都要在床上。除了卧床安胎外，最重要的是孕妇要放松心情，不要紧张。

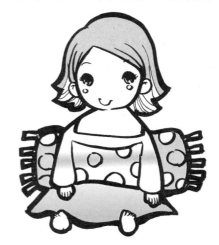

孕妇卧床要注意什么

孕妇在睡觉时因为身体、心情放松，子宫的收缩会较醒着时明显减少，安胎效果会比较好。医师通常会依流产状况要求孕妇卧床休息，此时孕妇应完全配合。安胎的孕妇因长期卧床，胃口不佳，饮食宜清淡，并且少量多餐。不能吃刺激性食物，避免肠胃不适。安胎中的孕妇不能运动、做家务，因此格外需要家人的体贴与照顾，尤其需要丈夫的呵护。

孕妇喉头痒痛用盐水漱口见效吗

感冒初起喉头痒痛时，立即用浓盐水每隔 10 分钟漱口及咽下 1 次，数次便可见效。

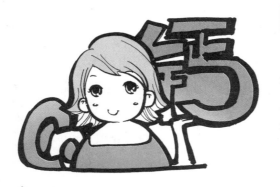

孕妇小腿抽筋是怎么回事

孕妇小腿抽筋，主要是由于孕期缺钙引起的。医学研究证明，当人体内的血钙深度过低时，人体的神经肌肉兴奋性就会增加，容易"激动"。当肌肉"激动"时，就表现为收缩。如果肌肉收缩呈持续状态，就称为痉挛，俗称抽筋。这种持续性肌肉收缩多表现在小腿上。

妊娠早期，孕妇小腿抽筋一般不明显，往往随着妊娠月份的增加而加重。也有不少孕妇在妊娠七八个月时才出现小腿抽筋。小腿抽筋多发生在夜间睡眠中及寒冷季节，一般每夜可发生 4～20 次不等，每次持续时间可达 1～3 分钟。主要是因为夜间和寒冷季节体内血钙水平比白天和温暖季节要低一些的缘故。

如何防治孕期小腿抽筋

首先，在妊娠期孕妇要适当多吃含钙丰富的食物，如鱼、虾、蛋、奶、豆腐和蔬菜，并适量口服钙片、鱼肝油、维生素 B，适当进行户外活动，多晒太阳，以保证钙质的充足供应。

经常发生小腿抽筋的孕妇，应在医生指导下服用药物治疗。常用的药物有：乳酸钙 0.6 克，每日 3 次。葡萄糖酸钙 0.3～0.5 克，每日 3 次，连服 1～2 周。

孕妇头晕用什么治

介绍一个小偏方：鸭蛋 1 个、赤豆 20 粒，搅匀蒸熟，早晨空腹服，每日 1 次，连用 7 天有特效。忌饮酒和食用辛辣食物。

第五章 孕期用药

孕妇应怎样选择药物

在妇女的整个妊娠期间，使用中西药都应慎重，特别是妊娠的前3个月，为胎儿生长发育最为活跃的时期，用药应慎之又慎。妊娠期用药，药物大多数经过胎盘转运进入胎儿体内，也有一些经羊膜转运进入羊水后被胎儿吞饮。但胎儿的肝脏解毒功能低且有限，肾脏排泄药物的功能相对也差，这样就延长了药物在体内的停留时间，对胎儿的毒性可想而知。一般脂溶性化合物、药物离子化程度低的容易通过胎盘，扩散到循环系统。下面介绍几类妊娠期常用的药物：

(1)镇痛药：扑热息痛。

(2)抗生素：青霉素及其衍生物。

(3)降血压药：甲基多巴、肼苯达嗪。

(4)降血糖药：胰岛素。

(5)止吐药：维生素 B_6 等。

(6)抗结核药：乙胺丁醇。

在具体用药时，应当向医生咨询，切不可盲目服用。

孕妇常规用药有哪些原则

(1)准备怀孕的女性和育龄未避孕的女性，如果月经过期时应想到有怀孕

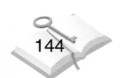

的可能。此时若有不适，应慎重用药。

（2）对于孕妇来说，用药时间越早，持续用药时间越长，用药剂量越大，对胎儿的影响越大，孕早期应尽量少用药或不用药。

（3）若是由于各种原因必须用药时，应在医生的指导下选择那些对胎儿没有影响或影响小的药物。如用一种药能解决问题，绝不选择多种药。多用中药，少用西药。

（4）若是孕妇出现严重的合并症，不治疗会危及生命时，即使用药对胎儿有害，也要在医生的指导下权衡利弊，合理用药，然后再考虑是否终止妊娠。

中药对胎儿没有影响吗

有许多孕妇认为，身体不适时吃西药不行，而吃中药对胎儿没有影响，这是非常错误的认识。目前已经有临床资料证明，部分中药在孕期服用对胎儿也会有不良影响。

（1）禁用的中药：麝香、水蛭、虻虫、莪术、三棱、巴戟、牵牛、芫花、大戟、铅粉、斑蝥、蟾蜍、土牛膝、蜈蚣、巴豆等。

（2）慎用的中药：蒲黄、五灵脂、苏木、皂角刺、王

健康小贴士

孕妇可以用中医中药保胎吗

中医中药保胎有其自己独特之处，其优点是安全无副作用，既可安胎，又可纠正孕妇母体的不足，从目前资料来看，尚未见到有关中药保胎所生孩子有畸形、低能、弱智的报道。同时，中药保胎不干扰内分泌，若保胎失败者亦不增加清宫时的麻烦。

不留行、枳实、大黄、芒硝、冬葵子、木通、肉桂、干姜、附子、乌头、甘遂、生南星、凌霄花、刘寄奴、马鞭草、穿山甲、雄黄、硼砂等。

（3）妊娠不能单独应用的药物：当归尾、红花、郁金、槟榔、厚朴、滑石等。

对胎儿有害的药物有哪些

妊娠期间，某些对母体无危害的药物，对胎儿可产生毒性作用。但并非所有药物均对胎儿有显著危害，可能会对胎儿有害的常用药物如下：

（1）抗癌药物。可抑制生长旺盛的胚胎组织，引起畸胎和死胎。

（2）抗生素类。几乎所有抗生素都能通过胎盘进入胎儿体内。对胎儿与新生儿有害的抗菌素很多。四环素、土霉素与强力霉素抑制骨骼发育，乳齿

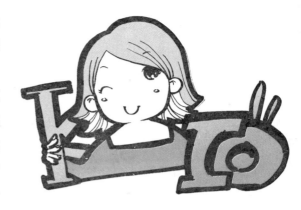

黄染，可致先天性白内障，手指畸形。链霉素、卡那霉素与庆大霉素可致听觉障碍、泌尿系统畸形。氯霉素可引起新生儿灰色综合征、骨髓抑制，表现为白细胞减少或再生障碍性贫血。磺胺类可致新生儿高胆红素血症、核黄疸。就目前所知，青霉素类、林可霉素、氯林可霉素、先锋霉素对胎儿无害。

（3）激素。早孕期服大量避孕药可致多器官畸形及染色体畸变；孕酮类及雌激素均有致畸作用；肾上腺皮质激素可引起唇裂、腭裂等。

（4）抗过敏药。扑尔敏等可致唇裂、腭裂、肢体缺损。

（5）镇静类药物。苯妥英钠可引起唇腭裂，骨骼、神经系统与消化系统畸形；眠尔通致发育迟缓、智力低下；利眠宁和安定可致唇裂、新生儿斜视和肌张力降低。

（6）解热镇痛药。阿司匹林在早孕期服用可致腭裂，肾、心血管、神经系统畸形；消炎痛可引起动脉导管过早关闭。

（7）降压利尿药。利血平可致胎儿心率减慢，胎儿窘迫，新生儿鼻塞、嗜睡；双氢克尿塞可致新生儿电解质紊乱，血小板减少。

（8）碘化钾、抗甲状腺药物。可引起胎儿甲状腺肿大、呆小病。

（9）口服降糖药。甲磺丁脲、氯磺丙脲可致多发性畸形。

（10）维生素类。过量维生素 A 可致胎儿骨骼异常；过量维生素 D 可致新生儿血钙过高、智力障碍；过量维生素 K 可致胎儿和新生儿高胆红素血症。

孕妇为何不宜服用阿司匹林

阿司匹林作为解热镇痛药，广泛地用于受寒、头痛、发热及其他部位的疼痛，但孕妇应当避免服用阿司匹林。

(1)导致胎儿畸形。一项调查研究中发现，有144名在妊娠期服用过大量阿司匹林的孕妇，其后代的严重畸形率是4.2%。在研究中还发现一个意外的现象，如果孕妇间断地服用阿司匹林，则新生儿的畸形率较每日服药者更多。

(2)阿斯匹林能够抑制血小板聚集胶原和降低血小板因子的活性，干预血小板的聚集并延长分娩时的出血时间。这些影响能够发生在服用小剂量的药物之后，而且在停药后其影响维持5~7天。产前服用此药，产时产妇出血明显增多，还能引起胎儿在产前和产程中出血。

孕妇为何不宜使用利尿剂

妇女怀孕后，随着月份的增加，下肢等处会出现不同程度的浮肿。对于孕期浮肿，一般不需处理，除非是高度浮肿并伴有大量蛋白尿，要到医院作适当处理。有些孕妇为了减轻浮肿，擅自使用利尿剂来消肿，这是很危险的。利尿剂特别是噻嗪类药物，不但可导致低钠血症、低钾血症，还可能引起胎儿心律失常、新生儿黄疸、血小板减少症。现在已证明，在妊娠期间使用利尿剂，还可使产程延长、子宫乏力及胎粪污染羊水等。

孕妇应当禁用哪些消炎药

(1)氯霉素在肝脏内与葡萄糖醛酸结合解毒，会经肾脏排出。由于胎儿肝内酶系统不健全，肾脏排泄能力差，服用氯霉素后易产生"灰婴综合征"，损害胎儿造血系统，引起胎儿血小板减少性紫癜、粒细胞缺乏或再生障碍性贫血，所以孕妇应禁用。

(2)四环素是典型的致畸药，在孕早期可与钙盐结合，阻止钙盐进入软骨和骨骼，导致胎儿四肢发育不良和小头畸形；孕中期可抑制胎儿骨骼生长，导致胎儿先天性白内障、乳齿发育异常及乳齿成黄色；孕晚期可引起乳齿及骨骼四环素沉积而呈黄色，并可导致孕妇肝脂肪变性，所以孕妇应禁用。

（3）硝唑（又叫灭滴灵）对胎儿有致畸作用，所以孕妇应禁用。

（4）碘胺类药，如复方新诺明易透过胎盘进入胎体，与胎儿血中的胆红素竞争血浆蛋白结合部位，使血液中游离胆红素增高，从而引起核黄疸，所以孕妇应禁用。

（5）抗真菌药物灰黄霉素有致畸作用，所以孕妇应禁用。

（6）孕妇能否使用制霉菌素、克霉唑，目前尚没有定论。

孕妇为何忌用四环素类药

四环素类是广谱抗生素，是典型的致胎儿畸形药，孕早期可致胎儿四肢发育不良和小头畸形；孕中期致芽蕾发育不良；孕后期引起孕妇肝功能损害。故孕妇禁用四环素。

孕妇为何忌用氯霉素

氯霉素可以通过胎盘在胎儿体内蓄积，新生儿表现为呕吐、厌食、腹胀，进一步产生循环衰竭为"灰婴综合征"，故孕期禁用。

孕妇为何忌用抗真菌药

酮康唑可透过胎盘，动物实验可致畸形，故孕期不宜使用。

孕妇为何忌用抗结核药

利福平动物实验有致畸作用，妊娠 3 个月内禁用；异烟肼易透过胎盘，动物实验可引起死胎，故孕期禁用抗结核类药。

孕妇为何忌用抗菌中草药

米非司酮，抑制绒毛滋养细胞生成，可致流产；大青叶有直接兴奋子宫平滑肌的作用，大量使用可致早产，故孕期禁用抗菌中草药。

孕妇为何忌用伯氨奎宁

伯氨奎宁可引起胎儿溶血性贫血等，故孕妇禁用。

孕妇为何忌用氯喹

氯喹可引起新生儿溶血症、高铁血红蛋白血症，故孕妇禁用。

孕妇为何忌用乙胺嘧啶

乙胺嘧啶为叶酸拮抗剂，可致畸，故孕妇禁用。

孕妇为何忌用咪替丁

未见咪替丁与先天性畸形有任何关联，但妊娠足月时服用可引起一过性胎儿肝脏损害，故孕妇禁用。

> **健康小贴士**
> ### 孕妇为何忌用溴化剂
> 溴化剂孕早期应用可导致胎儿畸形，如多指、内翻足、胃肠道畸形和先天性髋关节脱臼等，故孕妇禁用。

孕妇为何忌用抗肿瘤类药

抗肿瘤类药对胎儿均致畸，严重妨碍胎儿生长，甚至胎死宫内，故孕妇禁用。

孕妇为何忌用麻黄碱、肾上腺素、异丙肾上腺素

麻黄碱、肾上腺素、异丙肾上腺素均能通过胎盘，动物实验有致畸作用，孕妇禁用。

孕妇为何忌用可待因

可待因在孕早期应用可发生胃肠道及心血管反应、畸形、唇裂、腭裂、髋关节脱臼等；孕中期应用可发生胃肠道畸形；分娩期应用可引起新生儿呼吸抑制，故孕妇禁用。

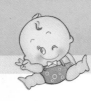
孕妇为何忌用氯丙嗪

氯丙嗪易通过胎盘，使孕妇及胎儿血压均降低，可引起胎儿骨畸形、脑积水，故孕妇禁用。

孕妇为何忌用安定

安定能快速通透胎盘进入胎儿体内，孕早期应用可发生先天性腹股沟疝、心脏畸形、胃幽门狭窄；孕中期发生血管瘤及心脏畸形，故孕妇禁用。

孕妇为何忌用乙醇

孕早期摄入纯酒精 50 克或 100～150 克，能引起胎儿中度或重度酒精中毒症，包括头面、四肢、中枢神经畸形、心脏的生长发育异常，同时易导致妊娠中期流产等，故孕妇禁用。

孕妇为何忌用二醋吗啡

二醋吗啡对胎儿的影响为综合性的。二醋吗啡能很快通过胎盘，1 小时内进入胎体，可致畸及染色体改变，也可因胎粪吸入而胎死宫内，故孕妇禁用。

孕妇为何忌用苯妥英钠

苯妥英钠可致畸形，成胎儿苯妥英钠综合征，包括远端肢体、脑面部发育不良及钙化畸形、全身发育迟缓、先天性心脏病、阔鼻根部畸形、指甲小或缺失、掌纹异常。如作用于染色体上，可导致成神经细胞瘤及维生素 K 依赖因子缺乏。故孕妇禁用苯妥英钠。

孕妇为何忌用扑米酮

扑米酮可致畸，如脑面部畸形、唇裂、腭裂、先天性心脏病等，故孕妇禁用扑米酮。

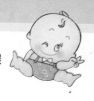

孕妇为何忌用大剂量阿司匹林

阿司匹林可导致产前和（或）产后出血、过期妊娠、产程延长，导致围产儿死亡率增高、IUCR、先天性水杨酸中毒、清蛋白结合能力降低、动脉导管提前关闭；分娩前应用可致新生儿凝血障碍，血小板、XII因子均较低、早产儿颅内出血发生率增加，故孕妇禁用大剂量阿司匹林。

孕妇为何忌用香豆素类衍生物

孕早期应用可导致华法林综合征，甚至死亡。孕中期应用导致中枢神经系统、背部和腹部中线部位发育不全和智力不全及其他中枢神经系统症状。同时可引起早产、出血等并发症。故孕期禁用香豆素类衍生物。

孕妇为何忌用双氢克尿噻

双氢克尿噻在孕早期应用可致畸，减少胎盘血液灌注，导致流产、子宫收缩无力、羊水胎粪污染和围产儿死亡率增高。足月时，能通过胎盘进入胎体，胎血含量与母血同，有轻度促糖尿病趋向，也可引起胎儿血小板减少和溶血性贫血。且可降低母体血钾，继发胎心减缓，孕期应禁用。

孕妇为何忌用咖啡因

动物实验证实可致畸。可乐、茶类饮料中含咖啡因，故孕妇禁用。

孕妇为何忌用氯米芬

氯米芬可用来诱发排卵，一旦受孕应禁用，否则可致畸。

孕妇为何忌用雌二醇

孕期使用雌二醇能导致心血管、眼、耳先天畸形和唐氏综合征。如生男孩可能有心理和性方面的异常表现，故孕期禁用。

孕妇为何忌用炔雌醇

孕期使用炔雌醇能导致先天畸形，包括心血管、眼、耳和唐氏综合征，孕期禁用。

孕妇为何忌用妇康片

孕期服用妇康片可能会导致女性胎儿男性化、心血管畸形、尿道下裂、脊柱裂、脑积水等先天畸形，故孕妇禁用。

孕妇为何忌用黄体酮

孕妇使用黄体酮可导致男性和女性胎儿两性化畸形、心血管畸形、尿道下裂、脊柱裂、无脑儿、脑积水、白内障等，故孕妇禁用。

孕妇为何忌用甲羟孕酮

孕妇使用甲羟黄体酮可导致胎儿两性生殖器畸形、心血管畸形、尿道下裂等，故孕妇禁用。

孕妇为何忌用氧氟沙星

氧氟沙星具有广谱抗菌作用，尤其对氯氧革兰阴性杆菌抗菌活性高，动物实验未证实氧氟沙星有致畸作用，但对孕妇用药进行的研究尚无明确结论。鉴于本药可引起未成年动物关节病变，故孕妇禁用。

孕妇为何忌用莫匹罗星软膏

莫匹罗星软膏是一种抗生素外用软膏，在皮肤感染方面应用较广泛。但专家认为，妊娠期最好不要使用该药。因为此膏中的聚乙醇会被全身吸收且蓄积，可能引起一系列不良反应。

孕妇为何忌用华法林

华法林有明显致畸作用。早期妊娠时应用华法林有 15% ~ 25% 可引起

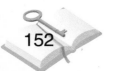

"华法林胎病综合征"，主要表现为面部器官发育异常、鼻骨发育不全、指或趾骨发育不全、点状骨骺、生长和智力发育迟缓、视神经萎缩等。常发生早产，并由于新生儿鼻道狭小，常伴有呼吸抑制；中期妊娠应用此药，除可引起胎儿发育迟缓、视神经萎缩、小头畸形和大脑不发育外，还可影响胎儿的抗凝作用；而晚期妊娠应用华法林主要引起胎儿和围产儿出血。因此，孕妇应用华法林是不安全的。

孕妇为何忌用风油精和清凉油

风油精和清凉油是家庭的必备药品，很多人出差、旅游都带着。但孕妇应禁用风油精和清凉油。因为风油精和清凉油主要成分之一的樟脑，如应用在鼻孔内或通过口摄入体内，超出一定的剂量，就会发生中毒，大量摄入可危及生命。此外，有资料证明，樟脑可穿过胎盘屏障进入羊水，孕妇服用樟脑制剂可引起胎儿死亡。人们早就发现，孕妇多接触芳香物质，容易引起流产。在民间，人们还把樟脑作为流产或避孕药。所以，孕妇应忌用风油精和清凉油等含樟脑的制剂，尤其是怀孕的前3个月。

孕妇妊娠期可以用药吗

孕妇在孕期用药是一个值得人们关注的问题，也是需要人们慎重对待的问题。对孕妇来说，一个人用药，等于两个人接受药物的作用，胎儿成了被动的用药者。药物可一方面通过胎盘直接影响胎儿；另一方面通过母体发生变化而间接影响胎儿。因此，研究孕期合理用药，对保障孕妇的安全，维护胎儿的正常发育和健康成长，具有重要意义。

妇女怀孕以后，在整个妊娠期间，由于身体各系统发生的生理变化，稍不小心即容易患一些疾病。为了保证母、胎健康，必须及时采用药物治疗。有一些孕妇，怀孕前已患病，孕期仍需继续治疗，或为了防止孕期的疾病影响胎儿，也需要用药物治疗。如果妊娠中胎儿和母体发生异常情况，或分娩前后必须做某些处理时，也常常需要用药。

事实上，在孕期合理用药，能使流产、早产和死胎减少，新生儿和孕产妇疾病的发生率和死亡率都降低。不可否认，如果孕期用药不合理，会引起许多不良后果，甚至造成严重危害。所以，孕妇妊娠期用药，必须在医生的指导下使用。

孕妇用药的原则是什么

我国明代医家在《育婴家秘》中指出："妊娠有疾，有不可妄投药饵。必在医者审度病势轻重，药性之上下，处以中庸，不必多品，视其病势已衰，药宜便止，则病去于母，而子亦无殒矣。"这就明确提出孕妇不可滥用药物。那么，孕期如需要服药时应注意哪些问题呢？

（1）药物的致畸作用主要与药物性质、用药时胚胎发育阶段、胎儿对药物的敏感性、药物剂量的大小以及用药时间长短有关。妊娠的头3个月是胎儿的各器官分化、发育、形成阶段，3个月以后，除生殖器官和中枢神经系统进一步发育外，胎儿的多数器官均已形成。因此，在妊娠前3个月内尽可能地避免用药。但不包括必须的治疗药物。

（2）孕妇在有病需要用药时，应请教医生，不要自行服药。

（3）在孕期用药时，应禁止服用目前已明确的对胎儿有可能致畸的药物。在有多种药物可供选择的情况下，应尽量选取在临床使用时间较长的、相对安全的、对胎儿毒副作用小的药物，尽量避免大剂量、长时间或多种药物一起使用。病愈或基本痊愈后要及时停药，以达到既去除母体疾病，又无损胎儿的目的。

（4）患有慢性病需要长期服药的孕妇，妊娠后应根据病情适当减少药物用量，或选用对胎儿影响较小的药物。

（5）注意胎龄和用药之间的关系。药物对胎儿的影响，除了取决于药物的性质之外，用药时的胎龄也很重要。一般来说妊娠3个月以内是致畸敏感期，尤其3~6周影响最大，如果发生畸形也最严重，因此在怀孕头3个月用药要特别慎重。妊娠4个月以后，致畸机会减少，但可能造成功能异常。还有用药的剂量、持续时间或反复使用孕期不宜采用的药物，都会加重对胎儿的影响。为了减少孕期用药的危险，在慢性病未痊愈前，尽量不怀孕。平时注意孕期营养和卫生保健，少生病，少用药。

孕妇忌用的中药有哪些

从近几年来的有关研究看，有些中草药对孕妇及胎儿也有一定的不良反应，其中最常见的危害是引起流产、早产以及死产等。如中草药中的红花、枳实、蒲黄、麝香等，能兴奋子宫，使子宫紧张性增高，甚至引起子宫痉挛性收缩，造成胎儿宫内缺氧而发生死产。另一些中草药可使肠蠕动增加，反射性地引起子宫强烈收缩，造成流产和早产，如芒硝、大黄、大戟、商陆、巴豆、芫花、牵牛、甘遂等。还有一些中药本身就具有一定毒性反应，如斑蝥、生南星、附子、乌头、蜈蚣、朱砂、雄黄等，其所含的生物碱以及矿物质成分，可以进入胎盘直接影响胎儿。

祖国医学认为，妊娠期主要是忌活血破气、滑利攻下、芳香渗透、大热有毒之品。

（1）活血破气类药物桃仁、红花、三棱、莪术、泽兰、苏木、刘寄奴、益母草、牛膝、水蛭、虻虫、乳香、没药等等。因"血活"可使血液循环加速，迫血下流，而促胎外出。"迫血随气行"，气乱则无力固胎。

（2）滑利攻下类药物滑石、冬葵子、甘遂、大戟、芫花、薏苡根、巴豆、牵牛子、木通等。此类药物多具通便利尿、泻下通府的作用，气耗则胎失固摄，胎儿下坠。

（3）大辛大热类药物附子、肉桂、川乌、草乌等。这些药物性热而燥，辛热走窜，迫血妄行，燥能伤津，对胎儿不利，且多有不同程度的毒性，有堕胎之弊。

（4）芳香渗透类药物如麝香、草果、丁香、降香等。多辛温香燥，有疏通气机的作用。气行则血行，以致迫胎外出。

（5）有毒之品如水银、朱砂之类。有直接伤胎、腐胎的作用，当严禁服用。

由此可见，孕妇用药切不可自作主张，尤其是妊娠开始三个月及最后三个月更应谨慎，以免胎儿受到不良影响：

哪些西药对胎儿有影响

在 10 个月的怀胎期间，孕妇难免因生病需要服药。很多孕妇怕药物对胎儿产生不良影响，不敢使用，结果延误了治疗，使病情得不到控制而继续发展；也有孕妇因为用了药，坚决要求人工流产。这些做法都不正确，应了解哪些药物对胎儿有不良影响：

（1）抗生素类。四环素能抑制胎儿骨骼发育，使乳齿变黄，可致先天性白内障；链霉素、庆大霉素可引起胎儿听觉障碍及泌尿系统损害；氯霉素抑制骨髓造血功能并能引起以呼吸循环衰竭为特征的灰色综合征；磺胺类可致新生儿高胆红素血症。此外，红霉素等对胎儿均有不良影响。

（2）激素。性激素、黄体激素可引起男胎女性化或女胎男性化；肾上腺皮质激素可致唇裂、腭裂，糖皮质激素在妊娠早期可引起死胎、早产；胰岛素可致胎儿畸形。

（3）镇静催眠药。利眠宁、安定、巴比妥、苯巴比妥等可致胎儿四肢畸形、唇裂、腭裂、心脏病。

（4）解热镇痛剂。早期服用阿司匹林可致胎儿腭裂及心血管、神经系统和肾畸形，晚期可引起胎儿出血。

（5）降压利尿药。双氢克尿塞可致胎儿血小板减少；利血平使胎心变慢，新生儿鼻塞。

（6）维生素类。维生素 A 可致胎儿骨骼异常、先天性白内障；维生素 D 过量可使胎儿血钙过高。

(7)其他抗肿瘤、抗甲状腺、抗癫痫、抗凝血、抗过敏药。可致胎儿畸形。

也应当了解：并不是服药后都会有同样的损害，这与用药剂量、途径、时间以及胎龄、母体体质均有关。因此，有病应及时选用合适的药物。有病不用药，孕妇不但有危险，胎儿也一样有危险。

哪些西药对孕妇有影响

妊娠期妇女用药有时可产生不良影响，据报道，静脉滴注大剂量四环素治疗患肾盂肾炎的孕妇，可引起暴发性肝脏代偿失调症候，死亡率很高。肾盂肾炎患者肾功能减退，四环素清除率下降，药物本身对肾脏又有毒性作用，还可使孕妇发生坏死性脂肪肝、胰腺炎和肾损害，加上四环素对胎儿也有不良影响，因此妊娠期禁用四环素。妊娠后期应用红霉素十二烷基硫酸盐引起阻塞性黄疸并发症的可能性增加，可逆的肝脏毒性反应的发生率高达 10% ~ 15%。

为保证胎儿生长的需要和维持母体良好的营养，在孕妇营养不足的情况下，应适当补充铁、钙、叶酸盐、维生素 B_1 和 B_6，世界卫生组织提出在钩虫病和血吸虫病高发区和对贫血孕妇应常规补充铁。

药物对不同时期的胚胎有哪些影响

胎儿发育可分受精与着床期（孕 5 周前）、胚胎期（孕 5 ~ 10 周）及胎儿期（孕 10 周后）。在孕 5 周前孕卵细胞分裂活跃，但功能未分化，对毒性轻的药物，孕卵可通过代偿继续发育，毒性重的则干扰孕卵着床而流产。孕 5 周起，母胎间血液循环已经建立，孕 5 ~ 10 周是胚胎器官发生期，细胞已高度分化，药物毒力如杀伤部分细胞即无法代偿而产生形态及功能上的畸形。畸形的类型与器官发育阶段及用药的时间、途径、剂量均有关系。孕 10 周后，胎儿脏器已形成，但胎儿肝、肾解毒能力差，常因中毒影响胎儿成长和某些器官功能。因此，为避免胎儿畸形，在胚胎器官形成期，孕妇用药要特别慎重。

孕妇可以注射乙肝疫苗吗

孕妇可以注射乙肝疫苗。目前常用的乙肝疫苗为灭活疫苗。

一类是血源疫苗，经过严格的消毒处理；另一类是各种基因工程疫苗。这些乙肝疫苗是非常安全的。孕妇注射后可引起免疫反应，保护孕妇免遭乙肝病毒的感染，有益于健康。接种的乙肝疫苗也不会进入胎儿体内，因此不会影响胎儿。

孕妇注射乙肝疫苗应注意以下两点：一是注射前先验血查乙肝五项指标。如乙肝表面抗体阴性即未受到乙肝病毒感染，即可常规注射3支；二是接触过乙肝病人，怀疑自己受到感染者，可先注射1支免疫球蛋白，然后再验血，如乙肝表面抗原（HBsAg）或乙肝表面抗体（抗–HBs）为阳性，则不需要打乙肝疫苗了。如都是阴性，可常规注射3支。

孕妇可以注射哪些防疫针

正常孕妇应该接受的免疫接种有以下几种：

(1)破伤风类毒素。我国新生儿破伤风的发病率较高，是威胁新生儿生命的一大因素。孕妇接种破伤风类毒素可以预防胎儿感染破伤风。

接种方法：在怀孕第4个月注射第1针，剂量为0.5毫升（含5个单位），间隔6周或更长一点时间后注射第2针，剂量同前。第2针最迟应在预产期前4周注射。如果注射时间太接近分娩时间，就不能保证分娩时母体已产生足够抗体。

如果孕妇已感染破伤风，则不宜使用破伤风类毒素，否则可能会引起过敏反应。使用人血破伤风免疫球蛋白，不会引起过敏。

(2)狂犬疫苗。在狂犬病流行区，孕妇如被狗或其他动物咬伤，或者在非流行区被疯狗或疑似"疯"动物咬伤，都应注射狂犬疫苗。

接种方法：在咬伤的当天和第3、7、14、30天，各注射狂犬疫苗1针。

严重咬伤。如上肢、头面部或身体多处被咬伤者，应立即注射狂犬病免疫球蛋白或注射抗狂犬病血清，然后再按上述程序注射狂犬疫苗。

（3）乙型肝炎疫苗。主要适用于生活在乙型肝炎高发区、孕妇的配偶或家庭成员有乙肝者等情况。

接种方法：首次注射后，隔 1 个月、6 个月再各注射 1 次共 3 次。如果孕妇本人乙肝表面抗原阳性或表面抗体阳性，则不必再注射。

（4）乙脑疫苗。注射乙脑疫苗对孕妇、胎儿均无害，但不必常规注射，有必要时可按要求注射。

（5）人血或人胎盘血丙种球蛋白。这两种都是被动免疫制剂，适用于已经受到或可能会受到甲型肝炎感染的孕妇。

值得注意的是，并非所有的免疫接种都是安全的，如水痘、风疹、麻疹、腮腺炎、甲肝都是病毒性减毒活疫苗。还有孕妇应禁用口服脊髓灰质炎疫苗及百日咳疫苗。另外值得注意的是，凡有流产史的孕妇，为安全起见，均不宜接受任何免疫接种。

用口服避孕药时怀孕宜采取哪些措施

口服避孕药的效果相当可靠。如能按照要求正确服药，1000 个服药女性中可能只有 1 个失败。临床常遇到的服避孕药过程中怀孕的例子，究其失败的原因，往往不在药物本身，而绝大多数是由于服法不正确或未坚持服药造成的。近年来的研究发现，避孕药能使服药女性血内淋巴细胞染色体发生断裂或异位，是否可致胎儿畸形还不能最后确定，所以在目前提倡少生优生的情况下，为了下一代的健康，服避孕药过程中怀孕或不知妊娠而继续服药者最好做人工流产。怀孕期间应禁用避孕药。

孕妇多服维生素好吗

（1）维生素 A：成人中毒剂量是一次服用 150 万国际单位。偶见过多食用动物肝脏发生中毒者。其急性中毒症状为嗜睡、头痛、呕吐、视盘水肿及婴、幼儿前囟膨出等。慢性中毒表现为皮肤干燥、粗糙、脱发、唇干裂、皮肤瘙痒，还可出现口舌疼痛、杵状指、骨质肥厚、眼球震颤、指甲易碎、高血钙症、肝脾肿大、低烧等，可导致胎儿畸形。

（2）维生素 D：最易使人中毒，其使用量达 6 万国际单位，可引起高钙血症、肌无力、感情淡漠、头痛、厌食、恶心、呕吐、蛋白尿、高血压或心律失常等中毒症状。慢性高钙血症可致全身血管钙化，肾内钙质沉着和肾功能衰退，也可引起胎儿主动脉硬化，还因囟门早闭而影响大脑发育。平时常晒太阳的孕妇可不必补充鱼肝油和维生素 D。

（3）维生素 E：服 300 毫克以上可出现疲倦、头痛、恶心和肌无力等症状。超过 3000 毫克时，可出现肠绞痛和腹泻，大剂量的维生素 E 和维生素 K 拮抗，并抑制凝血因子 Ⅱ 的产生，延长凝血时间。

（4）维生素 C：日服 1 克有时可引起腹泻，一次服 4 克可以引起尿酸症，还可以使一些患者形成泌尿系统的草酸盐结石，使葡萄糖 –6– 磷酸脱氢酶缺乏症患者发生溶血性黄疸。如果孕妇大量地长期服用维生素 C，其胎儿可以发生维生素 C 性坏血症，并可降低口服抗凝剂的效应。

（5）维生素 B：逐渐增大维生素 B_6 的服用量达 6 克，并连续服用两个月后可出现口周麻木、手足麻木、运动不灵活等严重末梢神经症状。停药后半年可好转，少数人 2～3 年后痊愈。另外，维生素 B，还可以降低巴比妥类和苯妥英钠的抗惊厥作用。

（6）维生素 K：怀孕期间大量服用维生素 K，可使新生儿发生病理性黄疸。还可降低口服抗凝血药的作用。

（7）烟酸：可以导致组织胺释放，产生颜面潮红、瘙痒和胃肠功能紊乱，也可使哮喘加重。大剂量烟酸可导致肝中毒、血清转氨酶升高。

怀孕后为何忌擅自进补

怀孕后身体发生一系列的生理变化，如血流量增加、心脏负担加重、内分泌旺盛、胃肠功能不好等，中医认为这是"阳常不足，阴常有余"。人参是大补之品，孕后久服或用量过大，很容易导致气盛阴耗，阴虚火旺。到了妊娠中晚期，由于胎儿的压迫等负担，孕妇往往出现高血压、水肿，此时如进大补之品，结果不仅对胎儿和孕妇无益，反而会加重妊娠呕吐、水肿、高血压等现象，也可促使阴道出血或流产、死产、胎儿窘迫等。有人做过调查，发现有很多先兆流产的人是因为吃了人参、桂圆所致。除此之外，像鹿茸、鹿胎膏、鹿角胶和胡桃肉等属温热、大补之品，孕后也不宜服用。

孕妇需要增加营养是人所共知的常识，但是，并非所有营养品都适合孕妇，不加选择地盲目进补，对孕妇是很危险的。曾有一位妇女，在其怀孕后，家人给她买来桂圆、黄芪、人参、蜂王浆等各种滋补品，但是她吃了以后却出现了漏红现象，经医生检查诊断为乱用补品造成的先兆流产。

有人可能会问：为什么进补会造成先兆流产呢？原来，从中医学的角度看，妇女怀孕后，由于阴血聚以养胎，多数人有阴血偏虚的症候，而阴虚则会滋生内热，从而出现口干、口苦、大便干结、小便短赤等阴虚火旺的症状。如果这些症状不严重，过一段时间通过孕妇自身对阴阳的调节会自然消失；如果症状严重，有经验的大夫会很小心地选择一些不会对孕妇和胎儿产生危害的清热凉血的药物进行治疗。而人参、桂圆属于甘温之物，会加剧孕妇阴虚火旺的症状，在这个时候是不能吃的。前面提到的那位孕妇，由于生理上的变化，本来就有些阴虚阳亢，又吃了不少甘温的补品，这无异于火上浇油，使内热陡然上升，从而迫血妄行以至于伤胎漏红，引起先兆流产。所以，孕妇不应听信"桂圆力大可保胎，食之将来孩子可眼大、漂亮"等说法，孕期应禁食桂圆。对人参和蜂王浆，若孕妇的确气血亏虚，需要使用，也必须严格按照医嘱使用。

有一些孕妇由于缺乏医学知识而盲目进补，结果不仅没有起到保健作用，反而还造成了难产。如：有些地方的孕妇习惯食用黄芪或黄芪炖鸡，这些东西虽可起到强壮胎儿的作用，但由于黄芪具有益气、升提的作用，会扰乱妊娠后期胎儿正常下降的生理规律，从而使产程延长或导致难产。因此，孕妇除了吃多样化食物以保证蛋白质、维生素以及铜、铁、锌等微量元素充足之外，不要乱用补药，否则，会使阴阳气血失调、脏腑功能受到干扰，出现各种不适症状，甚至造成严重后果。所以，孕妇进补一定要谨慎，千万不可乱用补品。

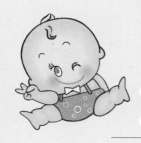

第三篇

胎教教育好宝宝更健康

　　孕育生命是件非常幸福的事，孕育一个健康的、非常聪明的生命那才是更让人惊喜的感动。每一个家庭都希望生一个智力非凡的宝宝，于是早期智力潜能开发是关键，因此在胎儿期进行系统科学的胎教就势在必行了。

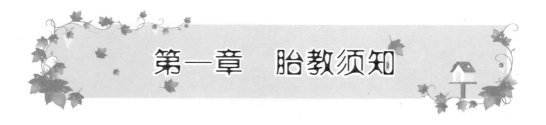

第一章　胎教须知

什么是胎教

何谓胎教，单看字面，也许有人会认为胎即胎儿，教即教育，就是"对胎儿的教育"。其实，这只是从字义上的浅表认识，不是胎教的真正含义。我们今天说的胎教，不是局限在人类本能的传宗接代基础，而是更深一层地去认识包含于现代科学技术体系之一的人体科学中的一个最基本的问题——优生，亦即广义的胎教。

也许你觉得有点奇怪，深居母亲腹内的胎儿对于外界既看不见又摸不着，怎么能接受教育呢？是的，到目前为止，即使是最先进的科学技术手段，也无法使安居母亲子宫内的胎儿直接接受教育。中医学中广义的"心"、"神"，指的是人的感觉、认识、精神、情绪，与现代医学所认识的大脑旧皮质的功能是相通的。婴儿出生前形成的大脑旧皮质，是婴儿出生后大脑新皮质形成的基础，只有这个基础发育得好，新皮质的吸收知识及形成能力、智慧的功能才得以发挥作用。大脑旧皮质发育得好，是造就孩子良好性格、优秀个性心理品质、良好的素质及发达的智力的决定因素。没有大脑旧皮质，人的情绪就不能稳定，接受知识的脑的新皮质就不能充分发育以达到应有的水准。胎儿时期形成的大脑旧皮质，会使母亲和其腹内宝宝的心紧紧相连，使之能被美好的事物所感动，能够接受父母之爱。因此，我们只能顺应胎儿的身心发展的自然规律，为其"修路搭桥"，为他（她）的生存发展创造一个好环境，即父母健康的身心，优美、舒适、宁静、和谐的生活环境，母亲平和、安乐的心境。使胎儿的感觉器官——大脑旧皮质能受到良性的刺激，为孩子拥有智慧和好性情的未来奠定基础，以便孕育出健康聪明的下一代。这就是胎教。

胎教是集优生、优育、优教于一身的学问。国内外大量实践证明，经过良好胎教出生的新生儿，在听力、记忆力、性格等方面都表现出明显的效果。

母亲宜如何当好胎教的主角

一般情况下，从发现自己的腹内已萌发出一个小生命时起，多数未来的母亲便意识到保护和培养这一幼小生命的信号，自然而然地开始了和小生命的"对话"，进行着亲切而又温暖的交流。当然，由于每一位母亲的家庭环境、文化素养、道德修养、对胎教的认识与付出的时间和精力以及投注的爱心等方面的差异，造成了胎教的不同结局。因此，每一

健康小贴士

丈夫在胎教中起什么作用

有人认为，胎儿是在母亲的腹中，那么胎教的责任自然是由孕妇一人承担。其实这种想法是错误的。母亲是胎教的主角，未来的父亲在胎教过程中，同样担负着重要的作用。丈夫配合得好坏，直接关系着胎教的质量。

位即将做母亲的人都应充分认识自己所肩负的责任，增强体质，加强修养，很好地进入"主角"的角色，为孩子的超早期教育作出贡献。

也许有些孕妇会因为自己的文化水平不高等因素而感到气馁，对胎教缺乏信心。其实，在胎教过程中最为关键的莫过于母亲的爱心。只要把培养孩子作为生活的中心，付出一切可能的精力和时间，倾注全部的爱心，那么未来的孩子就一定会令人满意。这一点要求算不上苛刻，只要愿意，每一个母亲都是能够做到的。

胎教的基本内容是什么

总的来说，胎教是指妊娠期间，孕妇本身的情绪及外在的环境，对胎儿生长发育所产生的影响，并试图利用这两方面的因素，促进胎儿身体与智力方面的良好发育。因此，胎教的基本内容与方法，可概括地分为以下几点：

（1）孕妇的情绪要尽量处于稳定的状态下，需保持轻松愉快的心情。

（2）对胎儿施以声波的、触摸的或轻轻拍打式的"呼唤"刺激，通过这些刺激让胎儿经常与外界联系。

（3）用特定的音乐声波，对胎儿进行反复的听觉刺激，并不断强化这种音乐刺激，促使胎儿大脑神经细胞之间的突触联系发育更快、数量更多，为信息贮存场所的广泛建立，创造一个先天良好的物质基础。

传统胎教要求孕妇不看不美好的东西，言行举止都要端庄守礼，平时多听美好言词，保持思想纯洁、精神健康等等。其实一句话，就是要保持孕妇本身的平静情绪和创造一个美好的胎外环境。

为什么宜从胎儿期开始考虑育儿

一般人通常都认为育儿工作是在婴儿出生后才开始的。事实上，就在母体受孕的瞬间，胎儿已经由于受到母体的生命之气——意识的波动，而开始成长了。

当医生告知母亲确定已怀孕时，如果母亲持有一种怀孕的喜悦感，胎儿在知道这一"信息"后也会觉得相当安心。相反，如果母亲对于怀孕一事所持的是否定的情感，则胎儿也会满怀不安地成长，如此成长的孩子将来一定会心绪不平静的。也就是说，心绪安详的孩子的学习过程自然比较顺利，而不安定的孩子则会成为无法好好学习的孩子。

根据美国斯坦福大学的研究，当孩子还在腹内时，母亲就经常对胎儿诉说梦想的孩子，与母亲没有这么做的孩子相比，出生后一年就会产生很大的差异。

当孩子还在胎内时，母亲即很认真地阅读书籍，同时常常对孩子说："希望你以后成为很会阅读的好孩子。"以这种方式来进行胎教，结果生下的孩子真的对书本有着浓厚的兴趣。待其长大成人后，有些甚至成为优秀的文字工作者。

某位母亲知道自己怀孕时，经常告诉家人、朋友："希望能生下一个运动能力杰出的孩子。"并持续持有这种想法，结果随着孩子的成长，果然崭露出非凡的运动才能，最后真的成为成功的棒球选手。

父母传送给胎儿的波动，具有决定孩子未来的作用。

胎教的先决条件是什么

为了让新生命在最完备的情况下降临人间，母亲必须努力为胎儿提供一个最佳的妊娠环境。如果母亲能满意自己的身体状态而且心情愉快，腹中的胎儿便能在安静祥和的环境中健康地成长。

首先是母亲的身体要健康。如果母亲的健康堪忧，怀孕对母体而言，将是一大负担，一旦生病，那么在疾病治疗当中，药物很容易影响到胎儿。特别是糖尿病、心脏病等对怀孕有影响的疾病，一定要趁早治疗。当然也可以在怀孕期间治疗，但是药物的服用及生活习惯，必须谨慎遵照医嘱。

有些妇女为了维持苗条身段而进行极端的节食，结果产生营养失调，导致贫血和体力不支。为了避免危及健康，孕妇的确需要对自己的饮食生活状况做一番检讨。

迎接新生命的来临，不只是母亲的责任。身为准父亲的男性，也要关心妻子，让妻子安心怀孕，在身心两方面给予绝对的支持。夫妻携手，共同完成此一伟大的目标。只有这样，才能营造出良好的胎教环境。

胎儿的大脑是怎样发育的

做父母的都想得到一个聪明伶俐、活泼可爱的孩子。然而，聪明孩子的前提却取决于胎儿期大脑的发育情况。现在我们就来看看胎儿的大脑是怎样发育的。

早在受孕后的第 20 天左右，胚胎中已有大脑厚基存在；妊娠第 2 个月时，大脑里沟回的轮廓已经很明显；到了第 3 个月，脑细胞的发育进入了第 1 个高峰时期；妊娠第 4~5 个月时，胎儿的脑细胞仍处于迅速发育的高峰阶段，并且偶尔出现记忆痕迹；从第 6 个月起，胎儿大脑表面开始出现沟回，大脑皮质的次结构也已经基本定型；第 7 个月的胎儿大脑中主持知觉和运动的神经已经比较发达，开始具有思维和记忆的能力；第 8 个月时，胎儿的大脑皮质更为发达，大脑表面的主要沟回也已经完全形成。

据有关报道，胎儿的脑从妊娠 6 个月起就已具有 140 亿个脑细胞，也就是说已经基本具备了一生中所有的脑细胞数量。其后的任务只是在于如何提高大脑细胞的质量，若想再增加一些脑细胞，恐怕是回天无力了。

由此可见，胎儿期脑的发育是十分关键的时期。仅仅从这一点来看，从胎儿期开始的系统科学的胎教就势在必行。当然，胎儿脑的发育还不够成熟，尤其起重要作用的脑神经梢尚未完全形成，大概要到出生后 10 岁左右才能全部发育完成。未来的父母在胎教过程中应注意到这一问题，切不可急于求成，否则只能是欲速则不达。

胎儿有记忆能力吗

这是一个有争议的问题。有人认为从妊娠第 4 个月开始，胎儿的大脑中已经偶尔会出现记忆痕迹；也有人认为 8 个月以前的胎儿不可能具备记忆功能，但同时又认为记忆能力从胎儿期就已经开始萌芽。目前医学界多数人都认为，胎儿具有记忆、感觉的能力，而且这种能力还将随着胎龄的增加逐渐增强。

人们发现，当婴儿被母亲用左手抱在怀里，听到母亲心脏跳动的声音时，很快就能安然入睡。还有人做过这样的实验：在医院产科的婴儿室播放母亲子宫血流及心脏搏动声音的录音，发现正在哭泣的新生儿很快就安静下来，情绪稳定，饮食、睡眠情况好，而且体重增加迅速。这是因为胎儿在母亲的子宫中早已熟悉母亲的心音，一听到这音响就感到安全亲切。更为有趣的例子是，钢琴家鲁宾斯堤、小提琴家梅纽因以及乐团指挥罗特等人的经历，在他们的演奏生活中都曾对一些从未接触过的曲子"似曾相识"，即使不看乐谱，乐曲的旋律也不由自主地在脑海中源源不断地涌现。究其原因，发现原来是他们的母亲在怀孕时曾经反复弹奏过这些乐曲。加拿大哈密尔顿乐团的指挥鲍里斯在一次演奏时，一支从未见过的曲子突然在脑海里出现，而且十分亲切，这使他迷惑不解，原来他的母亲曾是一位职业大提琴演奏家，在怀鲍里斯时曾多次演奏过这支曲子。一位名叫海伦的妇女经常给她腹中 7 个月的胎儿唱一首摇篮曲，等孩子出生后，不论其哭得多么厉害，只要海伦一唱那首摇篮曲，孩子立即就安静下来。这些例子都无可辩驳地说明了这样一个问题：胎儿具有一定的记忆能力。

胎儿的心灵能培育吗

胎儿的心和大人的心并不完全相同。虽然称之为"心灵"，却因为母亲平常的生活方式，而区分为"好的心灵"或"坏的心灵"。如果能以平静的心情过日子，就可以培养胎儿优异的心灵。

母亲心情最稳定的情况是什么时候呢？一言以蔽之：指"满足的时刻"！包括空腹获得满足，爱情、亲情获得满足，舒适的生活获得满足等。所有这些心情舒适的状态，腹中的胎儿也一样能感觉到。当他（她）能感到舒适、愉悦的时候，心灵便获得发展。

舒适属于心灵的一部分，同样，不愉快、不安、愤怒也属于心灵的一部分。为了满足人类生存的基本条件，当母亲塑造胎儿的心灵的同时，也塑造了子女出生之后的心灵。

什么是胎教的最佳时期

我国古代对此总结了许多丰富的经验。孕妇怀孕之初，令人难受的孕吐刚刚过去，孕妇的注意力就急切转移到腹内的小生命上，此刻她多么希望宝宝将来很聪明！可是现在她能为腹中的宝宝做些什么呢？

新生命的诞生是从精子和卵子结合开始。从受精卵形成的那一刻起，环境因素就对新生命产生影响，天时、地利、人和缺一不可，因此，胎教应从精子和卵子结合之时开始。母体的营养、疾病、服用的药物，以及孕妇情绪变化所产生的内分泌改变，都构成了新机体生长的化学环境；子宫内的温度、压力，母体的身体姿势和运动，以及体内外的声音等，构成了胎儿生长的物理环境。所有这些外部环境，所有这些直接和间接的刺激，都会对胎儿的生理、心理发育产生有利或有害的影响。如果我们注意孕期的营养、预防疾病、不滥用药物、保持良好的情绪，会为宝宝的健康成长奠定坚实的基础。

我们的祖先为我国悠久历史的灿烂文明培养了许多优秀人物。我们的祖先从胎儿形成那天起就开始计算孩子的年龄，当胎儿出生时已将近一岁了，也就是人们通常所说的"虚岁"。在这段时间里，胎儿不但已经有了生命，他（她）的听觉、视觉、记忆和思维等功能也已经开始发育了。如果我们在胎儿生长发育的同时，也注意给予适当的物理刺激，将有助于胎儿的大脑发育。

科学研究结果表明，胎儿发育到第 4 周时，神经系统已经开始建立：第 8~11 孕周时，胎儿对压触觉有了反应，可以轻轻拍打、抚摸腹部，这种触摸刺激可通过腹壁、子宫壁促进胎儿的感知觉发育；第 16~19 孕周，胎儿听力形成，他（她）能听到妈妈心脏跳动的声音、妈妈心脏血管内血液流动的声音、肠蠕动的声音，他（她）最爱听的是妈妈温柔的说话声和歌声。从第 20 孕周起，胎儿视网膜形成，开始对光线有感应，但他（她）不喜欢强烈光线的刺激。因此可以说从孕中期开始，便是我们进行胎教的最佳时期。

如果孕妇能注意饮食营养、远离烟酒；如果孕妇能注意避免各种物理、化学物质的污染和禁忌服用不利胎儿生长发育的药物；如果孕妇能保持平和的心态、愉快的情绪，她就给了胎儿一个极好的开端；如果孕妇每天能适当、适度地抚摸腹部，为胎儿做做体操；如果孕妇每天能对胎儿说说话，请他（她）听听优美的音乐，那么，你的未来宝宝将一定是一个先天聪明又健康的宝宝。

如果说未来的母亲是胎教的主角，那么，未来的父亲就是胎教中母亲的第一助手。在整个胎教过程中，他与母亲心心相印，妇唱夫随，占据了举足轻重的位置。

首先，他和母亲一道精心选定了受孕的最佳时机，并以其最佳状态参与了创造新生命的全部过程，奠定了胎教的基础。

据有关报道，胎儿的大脑从妊娠 6 个月起就已具有 140 亿个脑细胞，也就是说已经基本具备一生中所有的脑细胞数量，其后的任务只是在于如何提高大脑细胞的质量。

所以，胎儿期大脑的发育是十分关键的时期，仅从这点来看，从胎儿期开始的系统科学胎教就势在必行。

胎儿时期是人类大脑发育的关键时期，也是开发智力的关键时期，这一概念已被越来越多的人所共识。胎教则是胎儿神经系统和感觉器官的发育形成过程中所采取的超早期教育手段，成为婴幼儿早期接受教育的开端。在家庭教育和优生学国际会议上，有的科学家曾提出所谓"产前联络"的方法，对腹中的胎儿进行"胎教"，使出生的孩子变得更聪明、更健壮。现在已证实，这种产前"胎教"方法，对未来孩子的成长，的确有不少良好效果。

胎教不仅是对母亲腹内尚未出生的胎儿进行超前教育的手段，而且还包括围绕胎儿孕育所发生的一切社会活动和生理变化。不少妇女在怀孕期间，喜欢听些悦耳动人的乐曲，多看些鲜艳美丽的花朵，观察形象优美的图画。由此在产前对腹中胎儿施加某种外界影响，是有一定道理的。但对于胎教，是有一定的前提条件的，它需要经过充分的准备阶段，以便为胎教提供良好的基础和前提条件，还要选择有利于胎儿健康成长的受孕时机，将影响胎儿

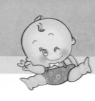

正常发育的有害因素降低到最小限度。只有这样，才能再谈及胎教。

母亲的子宫是胎儿接受胎教的课堂。胎儿通过身体在感知母亲的心跳声、血流声、肠道的蠕动声。他（她）在子宫内学习吞咽，学习吮吸，学习运动，学习呼吸。他（她）通过母亲传递过来的一切信息揣摩着母亲的心绪，学习心理感应。

研究表明，在胎儿的几种感觉器官中最为发达的就是听觉系统了，早在受孕第 4 周，胎儿听觉器官已经开始发育，第 8 周时耳郭已经形成，这时胎儿听觉神经中枢的发育尚未完善，还不能听到来自外界的声音。到了第 25 周，胎儿的传音系统基本发育完成，28 周时胎儿的传音系统已充分发育完成并可以发生听觉反应，至此胎儿就已经具备了能够听到声音的条件，7 个月的胎儿完全可以听到从母亲体外透入子宫内的声音。

胎儿的视觉比其他感觉发育缓慢。从胎儿第 4 个月起，胎儿开始对光线非常敏感。母亲进行日光浴时，胎儿可以通过光线强弱的变化感觉出来。胎儿的触觉出现得早，甚至早于感觉功能中最为发达的听觉。妊娠第 2 个月时，胎儿就能扭动头部、四肢和身体，4 个月时，当母亲的手在腹部摸触到胎儿的脸时，他（她）就会做出皱眉、眨眼等动作。如果在腹部稍微施加一些压力时，他（她）立刻就会做出相应的反应。

胎儿的鼻子早在妊娠第 2 个月就开始发育，到了第 7 个月，鼻孔就能与外界相互沟通了。

在妊娠 4 个月时，胎儿舌头上的味蕾已发育完全。

目前医学界多数人都认为，胎儿具有记忆、感觉的能力，有人认为从妊娠第 4 个月开始，胎儿的大脑中已经偶尔出现记忆痕迹，也有人认为 8 个月以前的胎儿不可能具备记忆功能，但同时又认为记忆能力从胎儿期就已经开始萌芽，而且这种能力还将随着胎儿记忆能力的增加逐渐增加。

所以，有规律地刺激胎儿，具体地进行胎教，应当在妊娠 3 个月左右开始。此时，母亲的妊娠反应阶段也已经过去，各种不适的症状逐渐消失，精神饱满，食欲增加，有足够的精力进行胎教活动。人类这种妊娠生理上的安排，是多么巧妙的组合呀!

对孕育于母腹之中的胎儿进行教育，不同于社会上的其他教育方法。由于胎儿处于特殊的环境，就需要相应特殊的联系方式，主要以音乐、语言和激发胎儿动作为内容的胎儿教育，需要通过对胎儿听觉器官、触压感觉器官以及大脑记忆区域的刺激来进行。

妊娠后期，胎儿的大脑发育渐趋成熟完善，眼睛也有视觉感受，能随着体位的改变而移动。这时，他们对来自母腹外部的触动或声音的反应就更为灵敏了。这种外部影响，特别是音乐的感觉，对孩子未来的成长发育将产生积极作用。

妊娠8个月时母亲躯体和心理上的外界直接刺激，间接地传达给孕育中的胎儿。这将产生良好的积极影响，可以促进胎儿大脑与感觉器官之间的联系更广泛、更精确，使未来的孩子在生理和心理等方面的发展收到奇妙的效果。

掌握了胎儿在母腹子宫中发育的情况，年轻的父母们千万不要错过时机，抓住胎教的最佳时期，积极科学地进行胎教，使胎儿在母亲的子宫里接受胎教，促进各种身体机能的极早发展。

准爸爸如何当好"后勤部长"

怀孕的妻子，一个人要负担自己和腹内胎儿两个人的营养及生活，每天非常劳累，如果营养不足或食欲不佳，不仅使妻子体力不支，而且严重地影响胎儿的智力发育，因为，胎儿的智力形成的物质基础，有2/3是在胚胎期形成的，妻子在孕期需要大量营养。如果孕妇营养不足，胎儿不但体质差，而且胚胎细胞数目以及核酸的含量也比正常胎儿低，从而影响到胎儿出生后的智力。所以丈夫要关心妻子孕期

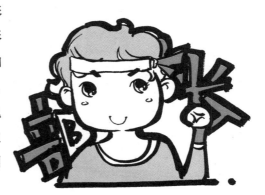

的营养问题，尽心尽力当好妻子和胎儿的"后勤部长"。

准爸爸为何要做到风趣幽默处事

妻子由于妊娠后体内激素分泌变化大，容易产生种种令人不适的妊娠反应，妻子此时的情绪不太稳定，因此，特别需要向丈夫倾诉。这时，丈夫唯有用风趣的语言及幽默的笑话宽慰及开导妻子，才是稳定妻子情绪的良方。

准爸爸如何协助妻子胎教呢

丈夫对妻子的体贴与关心，爸爸对胎儿的抚摸与"交谈"，就是生动有效的情绪胎教。

丈夫要关心、体贴怀孕的妻子，挤出时间抽空陪陪妻子。除帮助妻子操持家务，减轻体力劳动外，还要妥善安排好妻子的饮食，以保证营养物质的摄入，满足胎儿生长发育的需要。

> **健康小贴士**
> ### 准爸爸如何创造丰富生活情趣
> 丈夫在妻子怀孕期间，每天早晨陪妻子一起到环境清新的公园、树林或田野中去散步，呼吸新鲜空气，做做早操，放宽视野，开阔胸襟，并嘱咐妻子白天要晒晒太阳，适当做一些轻微的运动。这样，妻子就会感到丈夫温馨体贴，心情会舒畅惬意，情绪稳定，也有心情对胎儿多说说话。

孕妇腹部膨大，活动不便，操劳过度或激烈运动，会使胎儿躁动不安，甚至流产。做丈夫的要自觉地多分担家务事，不要让妻子做重活，要让她有充分的睡眠和休息。在乘汽车、逛商店时，要保护妻子，避免腹部直接受到冲撞和挤压。

准爸爸怎样适当调节妻子的情绪

胎儿的成长除了生理方面的需要外，还需要多元化的精神因素。胎儿发育需要适宜的环境，也需要各种刺激和锻炼。例如，丈夫可与妻子开开适度的玩笑；陪妻子观看喜欢的电影和电视；让妻子与久别的亲人重逢；让妻子参与社交和调解邻里纠纷；陪妻子作短途旅行等。让她的情绪出现短暂的、适度的变化，为未出世的孩子提供丰富的精神刺激和锻炼，以适应当今社会快节奏变化的需要。

环境污染、强烈的噪音或振动、不安静的生活环境都会引起胎儿的心跳加快和痉挛性胎动，因此，要保持环境的安静。在做噪音大、振动强的活动时，要尽量离妻子远些，避免吓着未出世的小宝宝。

准爸爸如何激发妻子的爱子之情呢

丈夫应在视觉和形象上多为妻子创造一些条件，除了让妻子多看一些能激发母子情感的书籍或影视片外，还要多与妻子谈谈胎儿的情况。如：询问胎动，提醒妻子注意胎儿的各种反应；多与妻子谈论胎儿的情况；与妻子一起描绘胎儿在子宫内安详、活泼、自由自在的形象；一起猜想孩子的小脸蛋是多么漂亮逗人，体形是多么健壮完美。做丈夫的可别小看这些，要知道，这对增加母子生理心理上的联系，增进母子感情都是非常重要的。尤其是丈夫要引导妻子去爱护腹中孕育着的胎儿，开导妻子切不可因为妊娠反应、妊娠负担或因肚子大起来影响了外貌、体型，面部出现色素沉着损害了自己的容颜等，就怨恨腹中胎儿。许多实验都证明，母亲对胎儿有着密切的心理联系，母亲对胎儿有任何厌恶情绪或流产的念头，都不利于胎儿的身心健康。

做丈夫的在精神上对妻子要保持良好的情绪，因为孕妇的情绪会直接影响胎儿的身心发育。妻子的情绪过度不安、焦躁、忧虑、悲伤，可能导致胎儿脑积水或腭裂、唇裂；在怀孕后期受到恐惧、惊吓或严重刺激，能引起胎盘早期剥离而致胎儿死亡；孕妇在孕期经受长期情绪压力，胎动次数比正常多数倍，胎儿出生后不但体重轻，而且消化功能失调，喜欢哭闹，不爱睡觉易受惊吓，此类孩子长大后，往往对环境适应性差。妻子心情不好时，丈夫应开导她，安慰她，切忌惹妻子生气，而应经常陪妻子散步，听听音乐，不但使孕妇心情愉快，而且胎儿在子宫里也会十分惬意。

另一个值得注意的是，孕妇在妊娠初期和后期，夫妻同房易引起流产、早产或阴道感染；在产前一个月性生活频繁，可引起胎儿呼吸困难和黄疸等。妇女在妊娠期对性生活的要求多半不高，因而克制房事的主要责任在丈夫身上。

如何为孕妇创造一个幽静舒适的环境和条件呢

　　孕妇的衣着要宽松，避开噪声，不嗅刺激性气味，不进入脏乱场所。室内要整洁，设置花卉、盆景、书画，使孕妇开阔视野，起到自我调节身心的作用，形成良好的心理状态，这对胎养、胎育、胎教可起到良好的作用。

　　孕妇在业余生活中应该阅读一些趣味高雅，启迪智力，使人精神振奋，有益于身心健康的书籍、书画。它们是知识的源泉，是孕妇文化修养的基础，也是胎教必不可少的精神食粮。孕妇承担着孕育培养胎儿的责任，因此，孕妇提高自身的文学艺术修养，陶冶美的情操，获得知识和智力的启示，使腹中的胎儿从中受益。

　　孕期适度的运动，对确保正常分娩是必要的。运动不足容易引起食欲不振、便秘和超常的肥胖。运动是否适度应以不感到疲劳为标准，每天做 10 分钟至 1 小时较合适。正常的孕妇可以操作一些轻微的家务劳动。孕妇只应做适当的锻炼，千万不要做过于激烈的运动。运动量过大的主要征兆为胎儿体重增加速度慢，孕妇运动后虚弱。孕妇做耐力运动或在热、湿的环境运动都不适合。正确的运动方法，不仅能促进孕妇和胎儿的身体健康，而且还可以通过有规律地刺激胎儿的听觉、触觉、振动觉，使之大脑神经细胞的增殖和联系更加良好，让出生后的孩子更加活泼、聪明、可爱。

　　我们知道，胎儿在母体内是可以感受到母亲的举动和言行的。孕妇在怀孕期间的所作所为都可以直接影响到胎儿出生后的性格、习惯、道德水平、智力等各个方面。这不仅可以从母亲输送给胎儿血液中化学物质的变化看出来，也可以从孕妇从事体力劳动引起胎动异常的感觉中体会到。

妊娠早期准爸爸应该如何照顾孕妇呢

突出的问题是妊娠反应，常会出现恶心、呕吐、食欲不振、疲倦、乏力、头晕、惊慌等不适现象，也会破坏教育小宝宝愉快的心情。这时，即将做爸爸的丈夫应当更加关心体贴妻子。研究表明，胎儿的智力形成有 2/3 是在胚胎期，要有充分的营养才能保证胎儿身体健壮，智能优秀。妊娠期身体状况和产后体力恢复以及孩子身心是否良好，关键在于营养的供给和心情是否愉快，这也是丈夫要重点作好的两件大事，妊娠早期妻子的饮食嗜好改变，比较挑剔，头天喜欢的食物第二天就不想吃了。做丈夫的要想方设法使妻子吃好，因为饥饿会加重呕吐。丈夫要陪同妻子参加一些妊娠保健知识讲座，或者阅读有关书籍，使妊娠早期的许多问题顺利解决。

妊娠早期由于饮食摄入减少，妻子的身体较弱，丈夫应当主动快乐地承担家务，这不光是为了减轻妻子的身体负担，更重要的是用这种关爱，使妻子增强信心，勇敢地承受身体的不适。

保持孕妇良好的心态与妊娠时孕妇的身体状况十分有关，虽然妊娠呕吐是绒毛激素引起的，但心情愉快时会忘记了吃东西后会吐的事，一旦心情不好呕吐就会加重。自然流产的原因是由于胚胎发育不良而引起的，但是孕妇情绪忧郁，终日担心孩子出现畸形，在忧郁状态下寝食不安，孩子就真会发育不良了。孕妇在紧张状态下，甚至有时过于焦虑，会导致子宫收缩而引起流产。如果夫妻吵架，经常生气，或者邻里不和互相谩骂都会引起血管痉挛，引起高血压甚至出现先兆子痫，成为胎儿死亡的重要原因。

怀孕早期孕激素增加会引起孕妇许多变化，感到身体不适和委屈，经常诉苦，对性欲没有兴趣。这时未来的爸爸要为孩子着想，因为妻子妊娠早期容易引起流产，要把爱转移到对妻子的关怀和同情上，丈夫节制性生活，使妻子倍感宽慰。丈夫要让妻子得到充分的休息，注意使用电视机和录音机以

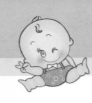

及音响设备时的声音和亮度不要妨碍妻子的睡眠。有朋友来家做客应尽量及时结束，不要在家打麻将、玩扑克、饮酒作乐到深夜，这会影响妻子睡眠和扰乱腹中胎儿的生活习惯。丈夫应陪妻子到公园或树林中呼吸清新的空气，或者致电好朋友或到同学家中小坐，互道关怀和祝贺，使情绪变得轻松愉快，妊娠的不适会减少许多。鼓励妻子保持良好的仪表，虽然肚子挺起来体形不佳，行动不便，面部出现了色素沉着有损容颜，但是孕妇完全可以精心打扮自己。适宜的服装会使风韵犹存，淡雅的化妆显得气色很好，使人保持乐观、自信和心情舒畅。用不含化学成分的中性乳液敷脸，用凉水洗净后涂上冷霜，轻轻按摩会使皮肤洁白柔润，睡前用含维生素 E 油涂敷可以减少色素的沉着，千万不要用含铅唇膏。脸上的变化过了妊娠 5 个月，体内激素平衡后会好转的。注意不要穿高跟鞋，因为穿高跟鞋时身体重心前移，要保持平衡就会挺胸突臀，使腹压上升，体位改变后腹部循环受阻会妨碍胎儿生长。要穿不易打滑的平底鞋防止摔跤，要为妻子选购合适的衣服，既宽大易洗又雅观。选用棉布胸罩，避免合成纤维造成的摩擦裂伤，选用棉织内衣才有吸湿能力。丈夫的关怀备至能帮助妻子保持良好的心态，顺利度过妊娠期。

怎样科学地认识胎教呢

首先，应该了解胎儿的正常生理发育和胎儿的感知能力。胎儿神经发育比较快，从 2 个月起，胎儿就可以在子宫里运动了；3 个月的胎儿皮肤已经有压觉和触觉了；4 个月的胎儿有冷觉和听觉；5 个月的胎儿有温热觉和味觉；6 个月时胎儿的听力几乎与成人相等；7 个月的胎儿对痛觉已十分敏感并有了嗅觉。胎儿的视觉发育较晚，8 个月的胎儿才能够凝视光源。胎儿的能力是惊人的，胎儿有习惯也

健康小贴士
优选配偶有哪两个条件呢

（1）遵照我国婚姻法规定："禁止近亲结婚"。因为近亲结婚生育的孩子低智无能，畸形及死亡率高。

（2）不选患有精神分裂症、躁狂忧郁症、重症先天性智力发育不全的人做配偶，男女均患精神分裂症或曾患躁狂忧郁症者不宜生育。

有情绪。更惊人的是胎儿还有记忆，他（她）会对反复的信息刺激产生固定的条件反射，这就是胎儿的记忆。

胎教为什么能使宝宝聪明

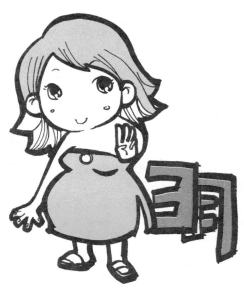

人的神经——精神发育需要经常有某些感觉性刺激并且需要刺激的多样性。人的神经——精神发育的连续过程开始于胎儿时期。多种无条件反射是在胎儿时期出现的，适量的声音刺激会提高胎儿听觉及其他感觉的灵敏性，有利于巩固和发展孩子原始的无条件反射，并有利于孩子出生后在此基础上形成新的条件反射。人的大脑中枢神经纤维和突触的70%是在3岁以前形成的，到6~7岁已形成90%。有的学者认为，4岁以前大脑发育程度基本定型，而到12岁以后就可全部形成了。从这个意义上说，胎儿、婴儿和幼儿时期教育比学校教育更重要。胎儿3月龄，内耳已发育较好，大脑已开始发育。到6月龄左右，大脑细胞构筑基本类似成人，在这时期给以大量适宜刺激（胎教），对促进大脑发育，形成更多的神经纤维和突触则是十分有益的。因而，要培养出聪明的孩子，应从胎儿时期开始教育。在胎儿、婴儿、幼儿时期，若能给以良好的教育和环境条件，使大脑神经纤维和突触更多更好地发育增生，从而将使大脑规格和复杂程度更高一筹。

胎教应从何时开始

胎儿大约在妊娠6个月时能"听"到环境中的各种声音，包括父母谈话的声音、环境中的音乐和噪声，特别使胎儿"听"觉敏感的是母亲腹腔里血液流动的湍湍声音、母亲心脏跳动的声音和母亲肠蠕动时发出的咕噜声。

胎儿的"视"觉比其他感觉发育较晚，但实际上胎儿的眼睛从妊娠第4

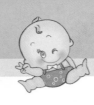

个月起就对光线敏感，母亲晒太阳，胎儿会有所体会。强光闪电刺激孕妇腹部，胎儿会心跳加快。

胎儿触觉发育较早，胎儿在妊娠早期就会在母亲的子宫内"游泳"；发育较大时，可以在孕妇的腹部触到胎儿的头、体或四肢，触到胎儿时，胎儿会感到舒适。

妊娠之后，胎儿逐渐有了各种感觉，因此可以适时进行必要的胎教。

为什么说怀孕中期是胎教的最佳时期

研究结果表明，胎儿发育到第 4 周时，神经系统已经开始建立；第 8~11 孕周时，胎儿对压触觉有了反应，可以轻轻拍打、抚摸腹部，这种触摸刺激可通过腹壁、子宫壁促进胎儿的感知觉发育；第 16~19 孕周，胎儿听力形成，此时的胎儿就是一个小小"窃听者"，能听到妈妈心脏跳动的声音、妈妈大血管内血液流动的声音、肠蠕动的声音，胎儿最爱听的是妈妈温柔的说话声和歌声；从第 20 孕周起，胎儿视网膜形成，开始对光线有感应，胎儿不喜欢强烈光线的刺激。因此可以说孕中期是我们进行胎教的最佳时期。

胎儿都有什么感觉

胎动。胎儿清醒时会不停地动。当妈妈的坐姿或姿势怪异时，胎儿会感到非常难受。胎儿会以拳打脚踢或扭曲身体来表示对外界刺激的反应。

（1）听觉。自第 6 个月起，胎儿开始对外界声音刺激有反应。当妈妈进行音乐欣赏时，胎儿也会有感觉，宝宝喜欢听柔和的音乐，如果母亲提高音调，胎儿可能会踢动以示抗议。而且，在母亲腹中，胎儿可以听见母亲的心跳，稳定正常的心跳可以促进胎儿的发育。

（2）视觉。胎儿讨厌强光，尤其是闪烁的强光，胎儿会举起手来遮脸或背离光源，抑或变得焦躁不安。自妊娠第 4 个月起，如果光线太亮的话，通常胎儿会转过身避光。刚出世的婴儿的视野，大概只限于距离 30 厘米的范围内，这可能是因为产前一直住在狭小的子宫内所致。

（3）感觉。母亲的情绪变化会释放出某些化学物质进入血管中，再通过胎盘抵达胎儿处，胎儿的情绪也将随之而改变。

（4）味觉。胎儿在 4 个半月时，就能辨别甜和苦的味道，孕期快结束时，胎儿的味蕾已经发育得很好，而且喜甘甜味。

胎儿在 6 个多月时就有了开闭眼睑的动作，特别是孕期最后几周，胎儿已经能运用自己的感觉器官了。

如何科学地实施胎教

（1）孕妇在怀孕期间，生活应有规律，要讲卫生，衣服要宽松，饮食要均衡，房屋要整洁，行动要安稳舒畅，经常出去散步，欣赏自然风景；每天要大便一次；每晚睡眠 8 小时，还要有午睡。

（2）孕妇在怀孕期间，心情要平和，情绪要愉快，要尽量避免抑郁、悲伤、烦躁、惊恐和愤怒。

（3）孕妇在怀孕期间，要常请医生检查身体及胎儿的胎位，以指导调养。

（4）在妻子怀孕期间，丈夫也要保持平和愉快的心境，要特别关心、体贴和照顾妻子，要处理好一切家庭和外面的矛盾，同样还要节制房事，注意不要压迫胎儿。只有这样，孕妇才有平和愉快的情绪，从而对胎儿产生有益的影响。

胎教时要注意哪些问题

进行良好胎教，应注意以下问题：

（1）胎教的时机。

（2）注意胎教的方法与内容。

（3）注意与胎儿的反应相结合。

（4）避免噪声。

（5）常听音乐。

（6）腹内授话。

（7）运动联络。

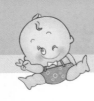

如何安排胎教时间

准父母在怀孕4个月前就应做好胎教的准备工作。从怀孕4个月起，按孕妇生活作息时间安排胎教，最好在早上起床后、午睡或下班后、晚上临睡前进行。

怀孕4~5个月时，可给胎儿进行音乐胎教，每日两次，每次3~5分钟。

怀孕5~7个月时，可用两首乐曲交替轮流播放，准父母还可以与胎儿讲话或唱歌，每日两次，每次5分钟。

怀孕7个月后可以正规上课，先抚摸胎儿，也可用手轻压胎儿肢体或轻拍胎儿，告诉胎儿开始上课，每日3次，每次5~10分钟。早上讲故事或唱歌；午睡后或下班后听音乐或文字训练；晚上临睡前是音乐训练和文字训练。

胎教有哪些忌讳

(1)忌噪声。孕妇应避免接触刺耳的噪声，尽量不去强噪声持续不断的工厂、机场、火车站、舞厅等。胎儿从6个月开始就具有听觉的功能。这时要坚持早晚各听一次音乐，可欣赏胎教磁带或其他轻松、优美的乐曲，以5~10分钟为宜。收录机应放在贴近孕妇腹壁的地方，音量要控制在中度，如有耳机最好直接放在腹部。

(2)忌不合理的语言教育。语言教育时，孕妇与腹内的胎儿亲切交流，或吟读诗歌，或哼唱小调，或讲故事……如此都会给孩子留下美好的记忆，切忌大声粗暴地训话。

(3)忌不合理的运动教育。与胎儿做运动联络时，要轻轻抚摸胎儿，每天2~4次为宜，有时胎儿也会不遵母命，此时就要耐心等待，不要

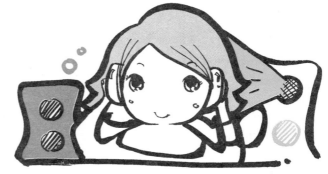

急于求成。

（4）忌不良情绪。孕妇要格外注意心理卫生，使自己精神愉快，心情舒畅，对生活充满希望。

胎儿的智力是如何获得的

人的智力 50% 在 4 岁以前获得，30% 在 4~8 岁之间获得，另 20% 在 8 岁以后完成。4 岁以前完成的 50% 就包括胎教在内。婴儿出生前形成的大脑旧皮质，是出生后形成的大脑新皮质的基础，只有在大脑旧皮质良好的基础之上才能使大脑新皮质得到更好的发育，以达到超常的智商水平，发挥其非凡的才能。

> **健康小贴士**
> ### 胎儿有没有思考能力
> 由于胎儿的大脑还未充分发育，所以胎儿还没有思考力，胎儿所具备的是维持生命的必要的最低限度的能力。例如，运动能力以及与此相关的视、听、嗅、味及皮肤感觉的五个感觉（五感）能力。这其中在胎儿期的嗅、味及视觉尚处于未成熟状态，有待于出生后逐渐发育成熟。但却不要小视胎儿的"五感"能力，这是人类脑的认知活动、创造、思维、理解力以及语言等发展的基础，因此特别重要。

配偶的智力对胎教有什么影响

孩子的智力是由遗传和环境因素决定的，而遗传因素对智力的影响，取决于配偶双方的智力水平。如果父母双方智商高，在绝大多数情况下，子女的智商也高，这就为胎教奠定了良好的基础。而且，智商高的父母，能够正确地实施胎教方案，对胎儿的智力发育起到了锦上添花的作用。因此我们说配偶的智力高低对胎教有一定的影响。

进行音乐胎教有什么好处

音乐胎教不仅可以促进胎儿的身心发育，而且能够培养孩子的音乐天赋。没有音乐的世界只能是苍白、平淡的世界。胎教音乐能使孕妇改善不良情绪，产生美好的心境，并把这种信息传递给胎儿。优美动听的乐曲可以给腹中的胎儿留下和谐而又深刻的印象。美妙的音乐还可以刺激孕妇和胎儿的听觉神经器官，促使母体分泌出一些有益于健康的激素，使胎儿健康发育。可见，

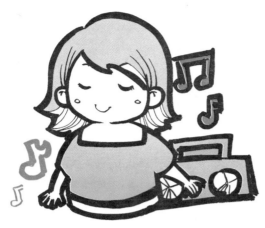

让胎儿听音乐是一个增进智力和身体健康的好办法。

孩子的早期智力开发，是现代人们很重视的问题，胎教就是孩子早期智力开发的一种行为。音乐胎教是胎教的一种方式。

据医学研究，4个月左右的胎儿，就可以感知到母体外的声音。这时孕妇听一些美好的音乐，可刺激腹内胎儿听觉神经和大脑功能的发育，因而音乐胎教已为国内外广大孕妇所接受。

胎教音乐有两种，一种是供孕妇欣赏，它以宁静为原则，既可使人感到动听悦耳，又可使人产生美好的联想，孕妇的这种感受通过神经体液传导给胎儿。另一种是给胎儿听的（可将耳机放在孕妇的腹部，也可在室内较近的地方播放），这种轻松活泼的音乐，可以激发胎儿对声波的良好反应。

目前，我国市场上已有了胎教音乐磁带，孕妇可选择适当的经常播放，自己听，也给胎儿听。

怎样进行音乐胎教

胎教音乐分为两种，一种是给母亲听的，优美安静，以 E 调和 C 调为主，另一种是给胎儿听的，轻松明快，以 C 调为主。具体到每个胎儿，还要因材施教，如对那些胎动较强的胎儿可选一些缓慢、柔和的曲子，而对那些胎动较弱的胎儿，则选择一些节奏感较强的曲子。一般来说，轻松愉快、活泼舒畅的古典乐曲、圆舞曲及摇篮曲比较适合作为胎教音乐。进行音乐胎教时，音量不宜太大，也不宜过小。时间由短到长逐渐增加，但不宜过长，以5~10分钟为宜，每天定时播放几次。

孕妇在欣赏胎教音乐时，还需要加入丰富的感情色彩，在脑海里想象各种生动感人的形象，使孕妇和胎儿沉浸在无限美好的艺术享受之中。

选择什么样的音乐进行胎教比较好

研究表明，孕妇应选择旋律轻松、音调柔和、有规律性的音乐。某些古典音乐，尤其是巴洛克音乐，由于其节奏与母亲的心跳节奏相接近，所以对胎儿和新生儿有很好的启发和安抚作用。

究竟听哪一类音乐比较好，应该是因人而异的，因为各人的喜好总有差异，只要是准妈妈喜欢的，而且听了以后能让心情放松的音乐，都是合适的。但是，像摇滚乐、大型的交响乐或分贝过强的音乐肯定是不合适的，嘈杂或过强的音乐会使胎儿躁动不安，甚至受到惊吓。

孕妇唱歌有什么好处

音乐胎教也包括孕妇唱歌给胎儿听。孕妇如能经常对胎儿哼唱优美的歌曲，或跟着音乐哼哼曲调，胎儿的音乐素养及各方面的综合素质会得到更好的提高。因为孕妇唱歌时身心会处在比被动听音乐更活泼、愉悦的状态，歌唱会使她肺活量增加、全身气血更顺畅、细胞更活跃，这对胎儿是极有好处的。

摇篮曲是世界上许多民族都有的愉悦胎儿、安抚胎儿、催胎儿入眠的歌曲。孕妇给胎儿唱摇篮曲是一种很好的传统胎教方法，有条件的孕妇最好能学一些摇篮曲，经常给胎儿哼唱。

怎样进行抚摸胎教

抚摸胎教是孕妇或其丈夫用手轻轻抚摸孕妇腹部，使胎儿感受到并作出反应，有人将抚摸胎教称为"胎儿体操"。抚摸胎教可以促进胎儿的运动神经发育。

怀孕6个月以上的孕妇可以采用这种胎教方法，在每天晚上胎动较频繁时进行。孕妇应平躺在床上，全身放松，以双手从上至下、从左至右抚摸胎儿。

胎儿在被抚摸以后，可能会有轻微的动作，而且经过一段时间以后，胎

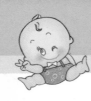
儿会与父母的动作相配合。但如果胎儿反应剧烈，就要立即停止抚摸。开始时，即使胎儿无反应，也不可过于用力按压腹部，否则会有副作用。

抚摸胎教每次持续 5~10 分钟，每日 1 次。如配以轻松、愉快的音乐进行，效果更佳。

注意：宫缩出现过早的孕妇不宜使用这种方法。

什么时候做抚摸胎教好

一般认为，胎儿四五个月时开始有胎动，即孕妇能感觉到胎儿翻身、踢脚等动作了，所以此时开始做抚摸胎教较合适。其实抚摸胎教可以开始得更早些，从孕妇知道自己已怀孕起，就可以开始做抚摸胎教。孕妇调理好自己的情绪，内心充满愉悦，轻轻地抚摸子宫部位或胎儿，一边抚摸一边对胎儿说爱抚的话，这样的做法任何时候对胎儿都是有利的，所以从怀孕一开始就可进行。起初胎儿可能没有太大的感觉，不会有动作上的回馈反应，但孕妇这样做，在气血调理、在有利物质释放、在情绪安抚上对胎儿有着不可估量的作用。

语言胎教从什么时候开始好

胎儿 4 个月时开始有了对声音的感受能力，语言胎教就可以在胎儿 4 个月时开始。但如果考虑孕妇温柔的心情、充满爱意的抚摸和言语对胎儿早期气血形成方面的好处，语言胎教在胎儿开始形成时就可进行。早期可配合抚摸胎教一起进行，孕妇边轻轻抚摸腹部，边说些温柔的、充满爱意的话，这对胎儿不会有任何伤害，只有促使胎儿气血调和的好处。也可与音乐胎教交替进行，有时说话，有时孕妇哼歌曲，有时播放音乐，配合抚摸胎教一同进行。

胎儿满 6 个月时，孕妇可以对他（她）开始进行系统性的语言胎教，即进行"胎儿对话"，同时可配合音乐胎教和抚摸胎教，或轮流进行这几项胎教内容。如能坚持，胎儿出生后定会有不同的素质表现。

什么是运动胎教

早在妊娠第7周，胎儿就开始了自主运动，从眯眼、吞咽、咂手、握拳到抬手、蹬腿、转体、翻筋斗，胎儿都无所不能。胎儿的骨骼、肌肉以及全身各器官都在运动中得到锻炼和发展，胎儿在运动中日益强大。于是，到了妊娠第18周左右，孕妇就能明显地感觉到来自腹内的胎动。

我们通常所说的运动胎教，就是适时适当地对胎儿进行运动刺激，以激发胎儿运动的积极性，促进胎儿的身心发育，研究结果表明，胎儿活动的差异直接影响着他们出生后的活动能力。凡是在子宫内受过运动训练的胎儿，出生后翻身、爬行、坐立、走路及跳跃等动作都明显早于一般孩子。动作的发育又直接影响着孩子的智力、体力的全面发展。所以说，对胎儿进行运动训练确实不失为一种积极有效的胎教手段。

孕妇如何做胎动的自我检查

一般正常胎儿，孕妇陪胎儿玩游戏时，胎儿受到外界刺激就会有反应，从而产生胎动，如果不会产生胎动，就表示胎儿不太健康。所以，观察胎动，也是孕妇在家自我检查的方式。

（1）用一只手压住腹部的一边，然后再用另一只手压住腹部的另一边，轻轻挤压，感觉胎儿的反应。这样做几次，胎儿可能有规则地把手或脚移向妈妈的手，胎儿感觉到有人触摸他（她），就会踢脚。

（2）有节奏地拍打肚子，感觉胎儿的反应，通常重复几次下来，胎儿会有反射动作。孕妇也可以用两三拍的节奏轻拍腹部，如果轻拍肚子两下，胎儿会在妈妈拍过的地方回踢两下，如果轻拍三下，胎儿可能会回踢三下。

运动胎教要注意哪些事项

（1）开始锻炼时，运动量从小量开始，待适应后逐步增加至最合适的量，注意保持正确方法，这样既安全又有效。

（2）运动中出现任何疼痛、气短、出血、破水现象，应立即停止运动，或运动后胎动发生异常，应立即去医院就诊。

（3）如果孕妇曾有过先兆流产、早产、双胎、羊水过多或过少、前置胎盘史，或严重的内科并发症，如心脏病、高血压、糖尿病等，那么，为了安全起见可不进行运动。

（4）孕妇常会以怀孕不方便为由，搭出租车到目的地。其实，搭出租车会减少走路运动的机会。当然，如果孕妇真的很不利索，或不方便时，可以适当减少运动。

（5）孕妇应该多走楼梯增加运动量，将有助于产程顺利进展。大腹便便的孕妇走楼梯时，要小心慢走，最好有人陪伴，以免发生意外状况。

怎样进行光照胎教

光照胎教的具体方法：怀孕6个月以后，可以每天用手电筒（4节1号电池的手电筒）紧贴孕妇腹壁照射胎头部位，每次持续5分钟左右。结束时，可以反复关闭、开启手电筒数次。胎教实施中，孕妇应注意把自身的感受详细地记录下来，如胎动的变化是增加还是减少，是大动还是小动，是肢体动还是躯体动。通过一段时间的训练和记录，孕妇可以总结一下胎儿对刺激是否建立起特定的反应或规律。

不要在胎儿睡眠时施行胎教，这样会影响胎儿正常的生理周期，必须在有胎动的时候进行光照胎教。光照时可以配合对话，综合的良性刺激可能对胎儿更有益。

怎样进行美学胎教

对胎儿进行美学的培养需要通过母亲将感受到的美通过神经传导给胎儿，美学培养主要包括音乐美学、形

健康小贴士

光照胎教

光照胎教是在胎儿期适时地给予光刺激，以促进胎儿视网膜光感受细胞的功能尽早完善。光刺激对胎儿的视网膜以及视神经是没有损害的。光照后胎儿立即出现转头避光动作，同时心率略有增加，脐动脉和脑动脉血流量亦均有所增加。这表明胎儿可以看到射入子宫内的光亮。胎儿的感觉功能中视觉的发育最晚，7个月的胎儿视网膜才具有感光功能。

体美学和大自然美学三部分。

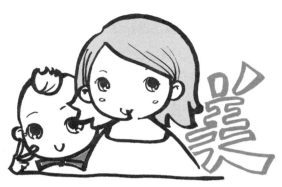

　　音乐美学。对胎儿进行音乐美学的培养可以通过心理作用和生理作用两个途径来实现。心理作用方面，音乐能使孕妇心旷神怡，浮想联翩，从而使其情绪达到最佳状态，并通过神经系统将这一信息传递给腹中的胎儿，使其深受感染。同时安静、悠闲的音乐节奏可以使躁动不安的胎儿安静下来，使他（她）朦胧地意识到世界是多么和谐，多么美好。在生理方面，悦耳动人的音乐能激起母亲植物神经系统的活动。由于植物神经系统控制着内分泌腺，使其分泌出许多激素，这些激素经过血液循环进入胎盘，使胎盘的血液成分发生变化，有利于胎儿健康的化学成分增多，从而激发胎儿大脑及各系统的功能活动。

　　形体美学。主要指孕妇本人的气质。首先孕妇要有良好的道德修养和高雅的情趣，知识广博，举止文雅，具有内在美。其次是颜色明快、合适得体的孕妇装束，一头干净、利索的短发，再加上面部恰到好处的淡妆，会显得人精神焕发。孕妇保持良好的外在和内在气质，会给自己带来好心情，也会影响到胎儿。

　　大自然美学。孕妇多到大自然中去饱览美丽的景色，可以促进胎儿大脑细胞和神经的发育。

准爸爸如何参与胎教

（1）做好后勤工作。　　　　（2）适当调节妻子的情绪。

（3）做点"自我牺牲"。　　　（4）激发妻子的爱子之情。

（5）协助妻子搞好胎教。　　 （6）睡前按摩。

（7）丰富妻子的业余生活。

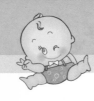
孕妇的饮食习惯对胎儿有什么影响

宝宝出生后的饮食习惯也深受胎教的影响。如果孕妇希望日后宝宝能有良好的饮食习惯，就不能不从自己做起。

（1）三餐定时。最理想的吃饭时间为早餐7~8点、午餐12点、晚餐6~7点，不论多忙碌，都应该按时吃饭。

（2）三餐定量。三餐都不宜囫囵吞枣或合并，且分量要足够，注意热量摄取与营养的均衡，应平分在各餐之中。

（3）三餐定点。如果孕妇希望将来宝宝能专心地在餐桌旁吃饭，那么自己就应该在吃饭的时候固定在一个地点。进食过程从容不迫，保持心情愉快，且不被干扰而影响或打断用餐。

（4）以天然的食物为主。孕妇应尽量多吃天然原始的食物，如五谷、青菜、新鲜水果等，烹调时也应保留食物原味，少用调味料。另外，少吃所谓的"垃圾食品"。

让宝宝在母亲肚子里就习惯此种饮食模式，再加上日后的用心培养，相信母亲能减少对孩子饮食习惯的担心。

孕妇学习对胎儿有影响吗

孕妇与胎儿之间是有信息传递的，胎儿能够感知母亲的思想。如果怀孕的母亲既不思考也不学习，胎儿也会深受感染，变得懒惰起来，显然，这对于胎儿的大脑发育是极为不利的。而倘若母亲始终保持着旺盛的求知欲，则可使胎儿不断接受刺激，促进大脑神经和细胞的发育。因此，怀孕的母亲要从自己做起，勤于动脑，勇于探

健康小贴士
孕妇读书对胎儿有什么作用

孕妇通过阅读书籍，可以产生敏捷的思维和丰富的联想。医学研究表明，母亲的思维和联想能够产生一种神经递质，这种神经递质经过血液循环进入胎盘而传递给胎儿，然后分布到胎儿的大脑及全身，并且给胎儿脑神经细胞的发育创造一个与母体相似的神经递质环境，使胎儿的神经向着优化方向发展。

索，在工作上积极进取，在生活中注意观察，把自己看到、听到的事物通过视觉和听觉传递给胎儿。要拥有浓厚的生活情趣，不断探索新的问题，弄清根蒂。总之，孕妇要始终保持强烈的求知欲和好学心，充分调动自己的思维活动，使胎儿受到良好的教育。

孕妇应当如何提高自身的修养

每一个孕妇都应从自己做起，从现在做起，努力提高自身的修养。大致可以从以下几个方面入手。

（1）提高自身素质。基点是自尊、自爱、自重、自强。也就是说在心理上要相信自己的力量，勇于战胜自己；在人格上要尊重自己，保护自己的尊严；在事业上要有志气，奋发向上，有所作为。

（2）加强文化修养。文化修养给人以内心世界的美，是人生的无价之宝。可有计划地阅读一些有益于身心的文学作品、知识读物以及人物传记；品评一些精美的摄影、绘画作品；欣赏一些优美的音乐等，以获得知识的源泉。

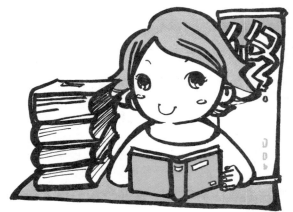

（3）培养健康的生活情趣，充实自身的精神生活，热爱大自然，热爱人生。

（4）建立良好的习惯。这是良好的精神修养的外在形式，要从一点一滴的小事做起，如服饰要整洁，言谈要文雅，声调要柔和，举止要端庄，等等。

孕妇情绪不好对胎儿会造成什么影响

孕妇受到精神刺激后，植物神经系统活动加剧，内分泌也发生变化，释放出来的乙酰胆碱等化学物质和某些激素可以经过血液由胎盘进入胎儿体内，影响胎儿的正常生长发育。

孕妇在发怒时，体内的激素会增加，并通过胎盘影响胎儿，导致白细胞减少，从而降低其免疫力和抗病能力。妊娠早期发怒，可导致胎儿发生唇裂以及其他器官畸形；妊娠后期发怒，还会增加胎动次数，导致早产、难产等。

孕妇的不良情绪会直接影响自身的循环系统及消化系统的功能，同时有可能引起高血压、末梢血管收缩，以致影响胎儿的血氧供应。而缺血低氧将有损于胎儿的智力发育，严重者会导致胎儿死亡。孕妇若与人争吵，胎动就会增加；孕妇欣赏音乐时，胎儿活动就显得柔和而有节律。据观察，受到长时间或突发性强烈精神刺激的孕妇，其胎儿可有腭裂畸形，甚至早产、死胎。所以孕妇应经常保持精神舒畅，散散步，听听轻柔优美的轻音乐；丈夫应体贴怀孕的妻子，创造一个舒适祥和的家庭氛围，保持良好的情绪状态。

准父母怎样做好情绪家教

（1）应心胸宽广，乐观舒畅，多想孩子远大的前途和美好的未来，避免烦恼、惊恐和忧虑。

（2）把生活环境布置得整洁美观，赏心悦目。在墙上挂几张健美的娃娃头像，孕妇可以天天看，想象腹中的孩子也是这样健康、美丽、可爱。多欣赏花卉盆景、美术作品和大自然美好的景色，多到野外呼吸新鲜空气。

（3）饮食起居要有规律，按时作息，适度地进行劳动和锻炼。衣着打扮、梳洗美容应考虑有利于胎儿和自身健康。

（4）常听优美的音乐，常读诗歌、童话和科学育儿书刊。不要看恐惧、紧张、色情、凶杀的电视、电影、录像和小说。

（5）丈夫应了解怀孕会使妻子产生一系列生理、心理变化，应加倍爱抚、安慰、体贴妻子，做她有力的心理支柱，尽可能使妻子快乐，多做美味可口的食物，营造美好的生活环境。

正常胎动是怎样的

一般来说，怀孕 18~20 周便开始能感觉到胎动了，但事实上，胚胎期胎儿就已经有活动了，只是活动比较微弱，孕妇本身不能察觉。胎动在 29~38 周最为活跃，至足月略有减少。

胎动一般在早晨最少，中午以后逐渐增加，晚 6 点至 10 点最为活跃。在活跃期有胎动，胎动时胎心率加速，在静息期无胎动，胎心率减慢。活跃期与静息期一般持续 20 分钟，甚至长达 40 分钟。如果静息期在 1 小时以上，则应注意了，这可能是胎儿异常的表现。

胎动有什么规律

胎儿活动的方式有 4 种：蠕动、踢撞、搅动和呃逆运动。一般每小时胎动 3~5 次，12 小时内胎动次数为 30~40 次。怀孕 6 个月开始，胎儿有剧烈的踢脚或冲撞；产前 3 个月左右有缓慢的蠕动或扭动。胎儿活动情况能预测出生后第一年孩子的活动力。胎动强的孩子出生后 6 个月动作发展快。

人都有自己的生物钟，胎儿也不例外，他（她）也有自己的睡眠和觉醒规律。在正常情况下，一昼夜胎动强弱及次数有一定的变化。一天之中，以早晨次数少，下午 6 点以后增多，晚上 8~11 点是胎动最活跃的时间。胎动的强弱和次数，个体差别很大，有的 2 小时多达 100 次以上，有的只有 30~40 次。胎动还与母亲的性格、情绪、爱好以及外界环境的声音、光线及宫内压力有关系，如巨大的声响、强光的刺激、触压孕妇的腹壁等，均可使胎动次数增加。

孕妇自己怎样检查胎动

胎动是胎儿正常生理活动之一，它与胎儿肌肉张力、神经系统功能以及母体供氧有关。安静型胎儿胎动比较柔和，次数较少；兴奋型胎儿胎动动作大，次数多。胎儿受到外界刺激如声音、振动时，胎动也会增多；胎儿缺氧时胎动会减少。如果胎动消失 24~48 小时后，胎儿即可死亡，胎心也随之消失。

　　孕妇自己怎样检查胎动呢？孕妇宜取左侧卧位，每日分早、中、晚 3 次检查胎动，每次检查 1 小时，3 次胎动次数相加乘 4，即为 12 小时胎动次数。如果 12 小时胎动次数大于 30 次，表示胎儿正常，而小于 30 次则应到医院检查。

　　孕妇也可以在每天同一时间数一次胎动次数，每次 1 小时。如果 1 小时胎动在 3 次以上，表示胎儿正常，小于 3 次则应请医生检查。

　　孕妇在数胎动次数时一定要认真，并保持环境安静，不可做其他事。

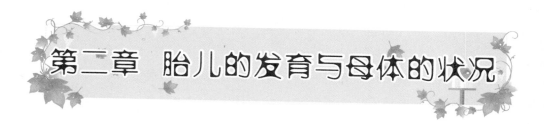

第二章　胎儿的发育与母体的状况

第一个月胎儿的发育情况怎样

受精后 7～10 日，受精卵便在子宫内膜着床，并从母体中吸收养分，开始发育。在前 8 周时，应该称为胚胎，还不能称作胎儿。

胚胎在怀孕第 3 周后期长为 0.5～1 厘米，体重不到 1 克，但肉眼已能看出其外形。外表上，胚胎尚无法明显地区分头部和身体，并且长有鳃弓和尾巴，和其他动物的胚胎发育并无两样。

此时，原始的胎盘开始成形，胎膜（亦称绒毛膜）亦于此时形成。

第一个月母体有哪些变化

实际上，在受精卵形成的 1 周之内还不能称为怀孕。孕妇开始呈现怀孕迹象，常在两周以后，因此，这时期尚无任何症状。不过有些人会有发寒、发热、慵懒困倦及难以成眠等症状，因一时未察觉是怀孕，往往会误以为是患了感冒。子宫的大小也与未怀孕时相同，没有增大的现象。

第二个月胎儿的发育情况怎样

怀孕满 7 周之时，胚胎身长约为 2.5 厘米，体重约 4 克。心、胃、肠、肝等内脏及脑部开始分出，手、足、眼、口、耳等器官已形成，可以说已越来越接近人的形体，但仍是小身大头。

绒毛膜更发达，胎盘形成，脐带出现，母体与胎儿的联系非常密切。

第二个月母体有哪些变化

怀孕第二个月期间，基础体温呈现高温状态，这种状态将会持续 18 天左右。

孕妇身体慵懒发热，乳房发胀，乳头时有阵痛，颜色变暗，排尿次数增加，心情烦躁，胃部不适，感到恶心，并且出现孕吐情形，有些人甚至会出现头晕、鼻出血、心跳加速等症状。这些都是怀孕初期特有的现象，不必过于担心。

此时子宫如鹅卵一般，比未怀孕时大一点，但孕妇腹部表面还没有增大的变化。

第三个月胎儿的发育情况怎样

到这一时期终止时，胚胎可正式称为"胎儿"了。胎儿的身长为 7.5～9 厘米，体重约 20 克。

尾巴完全消失，眼、鼻、口、耳等器官形状清晰可辨，手、足、指头也一目了然，几乎与常人完全一样。

内脏更加发达，肾脏、外阴部已经长成，开始制造尿道及进行排泄，胎儿周围充满羊水。

第三个月母体有哪些变化

妊娠 3 个月时，孕妇的下腹部略微隆起。子宫如拳头般大小，下腹部有压迫感或脚后跟抽筋。出于同一原因，去厕所的次数比以前增多了。早孕反应仍在持续。8～9 周是最难受的时期，10～11 周会逐渐减轻。

乳房更加膨胀，在乳晕、乳头上开始有色素沉着，颜色发黑。从阴道流出的乳白色分泌物增多。

这段时期，孕妇易发生腹泻和便秘。

第四个月胎儿的发育情况怎样

受孕第 15 周后期，胎儿的身长约为 16 厘米，体重约 120 克。

此时胎儿已完全具备了人的外形，由阴部的差异可辨认男女，皮肤开始长出胎毛，骨骼和肌肉日渐发达，手、足能做些轻微的活动，内脏大致已完成，心脏脉动活泼，可用超音波听诊器测出心音。

第四个月母体有哪些变化

妊娠 4 个月时，孕妇的子宫大小与婴儿的头部相仿，下腹部的隆起已能被看出。

从这时起，每次产前检查都要测量子宫底。测量从耻骨中央到下腹部的隆起处（这里就是子宫底）的长度，根据这个长度可以判断子宫的大小。到 15 周末时，子宫的高度为 5-12 厘米。这时，早孕反应结束，心情好转。

此外，基础体温逐渐呈现低温状态，并一直持续到分娩结束。但有分泌物、腰部沉重感、尿频等现象却没有改变。

第五个月胎儿的发育情况怎样

此时期结束时，胎儿的身长约为 25 厘米，体重 250～300 克之间。

头的大小约为身长的 1/3，鼻和口的外形会逐渐明显，而且开始长头发与指甲。全身被胎毛覆盖，皮下脂肪开始形成，皮肤呈不透明的红色。心脏的脉动增强，力量加大，如是女婴，则阴道发育成形。

骨骼、肌肉进一步发育，手、足运动更活泼，母体开始感觉胎动。

第五个月母体有哪些变化

妊娠 5 个月时，孕妇的下腹部隆起已很明显，子宫也已增大了许多，大小与幼儿的头部相仿，子宫底的高度是 15～18 厘米。早孕反应结束，身心都进入安定期。由于食欲旺盛，体重增加，乳房也变得更加膨大起来。但因为心脏被子宫挤到上边去了，饭后有时感到胃里的东西不易消化。这个时期是胎儿最容易吸收母体营养的时期，因此也是母体最容易患贫血的时期。

胎动已能被孕妇感觉到了，如果使用多普勒（测波动）法，可以听到有力的搏动。

第六个月胎儿的发育情况怎样

身长为 30 厘米，体重 600~750 克。

骨骼更结实，头发更长，眉毛及睫毛开始长出。脸形也更清晰，已十足是人的模样。但仍然很瘦，全身都是皱纹。

皮脂腺开始具有分泌功能，并长出白色脂肪般的胎脂，覆盖在皮肤表面。胃肠会吸收羊水，肾脏排泄尿液，已经完成出生的准备。

此时已可利用听诊器听出胎动的声音。医生可在孕妇腹壁摸到胎头及胎臀，判断出胎儿在子宫腔的哪一位置。

第六个月母体有哪些变化

妊娠 6 个月时，孕妇下腹部的隆起已非常明显了，体重也较先前增加了许多，子宫底的高度是 18~21 厘米。此时期孕妇下半身容易疲劳，有时背肌、腰部疼痛。由于长大了的子宫压迫各个部位，使下半身的血液循环不畅，因而格外容易疲劳，而且疲劳很难解除。乳房继续增大，乳腺也发达了，有的孕妇洗澡时或洗澡以后，乳房会流出淡淡的初乳。由于钙质等成分被胎儿大量摄取，孕妇有时会患牙病或患口腔炎。

虽然初产的人对胎动的感觉不那么灵敏，但在这个时期，几乎每一个孕妇都会感觉到胎动。

第七个月胎儿的发育情况怎样

身长为 36~40 厘米，体重 1000~1200 克。

上下眼睑已形成，鼻孔开通，容貌可辨，但皮下脂肪尚未充足，皮肤呈暗红色且皱纹多。脸部形同老人一般。

脑部开始发达，并可自行控制身体的动作。

男胎的睾丸还未降至阴囊内；女胎的大阴唇也尚未发育成熟。

胎儿还没完全具备体外生活的适应能力，若在此时出生，如保育不良会因为早产而发育不良或死亡。

第七个月母体有哪些变化

妊娠7个月时，孕妇不但下腹部的隆起已非常明显，而且上腹部也膨大起来，子宫底的高低已位于肚脐上方，高度是21～24厘米。子宫越来越大，压迫下半身的静脉，因此会出现静脉曲张。由于子宫压迫骨盆底部，很多孕妇会便秘和长痔疮。挺着大肚子走路，为取得重心的平衡，就要昂首挺胸，这就更容易引起后背和腰部疼痛。因受激素的影响，髋关节松弛，有时会步履维艰。也有的孕妇会有腿肚子抽筋、眼花、神志不清等症状。

第八个月胎儿的发育情况怎样

身长为41～44厘米，体重1600～1800克。

此时期可以说胎儿身体发育已经完成，肌肉发达，皮肤红润，但脸部仍然布满皱纹。神经系统开始发达，对体外强烈的声音会有所反应。胎儿的动作会更活泼、力量更大，甚至有时会用力踢母亲的腹部。

此时胎儿的头部朝下为正常胎位。

胎儿已基本具备生活于子宫外的能力，但孕妇仍须特别小心。

第八个月母体有哪些变化

妊娠8个月，孕妇的腹部凸起膨大，身体也越发沉重，行动显得十分费力，多数孕妇还易感疲劳和笨重，有的孕妇出现浮肿。如果只是在傍晚或夜里腿部有些浮肿的话，则不用担心。但如果是从早晨起来脸就浮肿不消，那就有可能是一种异常情况。

这一时期，有的孕妇的腹壁已慢慢地长出妊娠线，呈浅红色，看上去就像是挠伤。

受激素的作用，有的孕妇脸部长出褐斑或雀斑，或在嘴、耳朵、额头周围出现斑点。乳头周围、下腹部、外阴部颜色也越来越深。

第九个月胎儿的发育情况怎样

此时期结束时，胎儿身长为 47～48 厘米，体重 2400～2700 克。

可见完整的皮下脂肪，身体圆滚滚的相当可爱。脸、胸、腹、手、足的胎毛逐渐稀疏，皮肤呈光泽的粉红色，皱纹消失。此时会出现婴儿般的脸部，指甲也长至指尖处。

男婴的睾丸下降至阴囊中；女婴的大阴唇开始发达。

内脏功能完全具备，肺部机能调整完成，可适应子宫外的生活。

胎儿动作激烈。9 个孕月出生的婴儿，个头长得很小，但体内功能已相当完善。只要小心护理，仍能够很快地健康成长。

第九个月母体有哪些变化

妊娠 9 个月时，孕妇子宫越发膨大，子宫底的高度已升至 28～30 厘米，离心脏很近，进一步压迫心脏和胃，引起心跳、气喘，或者感觉胃胀，没有食欲。阴道分泌物更加增多，排尿次数也更加频繁。

第十个月胎儿的发育情况怎样

身长为 50 厘米左右，体重 2900～3400 克。

皮下脂肪继续增厚，体形圆润，皮肤没有皱纹，且呈现光泽的淡红色。

骨骼结实，头盖骨变硬，指甲越过指尖继续向外生长，头发约长出 2.3 厘米。

内脏、肌肉、神经等非常发达，已完全具备生活在母体之外的条件。

胎儿的身体约为头的 4 倍长，头部在正常状况下嵌于母体骨盆之内，活动较为受限。

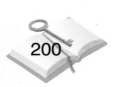

第十个月母体有哪些变化

　　怀孕 10 个月时，由于体内胎儿的原因，孕妇腹部有下坠之感。子宫的高度为 30~35 厘米。因为下降的子宫压迫膀胱，尿频会越来越严重，而且阴道分泌物也增多起来。由于肚皮胀得鼓鼓的，肚脐成了平平的一片。胎儿压迫胃的程度渐小，胃舒服了，食欲也增加了。孕妇常感到肚子发胀，子宫出现收缩现象。这种情况如果每日出现数次就是临产的前兆。子宫收缩时，把手放在肚子上，会感到肚子发硬。

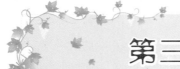

第三章　胎教方案

第一个月时如何进行音乐胎教

　　怀孕 3 周以后，胎儿的中枢神经和心脏开始形成，虽然说怀孕初期胎儿还不能听到声音，但是已经能够感知振动了，所以可以感觉到随着母亲的心情变化而变化的心脏波动，而且也能够感受母亲的心情和情绪。此时孕妇的情绪对胎儿的发育有着很大的影响，这个时期孕妇适宜听一些轻松愉快、诙谐有趣、优美动听的音乐，以缓解孕妇不安的心情，在精神上得到安慰。而孕妇的良好情绪可以传递给胎儿，从而使胎儿感受到母亲的好心情，有利于胎儿的健康成长。所以，这一时期，母亲保持安定，充分休息更应该受到重视，母亲平稳，胎儿也会有平稳的感觉。

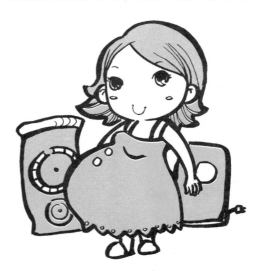

　　音乐的曲调、节奏、旋律、音量的不同，对孕妇和胎儿产生的效果也不同。音量较大、节奏紧张激烈、声音刺耳嘈杂的音乐，可使胎儿躁动不安，引起其神经系统及消化系统的不良反应。因此最好选择一些柔和轻缓的音乐，如《春江花月夜》《平沙落雁》等使人安静的乐曲；《江南好》《春风得意》等使人舒心的乐曲；《假日的海滩》《水上音乐》等可消除疲劳的乐曲；《摇篮曲》《仲夏之梦》等可催眠的乐曲。

第一个月时如何进行情绪胎教

孕妇的情绪不仅影响本人的食欲、睡眠、精力、体力等，而且可以通过神经体液的变化，影响胎儿的血液供给及心率、呼吸和胎动等。所以，从确认怀孕的第一天起，就应当树立起"宁静养胎即胎教"的观点，在妊娠期间确保孕妇的情绪乐观稳定，切忌大悲大怒等。

应当看到，受孕以后母亲的一举一动都会对胎儿产生影响。为了鼓励母亲自觉对胎儿实施胎教，就必须使其经常处于一种稳定平和的心态环境中，始终保持轻松愉快的精神状态。

如何给胎儿提供智力元素

营养胎教，即根据胎儿的生理特点，孕妇合理地摄取食品中的营养素——蛋白质、脂肪、糖类、矿物质、维生素、水、纤维素等，以防营养缺乏，避免给胎儿及孕妇造成不利影响，并通过特殊的饮食保健法来防止妊娠期的一些疾病。

新的生命从一个重 1.5 微克左右的受精卵发育成出世时约 3000 克的婴儿，这个成长发育的过程全依赖于母体供应营养。尤其是某些营养素还是影响胎儿正常发育的重要因素，如蛋白质是智力发育的必需物质，能维持和发展大脑功能，增强大脑的分析理解及思维能力；磷脂可增强大脑的记忆力，是脑神经元之间传递信息的桥梁物质，被称为智力元素；糖是大脑唯一可以利用的能源；维生素能增强脑细胞蛋白质的功能等等。所以孕妇应摄入适宜而平衡的营养，这对胎儿的健康发育起至关重要的作用。

还要强调的是，根据人类大脑发育的特点，脑细胞分裂活跃分为 3 个阶段：妊娠早期、妊娠中晚期的衔接时间、出生后 3 个月内，在这 3 个阶段，孕妇一定要摄入丰富而全面的营养，这是营养胎教的重要环节。

如何让胎宝宝在子宫内"散步"

胎儿在 4 个月时，胎盘已经很牢固，胎儿在羊水中活动，不会受到直接冲击。有些孕妇对此法存有戒心，害怕锻炼会损害胎儿。其实，这种担心是多余的，实施动作胎教，胎儿不仅不会受到伤害，反而会收到很好的效果。运动胎教法包括爱抚法、指按法、拍打法以及运动法等。

第二个月时如何进行音乐胎教

在妊娠第 2 个月，胎儿的听觉器官开始发育，而且神经系统也已初步形成，尽管发育得还很不成熟，但已具备了可以接受训练的最基本的条件。因此，从这个月的月末开始，可以给孕妇和胎儿放一些优美、柔和的乐曲，每天放 1～2 次，每次放 5～10 分钟。这不仅可以激发孕妇愉快的情绪，也可以给胎儿的听觉以适应性的刺激，为进一步实施的音乐胎教和听觉胎教开个好头。

第二个月时如何进行情绪胎教

为了达到对胎儿实施"情绪胎教"的目的，丈夫的作用是很重要的，应协助妻子掌握控制情绪的方法。

（1）要注意妻子的性格和心理的变化，为其创造一个和睦、温馨的生活环境。多体贴照顾妻子，主动承担家务，尽量多花些时间陪妻子消遣娱乐。

（2）帮助妻子创造一个良好的胎教环境。应注意环境的绿化、美化、净化，并力求排除环境污染和噪声的危害。

（3）要激发妻子的爱子之情。要引导她产生爱护胎儿、关心胎儿、期盼胎儿的情感，这对增进母子感情是十分重要的。

第二个月时如何进行联想胎教

在怀孕的第 2 个月，正是胎儿各器官进行分化的关键时期，孕妇可用意念胎教的方法使胎儿发育得更加完善，最常用的是"脑呼吸"。"脑呼吸"胎教是与简单的基本动作一起冥想的，即从脑运动开始。方法是首先熟悉脑的各个部位的名称和位置，闭上眼睛，在心里按次序感觉大脑、小脑、间脑的各个部位，想象脑的各个部位并叫出其名字，这样做可集中意识，能清楚地感觉到脑的各个部位。刚开始做"脑呼吸"时，先在安静的气氛下简短做 5 分钟左右，在逐渐熟悉其方法后，可增加时间。在吃饭前身体轻快的状态下做"脑呼吸"更

健康小贴士

音乐胎教

音乐是胎教的良好选择，必须根据怀孕不同阶段选择不同的音乐曲目。妊娠早期，孕妇情绪容易波动，还可能产生不利于胎儿生长发育的忧郁和焦虑，因此，这个时期孕妇适宜于听轻松愉快、诙谐有趣、优美动听的音乐，使孕妇不安的心情得以缓解，在精神上得到安慰。

有效果。还可以通过"脑呼吸"和胎儿进行对话。想象一下肚子里的孩子，想象胎儿的各个身体部位，从内心感觉孩子，如通过超声波照片来看的话，胎儿的形象更容易想象。与"脑呼吸"一起与胎儿对话，或写胎教日记，会使胎儿和母亲更容易进行交流。

怀孕第 2 个月时胎教注意什么

怀孕第 2 个月时，子宫内的胎儿已可分辨头和身体的形状，外表看起来类似海马。有 80% 的脑和脊髓的神经细胞在此阶段形成。脊髓、眼、听觉器官、胃、肝的细胞分裂已开始，心脏也开始搏动。

此时的胎儿，其实还只能算胎芽，大小 2～3 厘米，重量约 4 克。子宫开始积存羊水，胎芽就漂浮其中。

有些妇女在妊娠第 2 个月，即能通过一些微小信息感觉胎儿的存在，这种信息就是孕吐。孕吐不是疾病，而是人体能够忍受的生理状况。孕吐是孕妇感觉妊娠的第一步，可是也有个别孕妇没有这种现象。

有些妇女孕吐的情况极严重，所以视怀孕为畏途。

孕吐的症状，除了恶心、呕吐之外，还会有口中酸酸的、头痛、肩膀僵硬、腰痛、倦懒、焦躁等症状。孕吐严重时，孕妇会觉得很不舒服，不过，这是母亲为了准备一个让胎儿健康成长的环境而产生的最早的正常生理反应。

怀孕第 2 个月时的胎教，就是要处理好孕吐的问题，因为孕吐可说是胎儿向你发出的信息，在明确地告诉你："妈妈，我已经在这里了。"为了胎儿，母亲要积极克服孕吐，让胎儿能有一个良好的生长环境。

怎样不让孕吐影响胎教

孕吐情况因人而异，所以，自己设法克服是很重要的。

心情不好时，干脆外出或听自己喜欢的音乐，看自己爱看的碟片等等，总之，要做一些让自己愉快的事情。

孕妇能否忍受孕吐，心理因素的作用很大。在胎儿的成长过程中，孕妇的心情好坏足以促进或抑制其发育。所以孕妇如果对自己的生理状况的改变，感觉非常不耐烦，或认为子宫内的胎儿很麻烦，这种情绪会直接传达给体内的小生命。

但是若孕吐的情形很严重，也不要强忍，必须和医生商量，因为如果孕吐得非常厉害，有时可能是妊娠异常的预兆。

例如孕吐严重得连水也不能喝，最后甚至吐血，并且体重减轻，有可能是"葡萄胎"。得马上住院检查，情况才不致继续恶化，如果不注意，很可能会危及孕妇的生命。

第三个月时如何进行抚摸胎教

胎儿一般在孕妇怀孕后第 7 周开始活动。胎儿的活动是丰富的，有吞羊水、眯眼、咂拇指、握拳、伸展四肢、转身、蹬腿、翻筋斗等，而且受到刺激后会做出各种反应。因此，这个时候孕妇不仅可以通过抚摸胎儿与其沟通信息、交流感情，还可以通过抚摸胎儿帮助其做"体操"。

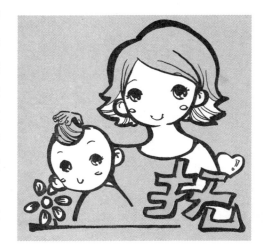

抚摸方法。孕妇平躺在床上，全

身尽量放松，在腹部松弛的情况下，用一个手指轻轻按一下胎儿再抬起，此时胎儿会立即有轻微胎动以示反应；有时则要过一阵子，甚至做了几天后才有反应。

抚摸时间。一般以早晨和晚上为宜，每次时间不要太长，5～10分钟即可。

第三个月时如何进行音乐胎教

鉴于这个时期的孕妇易于情绪波动，常常会影响到胎儿的发育，因此，这段时间孕妇适宜听轻松愉快、诙谐有趣、优雅温馨的音乐，使孕妇早孕反应的不安心情得以放松，精神上得到安慰。切勿播放那些过分激烈、声音刺耳、旋律嘈杂的乐曲，更不宜听那些过分激烈的现代摇滚音乐，因为这些音乐的音量较大、节奏紧张激烈、声音刺耳嘈杂，可使胎儿烦躁不安，对其神经系统和消化系统产生不良影响，并且促使母体分泌一些有害的物质，直接危害胎儿和孕妇。

这个阶段胎儿原始的耳朵已经形成，虽然内耳的发育尚需一段时间，但从观察看，胎儿对声音已经有了一些反应，因此，在为孕妇播放乐曲时，对胎儿的听觉发育也是一种良性刺激，有利于其发育和完善，为以后积极的听觉训练打下基础。

第三个月时如何进行情绪胎教

"宁静即胎教"指的是早期妊娠的胎教，这时情绪和心理素质是关键因素。正常母亲有节律的心音是胎儿最动听的音乐，孕妇规律的肠蠕动声也给胎儿以稳定的感觉，使胎儿能得到良好的生长发育。反之，当孕妇生气、焦虑、紧张不安或忧郁悲伤时，内分泌激素浓度就会改变，胎儿会立即感受到，表现出不安和胎动增加。如果长时间存在不良刺激，胎儿出生后患多动症的机会就会增加，有的还可发生畸形。由此可见，保持良好的情绪对生育一个健康、聪明的宝宝是多么重要。

如何进行运动胎教

在怀孕第三个月时，母亲虽然感觉不到胎动，但实际上胎儿已经在子宫中开始有所动作了，因此，此时就可提前进行运动胎教了。如果以后在胎儿发脾气胎动激烈时，或在各种胎教方法之前都可应用此法，以缓解胎儿的不良情绪。

在此期可以进行爱抚法。孕妇仰卧在床上，头不要垫得太高，也可将上身垫高，采取半仰姿势，不论采取什么姿势，一定要感到舒适。孕妇要全身放松，呼吸匀称，心平气和，面部呈微笑状，双手轻放在胎儿的位置上，双手从上至下，从左至右，轻柔缓慢地抚摸胎儿，心里可想象你双手真的爱抚在可爱的小宝宝身上，怀着一种喜悦和幸福感，深情地默想或轻轻说出："小宝宝，妈妈真爱你"、"小宝宝真舒畅"、"小宝宝快快长，长成一个聪明可爱的小宝贝"等言语，每次2~5分钟。

第四个月时如何进行环境胎教

孕妇要投入到大自然中去欣赏、去感受，让腹中的宝宝早日受到美的熏陶。孕妇应该克服自己的懒惰情绪，争取每日早些起床，到有树林或者草地的地方去做操或散步，呼吸那里的清新空气。在树林多的地方及有较大面积草坪的地方，尘土和噪声都比较少。除早晨外，孕妇在工作的休息时间也应到树林、草坪或喷水池边走走。晚上最好能开小窗睡眠，保证室内空气的清新，如天气太冷可关窗，但应在起床后打开所有的窗户换空气。另外，假日里与丈夫和亲朋好友一起去郊外游玩，是一种呼吸新鲜空气的好方式。

第四个月时如何进行体操胎教

（1）孕妇仰卧在床上，头部不要垫高，全身尽量放松。

（2）用双手撑住胎儿，按从上至下、从左至右的顺序抚摸胎儿，反复多次。用

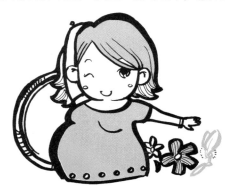

食指或中指轻轻触摸胎儿，然后放松即可。

在进行体操锻炼之初，胎儿通常没有明显反应，经过一段适应和配合后，便有了比较明显的反应。胎儿的反应千差万别，遇到胎儿"拳打脚踢"时，表示胎儿不高兴或不舒服，应停止锻炼。

如何进行情绪胎教

早在我国的古代，就有了胎教的存在，认为孕妇不良的情绪会对胎儿有影响，如在妊娠中看见火灾，会生出有红色胎疮的婴儿；拿取高处的物品，脐带会缠住胎儿脖子等。虽然古代的这些说法并没有什么科学的依据，但孕妇在妊娠期间避免遭受过大的惊吓或危险，保持良好的心情，既是对孕妇的体贴，又有利于胎儿的健康发育。

根据英国产科学界研究，夫妻吵架、相处不好，对胎儿产生的不利影响比母亲患有高血压对胎儿产生的不利影响大6倍，可见母亲情绪对胎儿的影响有多大。妊娠4个月时，胎儿大脑中枢内控制本能、欲望、心理状态的回脑或旧皮质部分已经形成，夫妻吵架时，如果用超声波来观看胎儿，可发现胎儿会有一些异常行为。因为当孕妇情绪不稳定时，回脑的激素就会变化，这时会通过母亲血液，经由胎盘流入胎儿血液中，再进入胎儿回脑，回脑受到刺激，就会让胎儿的行动产生变化。这种刺激的反应，对出生后的孩子影响甚远，一般说来，脾气较暴躁的孩子，其在母亲体内孕育时的家庭环境，特别是父母关系往往不是很和谐。

丈夫应该体贴妻子，为了腹中胎儿安全，应尽量避免让妻子做吃力的家务劳动，减少妻子的负担。近来很流行怀孕期间多看可爱的婴儿照片，会生出漂亮宝宝；倾听音乐可让将来的孩子具备音乐天赋等说法。如果这样做能使孕妇高兴，那也不失为一种良好的胎教。如果心情平静开朗，身体情况便能维持良好状态，同时也能减少妊娠期间的负担，如此一来，胎儿就能在舒适环境中健康的发育成长。

第五个月时如何进行音乐胎教

从妊娠第 5 个月起，就可以开始有计划地进行音乐胎教了，每天 1~2 次，每次 15~20 分钟。应选择在胎儿觉醒期，即有胎动的时期进行，也可以固定在临睡前进行。播放的设施及播放方法可根据条件自选一种。

(1)用收录机直接播放，孕妇应距音箱 1.5~2 米，音响强度可在 65~70 分贝。

(2)选用胎教传声器，直接放在孕妇腹壁，胎头部位则更为合适，音响大小可依据成人隔着手掌听到传声器中的音响强度，即相当于胎儿在孕妇腹腔子宫内听到的音响强度进行调试。腹壁厚则音量稍大，腹壁较薄则音量也要稍小。

千万不要将收录机直接放在腹壁上给胎儿听，否则其噪声可损害胎儿的神经。每一次可播放 2~3 支乐曲，既要让胎儿欣赏音乐的美感，又要防止胎儿听得过于疲乏。

第五个月时如何进行对话胎教

怀孕 5 个月时，胎儿的听觉功能已经完全建立，此时的胎儿已经可以听到外界的声音了，因此父母说话时一定要注意，别忘了还有一个小生命在聆听。说话时要语调轻柔、充满感情，避免讲一些对胎儿发育不利的话语。另外，说话时还要对胎儿讲话，这是十分重要的，可以使胎儿有一种安宁感，对其出生后加强母与子、父与子之间的感情极为有益。

母亲可以给胎儿朗读一些笔调清新优美的散文、诗歌，母亲充满爱意的声音对胎儿既具有一种神奇的安抚作用，也是对胎儿听觉发出良性刺激的有效途径，有利于胎儿的发育。

作为未来孩子的父亲，可以开始面对孕妇的腹部里的胎儿进行"对话"，比如，先给孩子起个乳名（如"明明"），而后每天面对胎儿，用亲切的语调呼唤孩子的名字说："明明真乖!"以此逐步刺激胎儿的听觉，并着手建立父子间的亲情。

第五个月时如何进行触摸胎教

从妊娠第 5 个月起，由于胎儿的触觉功能逐渐发育起来，因此可以开始用触摸胎儿的方法进行胎教。

孕妇仰卧在床上，头部不要垫高，全身放松，双手捧住胎儿，从上至下、从左到右反复抚摸 10 次后，用食指和中指在胎动处轻轻拍打。抚摸时要注意胎儿的反应类型和反应速度。如果胎儿对抚摸、推动的刺激不高兴，就会用力挣脱或者蹬腿反射，这时应马上停止抚摸。如果胎儿受到抚摸后，过一会儿才以轻轻蠕动的方式作出反应，那么就可以继续抚摸，一直持续几分钟后再停止。在进行抚摸的过程中如果配合语言和音乐的刺激，可以获得更佳的效果。

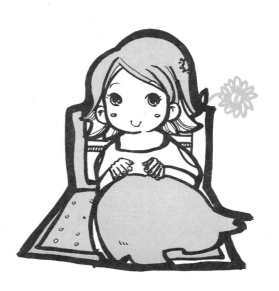

抚摸胎儿的理想时间是每天傍晚，因为这个时候的胎动最为频繁与活跃。抚摸后如无不良反应可增至早晚各一次。对有早期宫缩的孕妇，不可进行触摸。

怎样进行环境胎教

前面已经说过环境胎教分妊娠的内外环境教育，外环境即指的是温馨的家庭气氛、良好的居住环境、景色优美的自然环境；内环境即指母体子宫内的安静环境，及孕妇的良好身体状况等。外环境胎教在前面的月份胎教中已经讲过，这里不再多述，孕妇可参考前面的相关内容，这里主要讲讲内环境胎教。

妊娠过程中胎儿能否正常生长发育，除了与父母的遗传基因、孕育准备、营养因素有关外，还与孕妇在妊娠期间的内环境有着密切的联系。所以为了

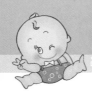
保证胎儿的健康发育，母亲此时应该避免一些有害物质的伤害，如放射线、化学物品、农药等，以避免体内环境发生异常变化，使胎儿赖以生存的内环境遭到破坏；体弱患病的孕妇应及时诊治疾病，以确保身体健康，给胎儿提供一个优良的孕育"温床"；为了确保宁静的宫内环境，应注意合理的性生活，注意性生活要适度，并且要注意卫生，动作要轻柔，男性生殖器不要插入太深，不要压迫孕妇的腹部，以避免自然流产。

此外，胎儿是一个活泼敏感的小生命，他（她）的发育与母亲紧密相关，受母亲情绪影响很明显。母亲在为宝宝创设良好的宫内环境的同时，也要为宝宝建造良好的精神内环境，母亲应保持豁达乐观的情绪，这有助于小生命的健康发育，也有助于宝宝出生后活泼开朗性格的形成。

怀孕五个月应如何养胎、护胎与胎教

胎儿生长发育到 5 个月时，胎动更加活跃，心跳也更加有力，感知功能明显提高，身长已达 25 厘米左右，体重也有 250 多克，对外界传入刺激信号的接受能力大大提高。这时除去继续前几个月的胎教方式外，还可增加和胎儿做游戏、给胎儿讲故事等内容。

> **健康小贴士**
>
> ### 光照与胎教有什么关系呢
>
> 妊娠期间，胎儿时光线非常敏感，可在胎儿觉醒时进行视觉功能训练。
>
> 训练方法：可用一号电池手电筒，一闪一灭的直接放在母亲腹部进行光线照射，每日 3 次，每次 30 秒钟，进行视觉训练并促进视觉发育，增加视觉范围，同时有助于强化昼夜周期（即晚上睡觉，白天觉醒）和促进动作行为的发展。每次照射时应记录下胎儿的反应。切忌用强光，也不宜照射的时间过长。

给胎儿讲故事也是沟通母于信息、进行胎教的有效措施。胎儿长到 5 个月时已是能听、能看、会玩、有感觉的小生命，孕妇将美好故事讲述给胎儿，只要你在专心地讲，胎儿就一定能聚精会神地听。但有一点必须注意，不要讲述令人恐惧、伤感、忧郁等不利于母子心神畅悦的故事。

第六个月时如何进行对话胎教

怀孕第 6 个月，胎儿的听觉器官已经发育得比较完善，对外界的声音刺激变得敏感了，并且已经有了记忆和学习的能力。因此，孕妇要时刻牢记胎儿的存在，经常与之谈话。这一时期主要采用同胎儿谈话的方式，逐渐加强对胎儿的语言刺激，以语言手段来启发胎儿的智力。

当然，胎教要循序渐进，对胎儿的语言刺激也是如此。

通常，对话选在晚上 9 ~ 9 点 30 分进行较好，每次对话时间可持续 5 ~ 10 分钟。可一边面对孕妇的腹部呼唤孩子的乳名，一边由简单到复杂地逐步与胎儿对话。

一般来说，这种谈话的内容是随意的，可以以轻柔的口吻问一些简单的话，例如，"小宝宝呀，你的手在哪儿""你的小脚在哪儿""伸个腿给爸爸妈妈看看吧。""你的头发长出来了吗？""你爱吃今天的饭吗？""你刚才听到那支曲子了吗？它叫'蓝色多瑙河'。你听这支曲子好不好啊，你也想跟着哼吗？等你出生后妈妈就教你哼，好吗？""你一定要好好吃饭，长得又白又胖，以后做个聪明的孩子。""你不会让爸爸妈妈失望吧。"……

第六个月时如何进行音乐胎教

给胎儿听音乐的时间不宜过长，一般以 5 ~ 10 分钟为宜。

在利用音乐进行胎教时，最好不要只反复听几首固定的曲子，而应该多样化。但在选曲时应注意到胎动的类型，因为人的个体差异往往在胎儿期就有所显露，胎儿有的"淘气"，有的"调皮"，也有一些是老实、文静的。这些既和胎儿的内外环境有关，也和先天神经类型有关。

一般来讲，可给那些活泼好动的胎儿听一些节奏缓慢、旋律柔和的乐曲，如"摇篮曲"等；而给那些文静、不爱活动的胎儿听一些轻松活泼、跳跃性强的儿童乐曲、歌曲，如《小天鹅舞曲》等。如果能把音乐的节奏和表达的内容与胎儿的玩耍结合起来，那将对胎儿的生长发育起到更明显的效果。

音乐胎教中应该注意的是，音乐的音量不宜过大，也不宜将录音机、收音机直接放在孕妇的腹部，以免损害胎儿的耳膜，造成胎儿失聪。

第六个月时如何进行触摸胎教

妊娠的第 6 个月，可以在孕妇腹部明显地触摸胎儿的头、背和肢体。触摸胎教是促进胎儿智力发育、加深父母与胎儿之间情感联系的有效方法。起床后和睡觉前是进行触摸胎教的好时机（应避免在饱食后进行）。一般每天可进行 3 次，每次约 5 分钟。具体的方法是，孕妇排空小便，平卧床上，下肢膝关节向腹部弯曲，双足平放于床上，全身放松，此时孕妇腹部柔软，利于触摸。

抚摸可由妻子进行，也可由丈夫进行。先用手在腹部轻轻抚摸片刻，再用手指在胎儿的背部轻压一下，可交替进行。有的胎儿在刚开始进行抚摸或按压时就会作出反应，随着孕周的增加，胎儿的反应会越来越明显，当胎儿习惯指压后，会主动迎上来。怀孕 28 周以后，轻轻地触摸配合轻轻地指压可区别出胎儿圆而硬的头部、平坦的背部、圆而软的臀部以及不规则且经常移动的四肢。当轻拍胎儿背部时胎儿有时会翻身，手足转动，此时可以用手轻轻抚摸以安抚之。在用手触摸胎儿的时候，别忘了同时还要轻轻地、充满柔情地对胎儿说话，让胎儿更强烈地感受到父母的爱意。

在进行触摸胎教时，抚摸及按压时动作一定要轻柔，以免用力过度引起意外。有的孕妇在怀孕中、后期经常有一阵阵的腹壁变硬，可能是不规则的子宫收缩，此时不能进行触摸胎教，避免引起早产。孕妇如果有不良分娩史，如流产、早产、产前出血等，则不宜使用触摸胎教。

第六个月时如何进行色彩胎教

色彩能够影响人的精神和情绪，它作为一种外在的刺激，通过人的视觉使之产生不同感受，给人以某种精神作用。因此，精神上感到舒畅还是沉闷，都与色彩的视感有着直接关系。

不舒服的色彩如同噪声一样，使人感到烦躁不安，而协调悦目的色彩则是一种美的享受。一般来说，红色使人激动、兴奋，能鼓舞人们的斗志；黄色明快、灿烂，使人感到温暖；绿色清新、宁静，给人以希望；蓝色给人的感觉是宁静、凉爽；白色显得干净、整洁；粉红和嫩绿则预示春天，使人充满活力；灰色使人沉闷、忧郁；黑色使人肃穆、烦闷、丧气；浅绿浅蓝使人宁静轻松；橘黄使人胃口大开……

孕妇因体内激素的变化，往往性情急躁，情绪波动较大。因此，有意识地多接触一些偏冷的色彩，如绿色、蓝色、白色等，有利于情绪稳定，保持淡泊宁静的心境。

要使腹内胎儿安然平和地健康成长，不宜多接触红、黑等色彩，以免产生烦躁、恐惧等不良心理，影响胎儿生长发育。

第六个月时如何进行运动胎教

妊娠到了第 6 个月，胎儿的发育处于稳定期，孕妇应顺其自然地参加适量运动，这对于顺利分娩，给婴儿的健康出生打下良好的基础有利。

做孕妇操能够防止由于体重增加而引起的腰腿疼，帮助放松腰部、骨盆部和肌肉。

游泳运动可以增强腹部的韧带力量和锻炼骨盆关节，还可以增加肺活量，避免在妊娠中期或后期患心脏和血管方面的疾病。游泳运动借助水浮力轻松愉快地改善血液循环，可以减少怀孕过程引起的腰痛、痔疮、静脉曲张等症状，还可以自然地调整胎儿臀位。

孕妇游泳要注意水温，一般要求在 29℃-31℃之间，若水温低于 28℃会刺激子宫收缩，易引起早产；水温高于 32℃则容易疲劳。游泳时间最好在上午 10 点到下午 2 点之间。

以下几种情况禁止孕妇游泳：

(1)身孕未满 4 个月。

(2)有过流产、早产史。

(3)阴道出血、腹痛者。

(4)患妊娠高血压综合征、心脏病者。

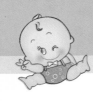

胎儿对音乐的感觉有什么反映呢

胎儿对富于节奏感的音乐、儿歌等可形成较强的记忆。

胎儿在子宫内已经对外界的声响有记忆能力，不过大脑皮质尚未达到发达程度，这一过程还不能等同于成年人的记忆。它仅仅是动物对声光所产生的那种条件反射水平上的记忆，一般过几个月这种记忆就会消失，需长期巩固。婴儿大脑较稚嫩，具有可塑性，记得快忘得也快，半永久性记忆一般在3岁以后才形成。

研究已证明，胎儿在6个月时已具备听觉，此时播放音乐，胎儿可经由母腹接受声音，并能引起胎儿心率以及胎动的变化。

科学家们研究发现，孕妇在怀孕6个月后反复朗读某一故事或重复听一支乐曲，新生儿在其出生后数小时居然表现出能辨认此故事或音乐的特殊反应。声音的振动、母亲情绪和呼吸的变动，都能对体内某些激素物质及有关的神经介质的分泌产生影响，这些激素物质可经过胎盘进入胎体，构成"胎教"的物质基础。事实上，并不是说胎儿懂得音乐及故事，而是外环境改变（包括声音）可对胎儿大脑发育产生间接性影响。

什么是呼唤胎教法

呼唤胎教又可称为"母子对话"，是孕妇及其丈夫与胎儿的语言沟通。孕妇不仅可以把日常生活中的事像讲故事一样讲给胎儿，而且可以有计划地、由浅入深地向胎儿朗诵儿歌童谣等。

语言是人类区别于动物的根本特征，它在人的一生中起着极为重要的作用。培养胎儿语言能力的捷径是：在胎儿期即对孩子进行语言诱导。这种诱导包括两个方面的内容：日常性的语言诱导和系统性的语言诱导。日常性的语言诱导指的是父母经常对胎儿讲一些日常用语；系统性的语言诱导是有选择、有层次地给胎儿听一些简易的儿歌等。

第七个月时如何进行对话胎教

胎儿听觉器官在胎龄为26周时（6个半月）发育成熟。其结构基本上和出生时相同，只有中耳的鼓室与乳突部分。在出生前鼓室内仅有极小量的空气，乳突的气化也未完成，直到出生时，随着哭叫与呼吸，空气经由咽鼓管进入鼓动室，鼓动室的气化才全部完成。另外，胎儿在宫内时，中耳内充满中胚层的胶状物。所以，胎儿从妊娠26周开始，耳朵已有了接受声波、将声波的"机械振动能"转换为"神经冲动"的能力。这一点与正常人的功能相同。但是，这时胎儿的耳朵又有与正常人的功能不尽相同之处，即胎儿的耳朵对声波的传导以骨传导为主。

语言刺激是听觉训练的一个主要内容，尤其是父亲的对话很容易透入宫内，每天屋子安静的时候，孕妇发觉胎动较活跃的时刻可以与胎儿对话，对话的内容要简单。在与胎儿进行对话时，可以给胎儿起个乳名，一直用这个乳名呼唤他，胎儿会感到亲切，并有安全感，对于将来健康人格的形成是很有利的。每次和胎儿的对话时间不要太长，内容简洁，语调轻松愉快。有的内容可以重复地讲，诸如"宝宝真乖""爸爸在和你说话""听见爸爸的声音了吗"等。另外，如父母在做什么，天气如何，有什么感想，要到哪里去等，都可以对胎儿说说。早晨起床了，可以告诉胎儿"起床了，早上好，今天晴天，天气真好"，或告诉胎儿"今天刮风了""今天下雨了""飘雪花了"等。在生活中还可以告诉胎儿"天天要洗脸、刷牙，便后要洗手，爸爸要刮胡子，妈妈要化妆"等。

第七个月时如何进行语言胎教

为了培养孩子丰富的想象力、创造力以及进取精神，孕妇可以选择一些色彩丰富、富于幻想内容的幼儿画册，利用画册做教材进行故事胎教。只要适合胎儿成长的主题都可以采用，如表现勇敢、理想、幸福、爱情等的内容。

孕妇可以将画册中每一页所展示的内容，用丰富的想象描述给胎儿，从而促使胎儿的心灵健康成长。一定要注意把感情倾注于故事的情节中去，通过语气声调的变化使胎儿了解故事是怎样展开的，一切喜怒哀乐都将通过富有感情的声调和语言传递给胎儿。而且，不仅仅是朗读，要使语言形象化，以便更具体地传递给胎儿，因为胎儿对孕妇的语言不是用耳朵而是用脑来接受的。单调和毫无生气的声音是不能唤起胎儿的感受的。

第七个月时如何进行音乐胎教

孕妇在进行音乐胎教时，要讲究一定的方法，这是音乐胎教成败的关键。具体的方法是：

(1)挑选好乐曲，熟悉其内容，理解其中内涵和社会背景。欣赏前，肌肉放松，保持精神愉快，并告诉宝宝一起听音乐。

(2)打开录音机，选择好要听的乐曲，音量适中。

(3)孕妇取半卧姿态，最好坐在沙发或躺椅上。

(4)关于听音乐的时间，最好有个计划，如每天什么时间听，每天听几次，每次听多久，这样让胎儿有个规律比较好。一般每日3次（早、中、晚各1次），每次5～10分钟，如果因工作关系中午不能欣赏，可早、晚各1次，或根据具体情况调整时间。一般来说，做到每天坚持听，而且每次听都是在你兴致最高、心情最好的时候，效果就会更好。

(5)欣赏乐曲时，应随乐曲产生美好的联想，对宝宝加以深切的期望和倾注爱，这一点很重要。总之，孕妇希望胎儿听音乐时有怎样的状态，希望胎儿在听音乐中受到怎样的教益，则孕妇就应首先去努力体会音乐，使自己受到教益。只有这样，才有可能使胎儿听到音乐，受到音乐的熏陶，并且有安详、专注倾听音乐的状态。

(6)乐曲不宜太多、太杂。另外，在决定更换曲目或磁带时，应注意不要过于频繁。以便在胎儿的头脑中留下印象，使胎教有可能起到促进胎儿智力发展的作用。

(7)欣赏音乐时不要长时间躺着，以免增大的子宫压迫下腔静脉，导致胎儿缺氧。

(8)给胎儿听音乐时一定要在胎儿清醒时，即有胎动时，或轻轻推动腹部使其醒来时。

除了给胎儿听音乐外，孕妇给胎儿唱歌，对胎儿是更好的熏陶。

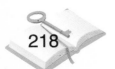

什么是"踢肚游戏"胎教法

"踢肚游戏"胎教法适宜在妊娠6个月之后进行。具体的做法是：感觉胎儿踢肚子时，孕妇轻轻拍打被踢的部位，然后等待第二次踢肚，一般一两分钟后，胎儿会再踢，这时再轻拍几下，接着停下来，如果这次拍的部位与上次不同，胎儿会向你改变的地方再踢。注意后拍的位置离原胎动的位置不要过远。每天进行2次，每次数分钟。这样能锻炼胎儿的反应能力，促进神经系统传导通路的建立，并增加胎儿的体质。据调查，经孕妇应用此法后出生的孩子与未用这种方法训练的同龄孩子相比，学站、学走、手足的灵活性以及语言能力都明显优越。但是，有一种情形除外，那就是有习惯性流产史和早期宫缩的孕妇，不宜用这种胎教方法，以免引起意外。

第八个月时如何进行对话胎教

到了怀孕第8个月，生活在母亲腹中的胎儿已经是一个能听能看，能"听懂"话，能理解父母的，有生命、有思想、有感情的人了。父母对胎儿说话绝不是对牛弹琴，凝聚着父母深情的呼唤和谈话一定会让胎儿聚精会神地倾听。因此，父母应该不失时机地增加与胎儿之间的语言沟通与交流，对其施以良性刺激，以丰富胎儿的精神世界，这对于开发胎儿的智力有极大好处。

在对胎儿讲话、给胎儿讲画册、讲故事、唱歌的基础上，可以将视觉印象图形的形状、颜色和母亲的声音一起传递给胎儿，教胎儿学习算术和认识图形。在教胎儿学习算术和认识图形时，要充分发挥想象力，将数字和图形变成立体形象，这样会使胎儿学习起来更有兴趣。

第八个月时如何进行联想胎教

联想胎教是通过孕妇的联想产生一种信息传输给胎儿，在胎儿身上产生作用的胎教法。所以，它可以贯穿于所有胎教方法中，比如，母亲在欣赏音乐时，就可以借助音乐，对乐曲所描述的画面展开联想；又如，母亲在阅读文学作品、欣赏绘画作品时，也可以展开场景的联想和画面意境的联想；再如，孕妇在大自然中也可以展开对美景诗情画意的联想。通过联想，孕妇把这些信息传输给胎儿，对胎儿产生影响。

联想胎教要求孕妇所听的音乐、所读的作品、所欣赏的画面是积极美妙的，孕妇所联想的内容也必须是健康美好的。只有这样，胎儿才能接收到良好的意识信息，从而促进意识的萌芽和心智的发育。

怀孕八个月胎教重点是什么

8个月的胎儿，听觉能力已具备，也开始有了视觉能力。虽然味觉和嗅觉已经发展到什么程度，还不是很清楚。可是当母亲第1次给新生儿喂奶时，他（她）会自动地将嘴噘向乳房，由此可知胎儿在母亲腹中即已具有某种程度的嗅觉。至于味觉部分，如果将柠檬汁或砂糖沾在初生婴儿舌上，婴儿会立刻产生反应（感觉味道的味蕾，在妊娠第3个月就已经形成），从这点可以知道，胎儿此时的味蕾已经相当发达。

最后是触觉。胎儿的皮肤感觉（触觉、压觉、冷觉、热觉、痛觉）究竟发达到何种程度呢？从妊娠第八个月时自然生产的胎儿发现，在相当于上唇和鼻翼的部位，对外力已经有反应。可见皮肤在相当早的时候就已经开始发挥作用。

八个月的胎儿有哪些听觉反应

胎儿在8个月时已经成长到可以诞生的阶段。肌肉已长成，双腿踢动强而有力，这时孕妇可以感觉到强烈的胎动。

听觉在此阶段已经完成，不仅可以分辨母亲子宫内血流声，对其他的声音也有反应。在妊娠30周左右，可以测出大脑的脑波，表示胎儿此时已有意识存在。

第八个月时，胎儿跟大脑连接的神经回路更加发达，这时母亲的腹壁和子宫壁变得更薄，所以更容易听到外界的声音。从超声波的画面上，可以看出当父亲和母亲在交谈时，胎儿的行动会有明显的变化，因此判断胎儿可以听见声音。

这个时期的胎教，要注意多与胎儿轻声说话，语气要和蔼温柔。让宝宝感受到母爱，以建立牢固的亲子联系。

第九个月时如何进行视觉胎教

胎儿的视觉发育得较晚，在妊娠的第 9 个月时，胎儿已经对光线的明暗有了反应，但此时的胎儿还看不到东西，因为胎儿的视神经和视网膜都尚未发育成熟，强光会刺激胎儿的眼睛，使胎儿觉得很不舒服。测试发现，如果使用强光照射孕妇腹部，为了避免受到光线刺激，胎儿会将脸转到一旁或闭上眼睑。而用不太刺激的光线间歇照射，则可给予胎儿脑部适度的明暗周期感觉，刺激其脑部的发达，使胎儿有眨眼的动作，并且会感兴趣地将头部转向光源的位置。

所以，此时应该对胎儿进行视觉胎教，当胎儿觉醒（胎动）时，用手电筒的微光一闪一灭地照射孕妇腹部，以训练胎儿昼夜节律，促进胎儿视觉功能及脑的健康发育。

第十个月时如何进行情绪胎教

对于分娩，不少孕妇感到恐惧，犹如大难临头，烦躁不安，呻吟，甚至惊慌，无所适从。这种情绪既容易消耗体力，造成宫缩无力，产程延长，也对胎儿的情绪带来了较大的刺激。

其实，生育几乎是每位女性的本能，是一种十分正常的自然生理过程，是每位母亲终生难忘的幸福时刻。

胎儿在母亲肚子里已 9 个多月了，由一个微小的细胞发育成一个成熟的胎儿，他（她）不可能永远生活在母亲的子宫内，他（她）要勇敢地穿过产

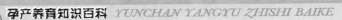

道投入到外面精彩的世界里。

在分娩过程中，子宫是阵阵收缩，产道才能一点点地打开，孩子才能由此生下来。在这个过程中，母体产道产生的阻力和子宫收缩帮助胎儿前进的动力相互作用，给产妇带来一些不适，这是十分自然的现象，不用害怕、紧张。孕妇的承受能力和勇敢心理也会传递给新生儿，是胎儿性格形成的最早期的教育。

第十个月时如何进行视觉胎教

这个月还应该对胎儿进行视觉胎教，因为孕妇这个时期的腹壁、子宫变得较薄，光线易于透过，用不刺眼的柔和光线可以增加胎儿对于明暗的感觉和节奏，以此提高胎儿对光的敏感度，初步促进其生物钟的建立，对大脑的发育和成熟有利。具体的做法是，每晚在听音乐之前和之后，将带有1号电池的手电筒直接贴在腹壁上（约在宫底以下三横指处）对胎儿进行照射，每次照射2~3分钟。

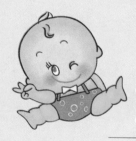

第四篇

轻松分娩掌握方法

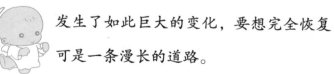

经过 9 个多月的孕期和生下孩子那激动的一刻，绝大部分产妇都希望能在 2 周内恢复体形。但这件事可不容易，在怀孕期间和生下孩子后体形发生了如此巨大的变化，要想完全恢复可是一条漫长的道路。

第一章　分娩前准备

临产前孕妇需要做好哪些准备

随着预产期的临近，孕妇以及家属都要做好物质和精神两方面的准备。一般在预产期前3周（37孕周）就要准备好产妇及婴儿所需要的物品，因为在孕37周以后，随时可能临产。为孕妇准备好产后在医院里换穿的内衣，内衣应比以前宽大一些，月经带的带子要加长。另外，要准备清洁、柔软、吸水性好的卫生纸、卫生巾；为婴儿准备好内衣、爽身粉、尿布等，如在冬季还要准备棉被等以供保暖。尿布要事先用水洗、用水煮消毒，宜选用吸水性好且柔软的棉布，也可备一部分一次性尿布，为以后因天气不好尿布晾不干做准备。有的人喜欢让产妇吃红糖，但事先要将红糖上锅蒸好消毒，以免喝了泻肚子。准备好的物品应分门别类打好包，避免临产时着急，找不到需要的东西。

夫妇两人都要看一些有关分娩方面的书籍，对分娩过程有个大体了解，做到心中有数。孕妇要坚定信心，保持安定乐观，睡眠充足，休息充分，以充沛的精力和愉快的心情来迎接宝宝的到来。

另外，孕妇及家属应事先选择一家条件比较好且离家近的医院，了解一下临产时到医院需要办理哪些手续。同时要了解孕妇哪些情况下应该去医院准备生产，以免耽误入院时机。

分娩前丈夫应该做好哪些准备

妻子怀孕之后，当丈夫的就要负起责任，到妻子临产前1个月，更应加快节奏，高质量地做好妻子产前的各项准备，迎接宝宝的出世。

（1）清扫布置房间。在妻子产前应将房子收拾好，以便使妻子愉快地度过产褥期，使宝宝出生在一个清洁、安全、舒适的环境里。

（2）拆洗被褥、衣服。妻子坐月子前，行动已经不方便了，丈夫应当主动地将家中的被褥、床单、枕巾、枕头等拆洗干净，并在阳光下暴晒消毒，以便使妻子能够顺利地度过产褥期。妻子坐月子时要穿的衣服，如果是旧衣服的话，也应当在妻子临产前洗干净，暴晒消毒之后放置好。

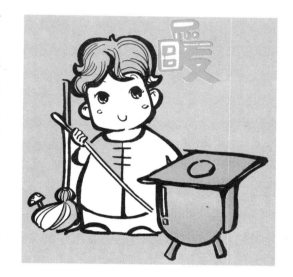

（3）准备物品、用具。如果在冬季生产要准备好取暖设施，如空调、电暖器等。如用炉子取暖，要准备好煤和柴。如果在夏季生产，要准备好降温设备，如空调、风扇等。

需购置一些挂面、小米、红枣、红糖、鸡蛋等作为产妇的滋补品。

购置洗涤用品，如肥皂、洗衣粉、洗洁精、去污粉等，妻子产后及护理新生儿时期洗涤用品的耗用量较大，由于这些东西不易变质，为了方便，可以一次性多购置一些。

需给婴儿准备哪些物品

目前，许多大医院已为产妇及婴儿准备好了各类所需物品，这样产妇就会感到既方便又实用。

（1）婴儿床1张。婴儿独睡可减少感染，有利于从小养成独立和有规律的生活习惯。

（2）婴儿被褥、枕头。

（3）尿布。尿布是新生儿和婴儿时期最为重要的用品之一。尿布要用柔软、易吸水的棉质布来做，选用的颜色应比较淡，以便于观察大小便的颜色。利用旧衣、床单改制的尿布，应洗净、水烫，太阳暴晒消毒。棉尿垫外面要加布套，以便弄脏弄湿后容易拆洗。如果是冬季分娩，尿布和棉尿垫应多准备一些，以免换不过来。

（4）衣裤。由于新生儿皮肤娇嫩，内衣内裤都应用通气性、吸水性、保暖性和柔软性良好的纯棉布来制作，式样应易穿易脱。棉衣棉裤应用新棉花，但不宜过厚。鞋子3个月内不用穿，可用柔软织物织成脚套来保暖。

（5）脐带布。脐带布虽然是一件简单不起眼的物品，但它也是婴儿重要的用品之一。在包新生儿肚脐时，最好在肚脐上再加一块消过毒的口罩或纱布，这样效果更好。

（6）帽子和围嘴。帽子要柔软，要能够盖到脸部。接婴儿口水的围嘴由于接触口腔，每次换下清洗后要用开水消毒。

（7）其他用品。婴儿用的脸盆、澡盆、毛巾、浴巾等用品，婴儿露、婴儿爽身粉、婴儿用肥皂、消毒液，应婴儿专用，不得与他人混用。

孕妇在产前应怎样做好心理准备

分娩时的阵痛是自然现象，与受伤、疾病的疼痛有本质上的区别。人感受到痛是大脑皮层中枢神经的作用。如果自我感觉不安，中枢神经会有非常敏感的反应，痛就会更厉害。所以，孕妇消除对分娩的恐惧不安，保持平静的心情，分娩时就不会感觉非常疼痛。精神越紧张，就会觉得越疼痛。

对于人体来说，心情舒展，肌肉也会放松；心情紧张，肌肉就会绷紧。分娩时，婴儿是从狭窄的产道出来的，只有肌肉和骨盆放松，婴儿才能顺利通过。如果产妇这时精神非常紧张，肌肉也会绷得很紧，产道不容易撑开，婴儿不能顺利出来，疼痛就会更厉害。

因此，产妇产前的精神状况和产痛有很大关系，感到剧痛可以说是自身造成的。所以，要对分娩的过程作详细的了解，无论出现何种不正常的因素都要配合助产人员，这种心理状况将帮助助产妇克服产前的种种不适及有助于产后的恢复。

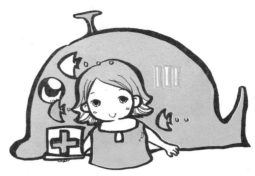

为什么临产前应排空大小便

　　有的孕妇临产前准备不足，容易憋着大小便上产床，这是极为不利的。有经验的医生总是嘱咐产妇先排尽大小便，或在宫颈刚扩张时，医生要用肥皂水灌肠，清除粪便。这是因为排空大小便，有利于子宫收缩。

　　子宫的位置在膀胱之后，直肠之前。怀孕后子宫随着胎儿的生长发育而长大，足月孕妇子宫重量达 1000～1200 克，容积可达 5000 毫升。长大的子宫，势必挤压直肠和膀胱，使直肠张力降低，蠕动减弱。

　　分娩时，子宫进行强而有节律的收缩，以娩出胎儿。若周围挤压过紧，必然影响子宫收缩。因为子宫的正常收缩运动要求有一个宽松的环境，假如直肠充满粪便，膀胱充满尿液，子宫的收缩运动必然很费力，胎儿先露部受阻而难于下降，以致宫口迟迟不开，胎头在盆底较长时间压迫膀胱和肛门括约肌，以致括约肌麻痹导致产后尿潴留和产后大便困难。排空大小便，还可避免因腹压增加而造成产妇在分娩过程中不由自主地将大便溢出，污染外阴。因此，排空大小便可减少产道细菌感染的机会。

　　分娩前，产妇应做到定时小便，每隔 2～4 小时排尿 1 次，使膀胱随时呈现空虚状态。若产前有排尿困难情况，应及时去产科检查，必要时要导尿，或针灸通便。临产前应定时大便，养成晨起排便习惯。若大便困难，宜多吃新鲜蔬菜、水果（如香蕉、柿子、西瓜）、蜂蜜等。

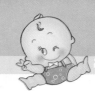
产妇进入临产状态应注意什么

产妇注意以下几点，将有助于安全顺利地度过分娩期。

(1)精神状态。分娩进展顺利与否，产妇的精神状态起着重要的作用。产妇过度紧张或恐惧，会引起大脑皮层失调，往往使子宫收缩不协调，子宫颈口不易扩张，产程就会延长。精神过度紧张的产妇，往往不会利用宫缩间隙时间休息。休息不好，饮食就少，在分娩过程中得不到充分热量和水分的补充，就不能满足分娩期能量消耗的需要，容易疲劳，也会使分娩进展延缓。

(2)休息。随着产程的进展，宫缩一阵紧跟一阵，腹痛和腰酸也随之加重，这时，有少数产妇不能忍受，大喊大叫，无谓地消耗了体力。以致一旦宫口开全后感到疲乏无力，而使宫缩乏力，产程延长。所以，产妇在宫缩的间隙期，应抓紧时间闭目养神，学会主动休息，而不要大喊大叫，因为这解决不了任何实际问题，反而不利于产程的进展。

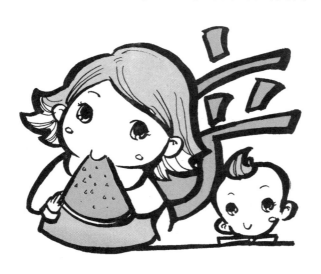

(3)饮食。为了保证在分娩期有足够的精力，就不能忽视能量的摄入。产妇应注意以下事项：

①早一点进食。在分娩初期进食以储存能量。

②进食次数多一点。以小吃代替正餐（少量多餐或吃零食）。

③吃高热量食物。分娩初期，尽量进食一些复合碳水化合物（谷类、面食）；分娩晚期，小口吃或喝一些简单的碳水化合物，如水果、果汁、蜂蜜等。

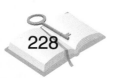

④吃容易消化的食物，避免脂肪太多或是油炸、油腻的食物。

⑤尽量多喝水，宜吃巧克力。分娩初期，每小时补充至少 240 毫升水分。产妇分娩时需要足够的产力，而产力来源于食物，各种食物中当以巧克力为最佳，美国产科医生称它为最佳分娩食品。产妇在临产前吃一两块巧克力，能在分娩过程中产生更多热量。

健康小贴士

到预产期就能分娩吗

预产期是根据孕妇的末次月经来推算的，即从末次月经第 1 天算起，要经过 280 天（40 周）。由于月经期因人而异（28~30 天），更由于排卵日期有个体差异，分娩发动的动因至今还不是很清楚，所以，婴儿出生日期与预产期有一定差距。在通常的情况下，妊娠满 37~42 周分娩出生的婴儿都是正常足月儿。如不足 37 周分娩早产，所生的新生儿为早产儿；超过 42 周没有分娩为过期妊娠，分娩后的新生儿为过期产儿。因为早产儿和过期产儿并发症较多，所以，医生一般根据情况，尽量使孕妇在孕 37~42 周之间分娩。

产妇临产分娩的征兆有哪些

（1）胃部的压迫感消失。妊娠中随着胎儿的成长而变大的子宫底，在怀孕 35~36 周时最高，以后逐渐下降，这是因为随着分娩的临近，子宫口和产道变软，胎儿下降到骨盆所发生的变化。

由于一直压迫胃部和胸部的子宫下降，胃部的不舒畅感消失，消化不良、烧心等现象消失，吃饭也吃得痛快了，呼吸也舒畅了。

（2）下腹部疼痛、腹胀。到妊娠后期，一天会有几次感到肚子发硬、肚子胀，也有的孕妇会感到疼痛。这是由于子宫不规则收缩所致，应与临产后的宫缩相区别。这称作前驱宫缩或前阵痛，是临近分娩的征兆之一。

这种子宫收缩如以 15 分钟的间隔有规律地进行，那么就是临产的信号，即真正的宫缩。也有的经产妇并没有感觉到前驱宫缩，就开始了真正的宫缩。

（3）尿频。由于下降的胎儿头部压迫膀胱，多出现尿频。稍微有点尿就去厕所，即使去了厕所有时也排不出来，有时刚出厕所又想排尿。

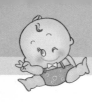

（4）腰痛、大腿根胀。大腿抽筋、腰痛也是临产的征兆，有时步履维艰，耻骨部分疼痛。这是因为胎儿的头部下降，压迫骨盆内神经而出现的症状。

（5）分泌物增多。为准备分娩，子宫颈管张开，阴道分泌物（带下）增多，呈透明或白色黏性分泌物。如孕妇出现茶色的血性分泌物，就应住院了。因此在妊娠后期有必要经常注意带下的性状。

（6）胎动次数减少。一直活跃着的胎动，渐渐变得迟缓了，这是由于子宫经常收缩使胎儿难以活动，同时也是由于胎儿在临产前位置固定的缘故。在胎动感觉方面，每个孕妇都不一样，但没有突然停止的。

（7）肾脏有重压感。由于子宫神经支配的关系，肾脏附近（腰部稍上一点）有一种模模糊糊的重压感。

分娩前见红是怎么回事

在分娩前 24～28 小时，阴道流出的血性分泌物，称为见红。一般不超过月经量。它的出现是由于子宫内口附近的胎膜与该处的子宫壁分离，毛细血管破裂，排出的少量与血颈管内原有的黏液栓相混合而经阴道排出。如果见红量较多，超过平时月经量，孕妇应到医院请医生检查，排除妊娠晚期出血性疾病如前置胎盘，可以在家等待临产后再入院。见红是分娩即将开始的可靠征兆。一般于见红 24～48 小时后，开始发生宫缩即临产。

过了预产期仍无征兆怎么办

分娩不一定是在预产期那天，在预产期前后一两周以内分娩都是正常的。因此即使推迟了一周左右，也不必担心，不过应密切关注胎儿的情况，观察胎心和宫缩情况，防止出现胎儿窘迫或胎死宫内，必要时应提前住院，等待分娩，以避免发生危险。

为什么多数胎儿不能在预产期出生

其实，我们根据公式计算出的预产期只是个平均数，是根据末次月经的时间推算的，并不是很准确。由于每个孕妇的排卵周期不同，胎儿发育情况不同，以及孕妇体质不同等因素，造成了妊娠期时间的不同。统计资料表明，只有 5%的孕妇能准确地在预产期分娩，其余 95%的孕妇都是在预产期前后两周的范围内相继分娩。因此，每个孕妇都应对这一问题有比较清醒的认识，在预产期到来前 20 天就应做好相应的准备，迎接即将诞生的新生命。如果超过了预产期，那也不必着急，而应继续耐心等待。当然，如果超过两周以上，将预示着过期妊娠的发生，则应及时到医院就诊，听从医生的安排。

产妇在家生产有什么利弊

家庭接生，产妇容易适应环境，心理压力较小，但消毒抢救条件不完善，遇有紧急情况，往往措手不及。

家庭接生只限于完全正常的产妇，如产妇身体健康、胎位正常、骨盆正常、胎儿发育正常，孕期多次检查中没有发现异常情况，过去也无不正常的孕产史，估计可以经阴道分娩的产妇。一般以有过孕产史的经产妇较为合适。家庭接生应由经过训练的有一定经验的助产士或接生员接生，决不可找不合格的"土产婆"。

有些难产或胎、婴儿意外，事前难以预料，故在万一出现险情时，应做好去医院的思想准备和物质准备，如医疗费用、交通工具、陪伴人员等，以便必须去医院时不致惊慌失措。

产妇在家生产需做哪些准备

为了保证母子平安，家庭接生前须做好充分准备。

（1）选择房间。应选择光线充足、避风的房间，打扫干净，房内不用的物品暂时腾空，便于接生操作。冬天要有取暖设备，夏天不能太闷热，夜间要有照明设备，至少准备一只手电筒。

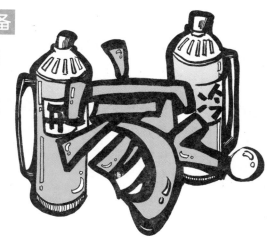

（2）准备接生用品。接生用的清洁床单、大块塑料布、产妇用的清洁衣裤、月经带、草纸，婴儿用的包布、包被、衣服、尿布等，一只干净的消毒锅，两个干净的脸盆，肥皂一块，毛巾两条，冷热开水各一壶。

（3）勤洗外阴。预产期前数天要勤换内裤，每天用肥皂、温开水清洗外阴、大腿内侧和下腹部，临产时再清洗一次，尽量保持外阴清洁。

（4）与接生员保持密切联系。一旦出现临产现象，立即通知接生员到场，如路远事前应安排好交通工具，以备不时之需。

大龄产妇初产为什么应当特别当心

这是因为柔软的产道，特别是子宫颈管部会因年纪大而变得较难张开，而且子宫肌的收缩力较弱，这两种情况都是造成难产的原因。若是 20～30 岁的初产妇，情况则较好，容易平安分娩，分娩时子宫颈管容易扩张，而子宫肌的收缩又够力，阵痛有力，使分娩容易。而年纪越大，子宫颈管越不易张开，阵痛也越弱，分娩时间较长，也较易引起难产。年纪大对生产的影响，并不仅限于初产妇，经产妇也可能发生同样情况，不过曾经生育过的妇女，产道的抵抗力较弱，所以才没有初产时那么困难。当然情况是因人而异的，也有些妇女就是过了 30 多岁也能轻松地分娩。但对年纪大初产的妇女应该比年轻的要当心些，应由可靠的医生照顾，每月定期检查并在医院分娩较为稳妥。

产妇在夏季临产需要注意什么

在炎热的夏天，人体通过出汗来散热，往往出很多汗。妇女怀孕之后，基础代谢率比未怀孕时增高约 10%，皮肤的汗腺分泌增多，毛孔舒张，因而常常大汗淋漓，燥热发闷的天气更容易引起汗疹，甚至中暑。因此，在夏季生产，应合理安排好日常的衣、食、住、行等，以安度暑夏，保证母子健康。具体注意事项如下：

（1）孕妇要以轻松的心态来对待暑夏的分娩。孕妇乳房充盈丰满，宜用乳罩支托，但不可束缚太紧。

（2）勤洗澡，勤换内衣，保持皮肤清洁，特别要保持乳房和外阴部的清洁。最好每天用温水淋浴，切莫洗盆浴。

（3）饮食宜清爽、可口，或少吃多餐，多食用清淡而富于营养的食品，不吃变质食物。

（4）居室应通风良好，如使用空调室温不能过低，也不要让电风扇直接吹在身上。

（5）要多注意休息，保证足够的睡眠时间。最好午睡 1～2 小时。

做妈妈的宜做哪些物质准备

临产前 2 个月，当妈妈的就应该为迎接小宝宝做必要的准备工作了。

要将"坐月子"期间穿用的内衣、外衣准备好，洗净后放置在一起。如家中现有的不够，要尽快购买或制作。内衣应选择纯棉制品，因纯棉制品在吸汗方面较化纤制品优越，穿着比较舒服。上衣要选择易穿、易脱的样式，这样就比较适宜产期哺乳和室内活动。衬衣应以保护身体，方便哺乳的样式为主。

裤子可选购比较厚实的针织棉纺制品，如运动裤，既保暖，又比较宽大，穿着舒适，同时还很容易穿、脱。坐月子洗澡不便，多准备几套内衣，以便换洗，还应准备干净的月经带两三副。同时准备专用于洗脸和擦洗身子的毛巾各一条就可以了。准备 10 包左右的卫生纸以备使用。

高龄初产妇应注意什么

初产生育年龄如果超过 30 岁，也就是 30 岁以上才第一次分娩叫做高龄初产。80%～90%。的高龄初产妇所生的新生儿都是健康的。确实也存在不利因素造成唐氏综合征和畸形等先天异常发生的可能。

例如年过 30 岁，产道和会阴、骨盆的关节相对变硬了，会延长分娩时间，容易引起难产，或容易患重妊娠高血压综合征，但是如果早期诊断及时采取措施，是可以预防的。一般情况下分娩没什么异常，不用过于担心，要保持平静舒畅的心情，可适当注意以下几点：

（1）要充分休息，保证足够的睡眠。

(2)注意摄取营养平衡多样化，尽量吃软、淡些；防止妊娠高血压综合征。

(3)重视定期产前体检，按医生意见去做。

(4)有条件的尽量到设备齐全、医疗条件好的医院去分娩。高龄产妇有许多优点，生活经验丰富，情绪平稳，能保持冷静，分娩过程能配合助产，有利于顺利分娩。

为什么临产前宜做好乳房准备

母乳是婴儿最好的食物，母乳不仅营养丰富，易消化吸收，而且还具有增进婴儿免疫力的作用。母乳喂养对婴幼儿的健康成长起着不容忽视的奠基作用。所以在妊娠后，必须加强营养，注意休息。从怀孕后第 5 个月开始，应做好乳房的护理，为将来婴儿出世后能顺利地哺乳做好准备，为母乳喂养创造有利条件。

产前可在每晚入睡前用对侧手掌顺时针方向按摩乳房，并从乳房基底部向乳头方向搓揉、推进。按摩前先洗净双手，先对一侧乳房进行按摩；另一侧用衣被覆盖，以防受凉。按摩可自己进行，也可由亲属帮助。手法由轻到重，用力要柔和，切忌粗暴按揉。按摩的时间、次数可逐渐增加，通常每次10~15 分钟。而产后按摩可在白天每次哺乳前进行。分娩前，用植物油或矿物油涂敷乳头，使乳头表面的积垢和痂皮变软，再用肥皂水和热水洗净。

分娩后 1 周内是确立母乳喂养的关键时期。产后最初几天，乳房内部发生急剧变化，乳腺小叶开始分泌乳汁，但乳汁的分泌与新生儿吸吮能力尚未协调适应，年轻的妈妈又缺乏给新生儿哺乳的实践经验，往往会造成乳汁淤积成块，乳房肿痛。如果在产后 2~3 天内积极进行乳房按摩，则可使乳房、乳头内部组织疏松，使乳汁能顺利通过乳腺管汇集于乳窦处，便于婴儿吸吮。防止因乳腺管不通畅引起乳汁淤积胀痛，保证母乳喂养顺利进行。

为何宜做好分娩的精神准备

分娩是令人激动的时刻，十月怀胎的小生命终于要结束"宫廷"生活而来到人间了。每位孕妇为迎接这一时刻的到来都应有充分的心理准备，应该充满信心地迎接和经历分娩过程。产妇对临产要有正确的认识，子宫要一阵阵收缩，子宫口才能一点点开大，孩子才能生下来，所以临产过程需要一些时间，用不着害怕和着急。虽然每个人生孩子的快慢不一样，但相差并不太多。

接近预产期时，如果出现阴道血性分泌物、规律宫缩是临产的表现，应到医院检查，由医生决定是否需要住院。如果阴道流出较多的水，即是早破水，应立即平卧，由家人送到医院，绝对不能坐起、行走，以免脐带脱垂，危及胎儿生命。第 1 产程时有些产妇因腹痛而大声喊叫，烦躁不安，消耗大量体力，其实产妇在 2 次宫缩之间尽量放松、休息，宫缩时按摩腰骶部可以减轻疼痛。第 2 产程时，指导产妇在宫缩时屏气用力。正确姿势为仰卧、双脚蹬在腿架上，双手拉住床旁的把手，宫缩时，先深吸一口气，然后闭上嘴像排大便一样的向下用力，气呼完后，再换一口气继续用力，一阵宫缩可以换 2 次气，宫缩间歇时，全身放松，安静休息。屏气用力的动作可以增加腹压协助子宫收缩。

一般来说，初产妇需要 1 天时间（12 ~ 18 小时），经产妇需要半天时间（约 12 小时）产下婴儿。临产时，产妇应与接生的医护人员很好地配合，才能确保母子平安。分娩是个生理过程，当感觉阵发性腹痛时这个过程就开始了。一般第一胎的分娩过程需 10~16 小时。阵痛是子宫有规律的收缩引起的，开始时间隔长，疼痛轻，此后逐渐间隔缩短，疼痛加强。宫缩时由于神经的传导和韧带的牵连，产生腰酸、腹痛、下坠感；宫缩间隙期，这种感觉明显减轻。待子宫口开大到 10 厘米时（开全），每次宫缩伴有大便感，孕妇相应地使用腹压，迫使胎儿逐渐下降至娩出，这个过程历时 1 小时左右，胎儿娩出后一般半小时以内胎盘也相继娩出，至此全部分娩过程结束。

产痛固然是伴随宫缩而来的生理感觉，但它的程度与宫缩强度有关，更与每位孕妇的心理准备程度有关。如果对分娩过程有正确的认识，同时配合宫缩做深呼吸运动，听音乐等均能减轻产痛的程度，医院也有无痛分娩仪、镇痛床等设施均可减轻产痛。因此希望孕妇对分娩做好充分的思想准备，充满信心，在医务人员的配合下定能顺利地完成分娩过程。

宜做好分娩的物质准备有哪些

怀孕到了末期，一定要做好物质上的准备。预产期前后2周随时都可能临产，所以在预产期2周前就应把需要的东西整理好，如准备换穿的内衣裤、袜子、吸奶器、盥洗用具、产后用的消毒卫生纸、卫生巾、卫生带。还应准备些鸡蛋和红糖，红糖要先蒸过，以免喝了泻肚。每晚临睡前要把暖水瓶、洗脸盆、洗漱用具都放在一起以便随时可拿。现款或记账单也应准备好。各医院让带的物品不完全相同，最好在产前检查时就询问清楚。婴儿衣服一般出院时才需要，但也应事先整理放好，并向家人交代。婴儿用物主要包括衣服、被褥、尿布，应选用质地柔软、吸水、透气性好的纯棉布制品。用布带代替扣子；宽大以便穿脱为宜；衣缝应朝外，以防摩擦皮肤；线头要剪去，以免缠绕婴儿的肢体；数量要充足，以便换洗。清洁护肤用品应选用专供婴儿使用的产品，以免刺激婴儿稚嫩的肌肤。

以往有过难产、产前或产后出血、骨盆狭窄、胎盘不下、胎位不正、双胎、做过剖宫产手术，或者这次怀孕有高血压、妊娠中毒症等异常变化的孕妇，应当到医院分娩，以免发生意外。有慢性病，尤其有合并心脏病、慢性肾炎以及体质虚弱的孕妇，也不能在家里生孩子，一定要去医院。在预产期前2个月左右，应该准备好孩子和孕妇所需的物品，处理好其他事项。

孕妇宜何时入院

当开始生产的征兆十分明显时，当然必须马上入院待产。以下所述即为入院的时机。

(1)破水时。即表示已开始生产，所以不论白天或夜晚，都应立刻入院。先垫上一层厚厚的脱脂棉，再用丁字带固定，然后马上坐车到医院。

(2)只流出带血的分泌物，但收缩仍不规则时。不必急着送孕妇上医院。先观察情况，等子宫每隔20分钟持续30秒以上的规则性收缩时，再入院生产即可。如果到医院的车程在1小时之内，此时再送医院，时间仍绰绰有余。

但是当阴道流出大量带血的分泌物时，即使尚未感觉有规则的收缩，也表示生产已进行到相当的程度。尤其是经产妇出现这种情况时，即使毫无收缩的感觉，也要马上住院比较安全。

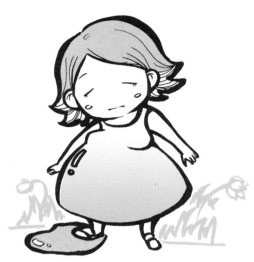

（3）子宫已有规则的收缩，但尚未出血时。如同前项，先观察情况再伺机而动。不论是否有出血的现象，只要收缩的间隔缩短、力量增强，且每次持续30秒以上时，就要立刻住院。

除了上述的情形，如果遇到不知该如何处理的情况，可打电话向医生或助产士询问。请人代为询问时，务必将下列情形如实地告诉医生或助产士：

（1）子宫何时开始收缩，目前收缩的情况是规则或不规则，每隔几分钟收缩1次，每次持续几秒。

（2）有无带血的分泌物，如果有，何时出现的，量的多寡与收缩的前后关系如何，目前是否仍持续出血。

（3）有无破水，如果有，何时出现的，量的多寡，流出的情况如何。

住院应注意哪些事项

目前，很多妇女在分娩前均提前一段时间住院，产后也要在医院中度过一段时光。那么，在产前产后这段时间里，产妇及家人应注意些什么呢？

（1）遵守住院规则。产妇和家人都得自觉遵守医院的住院规则，使产妇尽快熟悉、习惯医院的生活。不应该像在自己家里那样随便，更不要同医护人员以及病友闹意见，搞得分娩前情绪不佳，影响分娩和产后康复。

（2）听从医护人员的指导。医护人员要求怎么做，就要怎么做，不可任性或不听医护人员的话，使医护人员的工作受到妨碍。这样做的结果，吃亏的是自己。

（3）遵守医院生活制度。比如，不要往病房随意带东西，注意室内卫生，不要干扰其他病人的休息和生活，一旦遇到医护人员工作不周，不要发脾气，要有礼貌地提出要求，并体谅他人。

（4）缩短探视时间。应尽量减少探房的人数和缩短探视的时间。这有利于个人和病友的休息，也有利于医院的管理工作。

（5）不要探望婴儿。有的家长和亲友，见产妇分娩完毕，就想探望婴儿。这种心情是可以理解的。但是，出于婴儿健康的需要，特别提出对分娩后婴儿的注意事项：开始几天要由医护人员护理，除哺乳外，谁也不能随意去看婴儿，以免把病菌带给婴儿，造成感染。这一点很重要，不可提出过分要求。

第二章 正常分娩

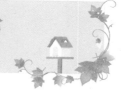

分娩方式有哪几种

分娩方式有自然分娩、产钳术、胎头吸引术和剖宫产术。

（1）自然分娩。这是大多数产妇采取的分娩方式，占分娩总数的80%左右。产程中随着宫缩、胎头下降，产妇子宫口开全后用力，胎儿即可娩出。自然分娩后，产妇的体力恢复较快，稍加休息，即可活动自如。这是一般孕妇所期望的分娩方式。

（2）产钳术。占分娩总数的5%～10%。这种分娩方式多于宫口开全后宫缩乏力或胎位不正时采用，以防止产程延长；或因有妊娠合并症而采用，以缩短第二产程；或因胎儿出现异常，为抢救胎儿而采用；剖宫产胎头娩出困难时也可借助产钳。采用此方法时，为使产钳放正，使胎儿免受挤压，孕妇的会阴伤口要稍大些，出血量也稍多，故对产妇的损伤稍大。采用此方法时，如产钳使用不当，会造成产妇或胎儿产伤，因此使用此方法要正确，按程序操作。由于产钳术较剖宫产方便、快捷，且牵引力较大，是临床较多采用的助产术。

（3）胎头吸引术。约占分娩总数的5%。一般用于胎儿即将娩出但产力不足者。由于其牵引力没有产钳大，虽然其使用适应证与产钳助产术相似，但使用率却低于产钳助产术。

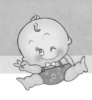

（4）剖宫产术。因孕妇有合并症或胎儿有问题才采取此术。也有的孕妇因怕宫缩痛或产程进展不顺利而采取剖宫产术，但不宜提倡。

产程的三个阶段是什么

第一产程——宫口扩张期

指从规律宫缩开始到宫口开全的过程，初产妇 12~16 小时，经产妇 6~8 小时。此期子宫有规律地收缩，宫口逐渐扩张，产妇常有腰酸及腹部下坠感。在第一产程中，产妇应注意休息，可以吃一些易于消化而营养丰富的食物，并定时大小便，以防影响胎头的下降。宫口开大 3 厘米之前，可在待产室适当活动，宫口开大 3 厘米之后，可左侧位卧于床上，以免膨大的子宫压迫下腔静脉，影响胎盘的血液供应。

第二产程——胎儿娩出期

指从宫口开全到胎儿娩出的过程，初产妇一般 1~2 小时，此期宫口已开全，胎膜已破，宫缩持续时间延长达 50 秒至 1 分钟，间歇 1~2 分钟，再次宫缩时出现排便感。此时应深吸一口气，努力向下屏气，以增加腹压，协助胎儿娩出。胎儿娩出后产妇会立即感到轻松。

第三产程——胎盘娩出期

指胎儿娩出到胎盘排出的过程，一般不超过 30 分钟。胎儿娩出后，宫缩暂时停止，不久又重新开始，促使胎盘排出，此时产妇只需稍加腹压即可。胎盘娩出后，产妇可放松休息，接生人员必须检查胎盘胎膜是否完整，产道有无裂伤，并进行相应的处理。此时便完成了分娩的全过程。

第一产程需要注意什么

全产程中，第一产程所占时间最长。初产妇需 12 ~ 16 小时，经产妇需 6 ~ 8 小时。在此过程中，产妇应注意如下方面。

（1）采取最佳的体位。除非是医生认为有必要，在第一产程中，不必采取特定的体位。腹部阵痛发生时，采取自己感觉最舒适的体位。产妇采用何种体位并不重要，只要能使产妇感觉减轻阵痛的体位均是最佳的体位。

（2）保存体力。在阵痛间隙要保持安静，抓住阵痛间隙时间好好休息。因为分娩是一个漫长的强体力劳动，需要足够的体力来完成。

（3）保持正常进食。分娩要持续 10 多小时，补充能量供给是产程顺利进展的保证。少吃多餐，摄入易消化的高能量饮食，并保证水的摄入。

（4）勤排小便。膀胱位于子宫前方，膨胀的膀胱一方面阻碍胎儿先露下降和子宫收缩，另一方面膀胱也会因受压而充血、水肿，使膀胱的张力下降，发生排尿困难，增加尿路感染的机会。在产程中，保证充分的水分摄入，每 2~4 小时主动排尿 1 次。

（5）舒缓用力。在阵痛强烈时会不知不觉地使劲，但此时用力会妨碍子宫颈口扩张，可采用在孕期学到的减痛技巧来舒缓子宫收缩带来的痛感，放松有助于产程顺利进展，切忌屏气用力。

总之，在第一产程中要记住阵痛时选择舒适的体位，除非医生要求产妇应保持某种体位；阵痛间隙时休息，保存体力，养精蓄锐；及时补充高能量的营养食物，储备能量，轻松度过分娩第一期。

第二产程应该怎样与医生配合

处于产程进入第二阶段的产妇此时宫口已开全。宫缩持续 1 分钟，间歇 2 分钟左右。当宫缩时，因先露部压迫盆底组织，产妇有排便感，并不由自主向下屏气用力。第二产程是最紧张，体力消耗最大的时期，也是保障母子安全的关键时期。产妇这时一定要和医生密切配合，听从指挥，掌握正确的用力方法。在宫缩时先行深吸气，然后如解大便样屏气向下用力以增加腹压，子宫缩间歇期全身肌肉放松，安静休息。产妇正确使用腹压，可以缩短产程，加速分娩。若用力不当，徒然消耗体力，反因疲劳过度致宫缩乏力，影响产程进展。当胎头露出会阴口，接产人员告诉产妇张嘴"哈气"时，千万不要再屏气用力，可以做短促的呼吸动作，以防胎儿娩出过快而导致会阴撕裂。

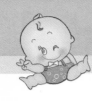

第三产程应该怎样与医生配合

随着婴儿的第一声啼哭，进入了第三产程。但此时不能大意，因为胎盘没有娩出前，分娩的全过程并没有结束。

在胎盘娩出前，产妇不要用手摸肚子。如果用手摸或按一下腹部，子宫受刺激会提前收缩，很容易引起子宫闭合，胎盘滞留，造成大出血。

胎盘在婴儿生下来大约 10 分钟后才娩出，这时医生会告诉你轻轻用劲，在医生的帮助下，胎盘、胎胞和脐带同时娩出，胎盘娩出时又会出现微弱的阵痛并有少量出血。

> **健康小贴士**
> ### 分娩前要将阴毛刮掉
> 刮掉阴毛有两方面的好处：一方面，分娩前有利于外阴的消毒，使消毒更为彻底；另一方面，分娩后由于阴道排泄物增多，将阴毛粘在一起，会使产妇感觉很不舒服。

配合医生进行产后处理。胎盘娩出后，医生要根据实际情况进行产后处理，如有会阴切开的需要缝合，或为了预防大出血，促使子宫收缩而用一些药物。产妇要配合医生作相应的处理。

产后两小时应在产房度过，以便观察产妇的情况。

阴道产会有哪些危险

阴道产有产后恢复快、产后可立即进食、仅有会阴部位伤口，及并发症少等优点。阴道产产前虽有阵痛，但可以无痛分娩，避免产痛的困扰；虽暂时会使阴道松弛，但可以通过产后运动得到恢复。阴道生产虽然是最自然且最安全的生产方式，但仍有其危险性。

（1）产后会伤害会阴组织，甚至会造成感染，或外阴部血肿等情形。

（2）产后会因子宫收缩不好而出血，甚至危及生命。若产后出血无法控制，则须紧急剖腹处理，严重者须切除子宫。

（3）产后可能会发生感染或产褥感染，尤其是早期破水而致产程延长者。

（4）会发生急产（产程不到两个小时），尤其是经产妇及子宫颈松弛者。

（5）胎儿难产或母体精力耗尽，需以产钳或真空吸引协助生产时，会引起胎儿头部肿大。

（6）胎儿过重时易造成难产，导致新生儿锁骨骨折或臂神经丛损伤。

（7）羊水中产生胎便，易导致新生儿发生胎便吸入症候群。

（8）胎儿在子宫内发生意外，如脐绕颈、打结或脱垂等现象。

（9）羊水栓塞毫无预警地发生（即使是剖宫产也无法避免）。

（10）可有骨盆腔、子宫、膀胱脱垂的后遗症。

丈夫如何帮助妻子顺利生产

丈夫在临产前即应对分娩知识有所了解，并与妻子一起观察和讨论，协助妻子记录胎动和宫缩情况。在每次宫缩时，应给妻子以安慰和支持。要用赞扬的话去鼓励她，也可以用双方熟悉的动作抚慰她、亲吻她，给她擦汗、整理散乱的头发，或按摩妻子的背部和腹部来缓解产痛。提醒妻子在宫缩时放松，让其使用在孕妇学校学过的呼吸技巧来调节呼吸，稳定产妇的情绪。提醒产妇每2～3小时排尿1次。在她起床活动时，守在她的身旁。和妻子一起向助产人员咨询，讨论各种镇痛措施、监护手段以便进行知情选择。

丈夫最好站在产床头侧，和助产人员一起引导产妇正确使用呼吸、用力方法。如果妻子大声喊叫或哭闹，这时丈夫要让妻子紧紧地抓住自己的手，并尽力配合医生的工作。如产程中需要进行静脉点滴，丈夫应该帮助妻子照看好。

临产时的产姿有哪几种

（1）蹲坐式。这使得骨盆张开，骨盆底和阴道口松弛，并利用地心引力分娩婴儿。如蹲坐在产床上，需两个助手扶着使产妇更感觉安全。

（2）扶持的蹲式。产妇的丈夫可用双臂承受妻子的重量。丈夫站立挺直，膝部稍往前弯曲。

（3）一种常见的产姿。坐下用软枕垫住背部，扶住膝部，颌部下垂胸前。

产妇可在每次宫缩之间往后靠和放松以保存精力，采用这种姿势，产妇可见到婴儿娩出。

（4）半直立式。在分娩期间，产妇如果觉得靠近丈夫会使自己愉快一些，产妇尽可以靠着丈夫，这不但会给产妇增强信心，而且宫缩有利于娩出婴儿。

产妇哪种体位最有利于分娩

骨盆是胎儿在阴道分娩时必经的骨性产道。骨盆腔不是一个直筒，骨盆腔后面的骶骨是向后弯曲的，有一定的弧度。所以骨盆的轴线（连接骨盆入口、中骨盆及出口各平面中点的连线）是一个先向下向后、再向下向前的弯曲的线，胎儿分娩时就要沿着这条线做适应性的动作。胎儿在母亲子宫中正确的姿势是与母亲纵轴方向一致的纵产式，即胎头在下方，臀部在上方，胎背在母体的一侧，四肢在母体的另一侧。分娩过程中胎头不断下降，如果母亲是站立的姿势，则胎儿借助重力和地心引力的作用，很容易向下压迫宫颈，有利于宫颈口的扩张，可以促进产程进展，特别是当胎头未入盆时（俗称头浮），站立或行走有助于胎头进入骨盆入口。

分娩时正确的呼吸方法是怎样的

正确的呼吸就是对产妇有帮助的呼吸方式，也就是能以最省力的方式输送最多氧气给产妇和婴儿的方法。正确的呼吸方法是：

（1）在两次宫缩之间自然地呼吸，就像产妇睡着时的呼吸一样。

（2）宫缩开始时，慢慢地深吸一口气，让气从鼻子进去，然后慢慢地以长而稳的方式通过嘴巴呼出来。呼气的时候要放松脸部肌肉，并尽量放松四肢，同时想象紧张焦虑离你而去，像大大松了一口气一样来做这个呼气的动作。

（3）到子宫收缩剧烈时，提醒自己继续放松、舒服地呼吸。

（4）丈夫在发现妻子因为子宫剧烈收缩而呼吸急促时，要提醒妻子慢慢来。丈夫要与妻子一起缓慢、放松地呼吸。

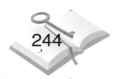

（5）产妇如果觉得自己还是呼吸得太快，应停一会儿，然后深呼吸，再随着吐一口长而久的气，就好像要吹凉热的食物一样。每隔一阵子就做一次这种动作，以提醒自己要慢下来。

分娩时产妇应怎样运用产力

在分娩中，产妇要配合接生人员，很好地运用产力，并应注意以下几点：

（1）沉着。产妇精神过度紧张，会造成使用腹力不当，使子宫收缩力减弱或不协调，影响产程的正常进展，甚至难产。因此，产妇要心态平静、乐观，满怀信心是很重要的，也只有这样，才能冷静地听从医务人员的指导并相互配合。

（2）冷静。分娩时大喊大叫，扭腰转侧都是徒耗体力的动作，毫无益处。子宫阵痛会使产妇感到腹痛和腰部不适，但这是分娩必经的过程，只有冷静对待，在每一次阵痛发作时，自己便屏气用力与之配合，两力合一，产程就会顺利。在胎儿快要娩出时，为了避免胎儿娩出过急，损伤产道，产妇要听从接生人员的指导，不再用力，而是张开口喘气。

（3）保持体力。营养和热能供应是力量的源泉。有些产妇在假临产期便十分紧张，睡不好，吃不香，结果到临产时已耗损体力，营养不济，导致体力不支和子宫收缩无力而影响分娩。因此，除饮食上讲求营养丰富和易消化的食品之外，更重要的是保持正常休息和进食。

在产程中如何运用短促呼吸

短促呼吸是在分娩第二期的最后阶段所做的动作，一次一分钟，有时必须反复做几次，由于时间短促无法修正，所以绝不可轻视它的重要性。下面是正确的短促呼吸的

健康小贴士
产妇如何运用辅助动作帮助分娩

第一期，以腹式深呼吸为主，必要时再加上按摩、压迫法等。

从第一期结束开始，为缓和收缩刺激，可并用侧卧的方式轻轻用力。

第二期，前半段以侧卧式用力法为主，至看得见胎儿的头部时，则以仰卧式或仰卧抱起双脚的用力法为主。胎儿的头部出来后，再依助产士的指示，改做短促呼吸。

第三期，胎盘娩出时，要遵照助产士的指导，轻轻地用力。

方法。

　　仰卧、膝盖弯曲、双腿充分张开、双手交叉握在胸前，依平常的方式吸足气后，立刻快速地吐气，再反射性地吸气、吐气……反复做短促急速的呼吸，如同长跑后，自然而然的急促呼吸。做的时候要能听得到"哈、哈"狂乱急促的呼吸声。如果中途感觉呼吸困难，是把"吐气→吸气"的顺序搞错而变成"吸气→吐气"所造成的，吐气量与吸气量必须相等，否则会感觉呼吸困难，此时要立刻中断。短促呼吸时，吐气量多半多于吸气量，所以吸气时要大口大口地吸。

产妇在分娩时为什么不宜大声喊叫

　　有些产妇在分娩阵痛时就大喊大叫，其实，分娩时大声喊叫并不利，喊叫既消耗体力，又会使肠管胀气，不利于宫口扩张和胎儿下降。

　　正确的做法应该是，产妇要对分娩有正确的认识，消除精神紧张，抓紧宫缩间歇休息，按时进食、喝水，使身体有足够的能力和体力。这不但能促进分娩，也将大大增强对疼痛的耐受力，如果确实疼痛难忍，也可以做如下动作，以进一步减轻疼痛。

　　子宫收缩时，先用鼻子深深地吸一口气，然后慢慢用口呼出。每分钟做10次，宫缩间歇时暂停，产妇休息片刻，下次宫缩时重复上述动作。

　　深呼吸的同时，配合按摩效果更好。吸气时，两手从两侧下腹部向腹中央轻轻按摩；呼气时，从腹中央向两侧按摩。每分钟按摩次数与呼吸相同，也可用手轻轻按摩不舒服处，如腰部、耻骨联合处。

　　在深呼吸的同时，用拳头压迫腰部或耻骨联合处。

　　产妇如一切正常，经医生同意后，可适当走动一下，或靠在椅子上休息一会儿，或站立一会儿，也可以缓解疼痛。

生孩子越快越好吗

　　许多准妈妈希望分娩时越快越好，孩子尽快地降临人间，母亲和孩子都不受什么罪。其实任何事情总有个规律。在正常情况下，初产妇全部产程需要 13～18 个小时，经产妇也需要 7～10 个小时，如果分娩过快，初产妇总产程不超过 3 个小时，经产妇不超过 2 个小时者，医学上称之为急产。急产一般发生于经产妇。做过人工流产或引产的妇女，发生急产者也屡见不鲜。急产将造成子宫切口裂伤漏缝而致产后大出血。胎儿太大、位置太低，在生产的过程中会出现切口延裂，边缘不齐，缝合时止血不完全，术后出现腹腔内出血。这无疑要影响产妇的身体恢复，而且子宫将永远存留疤痕。因此剖宫产术后，应特别注意避孕，万一避孕失败而做人工流产，会增加手术的难度和危险性。若是继续妊娠，则无论在妊娠或分娩过程中，都存在子宫疤痕破裂的可能性。

总之，从母婴安全考虑，剖宫产的适应证已经有所扩大，但它毕竟是一种手术，并非是完美的分娩方式，不能替代阴道分娩。如果经产前检查具备良好的分娩条件，还是应坚持自然分娩，毕竟它是人的自然繁衍过程。但是在特殊情况下，及时实施剖宫产术也是必要的。

只要是头位就能顺利分娩吗

有的产妇产前检查一直正常，胎位也正常。但等临产进入产程后医生却发现产妇的胎位出现异常。这是怎么回事呢？

的确，在未临产之前头位视为正常胎位。但临产以后，胎儿为了适应骨盆各个平面的形态和大小要施行一系列适应性转动，在转动的过程中会出现异常，也称为胎位异常。例如，在正常情况下，胎头入盆时胎儿可以侧着身，但在通过产道的过程中，要转成趴着的状态，即胎儿后脑勺要转到母体前方。如果形成持续性枕后位或持续性横位，这种胎位也是异常胎位，在分娩过程中会发生难产。这些情况在分娩开始前难以预料，只有通过观察产程、做阴道检查才能发现，所以，头位并不是都能顺产。

哪些情况需行会阴侧切术

(1)初产臀位分娩、产钳助产或吸引器助产。

(2)会阴发育不良、会阴体过长或会阴组织弹性差。

(3)胎儿过大。

(4)产妇患全身性合并症，如妊娠高血压综合征、心脏病等，需要做会阴侧切术以尽快缩短产程，减少产妇负担。

会阴侧切会不会很痛

有的产妇不愿做会阴侧切术，认为这是增加产妇的额外痛苦，其实这是一种误解。因会阴侧切手术前要进行局麻和会阴部神经阻滞麻醉，切开时要在宫缩时进行，所以大多数产妇不会感觉很痛。但当胎儿娩出后，强烈的宫缩得以缓解，会阴切口缝合时，产妇会感觉疼痛。术后产妇大多能不用止痛药即能忍受这种会阴切口处的疼痛，如果有的产妇不能忍受，可以用一些止痛药，随着时间的推移，疼痛会越来越轻。一般4~5天拆线后，切口会完全愈合。

胎头娩出时如何保护会阴

胎头娩出是分娩过程中最重要的一步。当胎头就要通过阴道娩出时，阴道口及周围组织由于胎头持续下降而受到压迫，可见局部膨起变薄甚至发亮，此时，如不注意保护会阴，不但会阴可能撕裂，甚至还会一直撕裂到肛门。

胎头娩出时产妇应放慢娩出速度，速度过快会来不及做好会阴保护。此时，产妇应与医生和助产人员密切配合，其中最重要的是要掌握好呼吸，当子宫开始收缩时，产妇要按以下步骤去做：

①两腿屈起、分开；

②腰部尽量放松，不要用力；

③四肢放松，双手抓住产床的两侧；

④嘴微微张开，张口呼吸；

⑤不需要用力时要做短而浅的呼吸，像长跑后的气喘吁吁，发出"哈、哈"的声音；

⑥听从助产人员的指挥，在宫缩到来时深吸一口气憋住，双手抓住产床的两侧，抵住下颌，像排便一样用力使劲。

什么是产钳术

在分娩第二产程中，因母亲或胎儿情况需迅速结束分娩时，采用产钳的两叶夹住胎头的两侧，牵出胎儿的助产方法，叫产钳术。

产钳术特别是高位中位产钳，因对母婴的危害较大，目前已不用，而由剖宫产代替，而低位产钳能用吸引器的也大多被胎头吸引器所代替。另外，胎头吸引术因阻力较大而失败时也可用产钳术。

使用产钳术，操作一定要十分谨慎小心、认真，千万马虎不得。产钳术如操作不当可引起胎头血肿，放置产钳的时间不当，再加上操作不当可引起颅内出血等，对婴儿有一定影响。

多胎妊娠应注意什么

双胎或多胎妊娠时，孕妇负担明显加重。胎儿营养需要加倍增多，孕妇发生妊娠并发症的机会增加，早产发生率和围产儿死亡率比单胎妊娠高。所以，在医学上，多胎妊娠被列为高危妊娠范围。多胎妊娠的孕妇容易发生以下问题：

（1）妊娠高血压综合征。

（2）为满足多个胎儿发育的需要，铁的需求量增多，孕妇易发生缺铁性贫血。

（3）多胎时子宫内有两个胎盘，或一个胎盘但面积较大，可能覆盖到子宫颈而形成前置胎盘，增加了孕期或产后出血的危险。

（4）羊水过多发生率高，导致子宫过度膨胀，宫腔内压力增高，容易发生胎膜早破、脐带脱垂、早产，成为婴儿残疾的原因之一，且易发生宫缩乏力，产后出血。

（5）胎盘早剥在多胎妊娠中较易发生，前一个胎儿娩出后，宫腔容积骤减而发生胎盘早剥，威胁尚未娩出的胎儿。

（6）产后出血及产褥感染概率增加。

有鉴于此，当孕妇是多胎妊娠时，需要接受更严密的医学监护。

怀孕为多胎时，常常表现为妊娠反应如恶心、呕吐比较重，腹部增大较快，感觉胎动多，借助 B 超很容易明确诊断。

产痛是宝宝来临的前兆吗

负责封闭子宫的黏膜塞会在产前 3～4 天渐渐松弛、脱落，有时会带出一些血液——这就是我们常说的"见红"。见红是一个临产的典型迹象。产痛对于大多数孕妇来说肯定不会出现判断失误。无论产痛以什么方式或频率出现，它都会让你难以集中精力，哪怕只是做些熨衣服、打电话这样不耗体力的琐事。还有一个明显的临产征兆（1/10 的孕妇是这样开始产痛的）就是羊膜破裂，与可控制的排尿不同，羊水或来势汹汹或滴状渗漏，都无法控制。有时产前也会出现拉肚子或呕吐，这多与肠胃感染没有什么关系，而是身体在清除累赘的库存，全力以赴为宝宝的出世做准备。

健康小贴士

疼痛突然消失是怎么回事

如果长时间的产痛之后，疼痛有几个小时突然减弱，甚至完全消失，这是很正常的现象。痛感的消失并不等于生产的中止。有可能是子宫的肌肉过于疲劳，宝宝也需要歇一歇。或者是因为孕妇好几个小时没吃没喝，血糖浓度降低。这时候别焦虑，应该放松并耐心等待，利用疼痛的间歇，攒足力气，补充些能量，吃些蜂蜜、坚果、巧克力、果汁等。

产妇阵痛一般持续多长时间

分娩开始时发现有阵痛，阵痛的特性是子宫肌肉发生规则性的强力收缩。这种子宫肌肉规律性的强力收缩在生产进行过程中，越来越频繁，越来越剧烈。要是把两手按住腹部，你会感觉到子宫肌肉的紧缩和松弛。

阵痛的主要作用在于打开子宫口，以便胎儿能经子宫口生下来。阵痛是很有规律的。要是子宫的收缩很有规律，就是将要临盆了。

阵痛开始时，可能 1 小时才痛一次，后来 10～15 分钟痛一次，以后，疼痛的间隔越来越短，疼痛的时间越来越长。在阵痛的间隔，你可以松一口气，休息一下。

破水的时间可能在阵痛开始前，也可能在孩子快生下来时，破水时一定要告诉医生。

分娩时能否用止痛药

　　自然分娩的前提是尽可能让孕妇自然地娩下胎儿，少用药物。孕妇可以参加分娩讲习班，学习借助各种呼吸方法和松弛动作来减轻阵痛。分娩应顺应自然，因此现在的产科医生一般比过去少用药物。不过，有些妇女确实比其他妇女对疼痛更加敏感，必须设法减轻痛楚。

　　减轻阵痛的一个非常简单的方式是通过面罩吸入一氧化二氮（笑气）。孕妇经护士指导，自己拿着面罩，在每次子宫收缩时吸入气体。一氧化二氮的作用持续时间非常短，对母婴均无害。

　　假若此法不足以解决问题，医生会给产妇注射或口服复方止痛药，或作局部麻醉，局部麻醉技术有许多种。在阴道注射局部麻醉剂称为阴部封闭，常与外阴切开术联合应用。硬膜外麻醉法是向背下部脊髓保护层外的腔隙间注入麻醉剂，麻醉剂可一次注射，可连续输入，麻醉产妇下半身，但不会影响其配合动作和活动能力。没有一种药物是毫无危险的，当然，最好避免使用药物。若必须使用药物，应由医生根据不同情况谨慎使用。

怎样防治产后出血

　　产后出血最多见的原因是子宫收缩乏力。因为子宫收缩乏力，不能立即关闭胎盘剥离面的血窦，这种情况比较多见于产程延长、产妇思想紧张、不能保证充分的睡眠和休息。因此，要正确处理产程，防止产程延长。对有可能出现产后宫缩乏力的产妇，如多胎、巨大儿、羊水过多等，要提高警惕，胎儿娩出后立即注射催产素，以促进子宫收缩。

　　胎盘滞留是引起产后出血的另一常见原因。若胎盘未剥离还伴有多量的阴道出血，医生应立即施行徒手剥离胎盘术，剥离胎盘有困难时不要强行挖取。如残留胎盘组织或副叶胎盘用手取有困难者可用刮匙清除。

　　软产道损伤也是产后出血的重要原因。所以若遇胎儿过大而外阴相对紧小、宫缩过强、胎儿娩出过快，应注意保护会阴，必要时可行会阴侧切术，

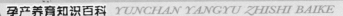

以避免发生严重会阴阴道裂伤。

凝血功能障碍是产后出血较少见的原因，包括孕前已存在的如血液病，妊娠后的并发症如严重的胎盘早剥、羊水栓塞等。凝血功能障碍引起的产后出血虽然少见，但一旦出现来势凶猛，可以引起难以控制的产后大出血，导致产妇死亡。

分娩后应在医院待多久

过去，医生们认为产妇必须在医院里待很久，但现在人们认识到，顺产妇无须待太久，初产妇一般为 2～5 天，有的甚至在产后 6 个小时就允许离开医院。如果急于回家，且觉得自己和孩子都很好，可以和医生谈早日出院的事。医生同意出院后，儿科医生会给孩子做一次例行检查。

正确计算预产期

所谓预产期就是指预计的分娩（生产）日期。人类妊娠期共 40 周 280 天，每 4 周为一妊娠月，共 10 个月。推算预产期的办法依各人情况不同有两种方法。

简易推算法

此法用于孕前月经周期规律，孕妇自己知道孕前最后一次月经日期的情况。具体方法是：阳历（公历）末次月经时间月份减 3 或加 9，日期加 7；阴历（农历）末次月经时间月份减 3 或加 9，日期则要加上 14。通过这种方法推算出的日期即为预计的产期。下面举例说明：

公历：末次月经时间 1993 年 4 月 25 日。

计算：（月份）–3 或+9，日期+7，预计的分娩日期 1994 年 2 月 1 日。

阴历：末次月经时间 1993 年 8 月 18 日，预计的分娩日期 1994 年 6 月 2 日。

综合推算法

此法适用于孕前月经周期不规则的孕妇，以及忘记了末次月经时间的妇女。可请医生根据早孕反应出现的时间、子宫大小、胎动开始时间等加以估计。现在还可借助 B 型超声波来加以确定。

需要提醒的是，在预产期前 3 周至后两周（即孕 7~42 周）这段时间里，孕妇随时都可能分娩，这是正常现象。年轻的夫妇应在此期做好迎接小宝宝出生的一切准备工作，不要外出，以免发生意外情况。如果超过预产期两周（即超过 42 周）仍未临产，则为"过期妊娠"，对胎儿极为不利。因此凡已到预计的临产日期的孕妇应立即到医院去住院检查，以防过期妊娠。

孕妇住院分娩前后需做准备

许多孕妇对分娩了解不够，在心理、生理等各方面准备工作不充足，这对分娩不利，故在分娩前、后均应作充分准备。

精神准备

许多孕妇预产期将来临时，精神紧张，出现焦虑，想象着分娩的种种痛苦，又怕难产、剖宫产等等，甚至出现轻度到中度的神经功能紊乱现象，心口发慌，手脚出现细密冷汗，对外界敏感性也高。故分娩前最重要的准备是精神心理准备，产妇要树立信心，调节好心理状态，消除心理上的任何压力，充分认识到分娩是妇女一生最普遍的一种生理现象，痛苦尽管有一点，危险也有一点，但绝大多数都很顺利，加上有现代先进的医疗作保障，有办法解决难产。分娩后精神上不要担心产后康复问题。有的担心产后身材变差，其实这是不必要的。

营养和休息

分娩对妇女来说肯定要消耗一定的体力和能量，充足的营养和休息对母婴是十分有利的，对分娩顺利有益。进入产程中更要注意营养，做到少量多餐，进流质或半流质饮食，多喝水，多喝红糖水。有呕吐、尿少、

健康小贴士

正确分辨真假产

假产的痛楚没有任何规律，发作的频率也不会增加。真正的阵痛是有规律的，而且发作得越来越频繁；随着子宫收缩的频度增加，疼痛的程度也加强。

出汗多、产程超过 24 小时未能进食者，应适当从静脉补充葡萄糖、盐水、维生素类。分娩前后一定要尽量多休息，保证睡眠时间。产前产后吃不好、睡不好对分娩、哺乳均不利。

注意全身及局部卫生

分娩时因胎头下降会压迫膀胱颈，易造成排尿困难，发生尿潴留。临产时应 2~3 小时排尿一次，大便也应排干净，以免影响胎头下降及产后污染胎儿及外阴部。必要时可灌肠、导尿，大便后要冲洗外阴。产前可坚持淋浴或擦浴，产后 24 小时后可擦浴，出汗要勤换衣裤。外阴部卫生很重要，要每日清洗，尤其产后有恶露排出，更要清洗。

适当运动

完全卧床休息不利于分娩及产后康复，只要胎膜未破、宫缩不紧的产妇就可在分娩前适当散散步，减轻腹痛，加强子宫收缩。产后适当运动，如保健操、散步有利于产后康复及体形恢复，有利于乳汁分泌。

胎膜早破怎么办

胎膜早破是指胎膜在产程开始之前破裂者。

出现胎膜早破，首先应立即住院，并绝对卧床，详细检查全身情况及胎儿、子宫情况。先露未衔接者应抬高臀部，禁止灌肠，保持外阴清洁，勤听胎儿音。一般 12～24 小时无需作其他特殊处理，超过 24 小时，需滴催产素引产，并抗炎治疗。如距预产期尚远，胎儿未成熟，可予抗菌素及镇静剂，予安胎治疗。对有胎位异常、骨盆狭窄等，可根据情况予以处理。总之，处理原则视孕周不同而异：孕 33～35 周，胎儿已成熟，按孕 36 周以上处理，未成熟者先促使胎儿成熟，最好期待至孕 35 周分娩；孕 28～32 周，早产是主要危险，应严密观察胎儿成熟度、感染征象，尽量争取到孕 33～35 周分娩；孕 28 周以下，围产儿存活率低，不必期待。不论属什么孕周，如有感染均应及时终止妊娠，尽量争取经阴道分娩。

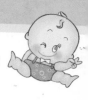

臀位出现早破膜的对策

臀位出现早破膜常是难产的信号，更易发生脐带脱垂，后者属紧急并发症。因异常胎先露及头先露未衔接时，胎膜早破，羊水流出的冲力可将脐带滑出宫颈口或停留于先露与骨盆壁之间，形成不同程度的脐带脱垂，使胎儿立即缺氧，严重威胁胎儿生命。高于其他产例 2～3 倍以上的脐带脱垂发生率令我们必须重视。故破水后应绝对卧床，禁止下床活动，在送医院途中应平卧，另应抬高臀部，采用头低足高位，防止脐带中途脱垂。勤听胎儿音，发现胎儿音有变，要注意脐带脱垂，可肛查或阴检。一旦脐带脱垂，可采用脐带回纳术，尽快结束妊娠，抢救胎儿生命。无脐带脱垂者即收入病室观察处理。原则同一般胎膜早破产例。

分娩时要注意胎儿的位置

产道为一不规则纵形管道，如为纵产或头位或臀位，胎儿体纵轴与骨盆轴一致，容易通过产道。其中头位较臀位易娩出，因胎头是胎儿全身最大最硬的部分，分娩过程中受产道压迫，胎头具有可塑性，颅骨可重叠变形，使头径变小，有利于胎儿娩出。臀位是臀部先通过产道，胎臀小于胎头，胎头娩出又无变形机会，致使胎头娩出困难。如为横位，胎体纵轴与骨盆轴垂直，不但胎儿不能自然分娩，对母子的生命威胁也较大。

分娩时胎位正常者约占 90%，异常者约占 10%。胎位异常者中，胎头位置异常，如持续枕后位及枕横位、面位、额位、高直位占难产原因的 6%～7%，臀位约占 3%～4%；横位与复合先露极少见。

分娩期间应经常注意胎动

注意胎动是了解胎儿在子宫内环境安危的重要方法，正常胎动每小时约 3～5 次，如果每小时胎动数少于 3 次，12 小时内的胎动数少于 10 次，揭示胎儿在子宫内缺氧。胎儿在缺氧死亡前的 12～48 小时常有胎动明显减少和消失，故妊娠中晚期应密切注意胎动情况。

一般说来，妊娠月份越大，胎动越活跃。妊娠末期由于胎先露下降，胎动反而减少。胎儿在分娩过程中，宫缩可影响胎盘血流量及供氧，尤其是高危妊娠，如高血压、妊娠中毒症、合并心脏病、糖尿病、肾脏病及胎位不正、多产、产后出血、过期妊娠等，对胎儿影响很大，随时有发生危险的可能，观察胎动有一定意义。但胎动次数只能依据产妇自身监测来获得，故实际意义反而不大，多以胎心率及羊水判断。

分娩时医师应经常听胎心

产程开始后，应每隔 1～2 小时宫缩间歇时听胎心 1 次，宫缩紧时应半小时听 1 次，每次听两分钟。宫缩时子宫壁血管受压，使胎盘循环受阻，胎儿暂时缺氧，由于中枢神经系统缺氧，刺激迷走神经，使胎儿心率减慢可达每分钟 100～110 次。待宫缩停止后 15～20 秒，胎心音又恢复正常。如果宫缩停止后，胎心音久不恢复或过快、过慢，节律不规则，则揭示胎儿窘迫。经常听胎心音，及早发现，及时处理胎儿缺氧情况。胎心消失，表示胎儿已死亡。

胎心过速原因如下：

(1)母体感染、发热。

(2)母体贫血或胎儿脐带缠绕受压引起躁动。

(3)母体使用了阿托品类药物。

(4)胎儿发作性房性心动过速。

(5)触诊导致连续胎动使胎心加速。

胎心过慢≤100 次／分，应考虑胎儿有否先天性心脏病或脐带受压，前者为持续性胎心过缓，后者解除脐带受压后可恢复正常。

滞产的预防

滞产的分期

滞产是指总产程超过 30 小时。产程曲线图描绘分为四期，如下所述：

①潜伏期延长。指由规律宫缩到宫口扩张至 2~3 厘米的时间延长。

②加速期延缓。指宫口扩张至 2~3 厘米以后，宫颈每小时扩张不足 1 厘米，产程进展缓慢。

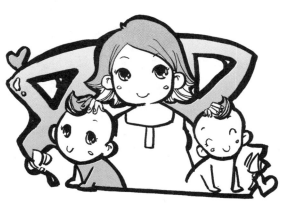

③加速期产程停滞。宫口进入加速期时，宫缩一直正常，但当宫颈扩张至 7~8 厘米时，宫缩转弱，宫颈不再继续扩张。

④第二产程停滞。宫口开全至胎儿娩出的时间延长，初产妇超过两小时，经产妇超过 1 小时。

滞产的原因

引起滞产的常见原因如下：

①产妇对分娩有顾虑及恐惧，精神过度紧张，将假宫缩当作正式临产，致使大脑皮层过度疲劳，影响正常的子宫收缩。子宫收缩力异常是发生滞产的重要原因。

②子宫因素。双胎、羊水过多、巨大胎儿等使子宫壁过度伸展，子宫肌纤维失去正常收缩力；产妇及子宫曾有急慢性感染，子宫肌肉发育不良，子宫畸形，子宫壁间肌瘤等。此外，高龄初产妇因宫颈坚硬，不易开放。

③胎位异常（如横位）、头盆不称、盆腔肿瘤阻塞等，使胎先露压迫受阻，不能有效压迫子宫下段及子宫颈部，不能引起有力的反射性子宫收缩。

④内分泌失调。临产后体内雌激素催产素不足、乙酰胆碱减少可影响子宫收缩。

⑤药物影响。应用了大量镇静药或保胎时过多使用孕激素，临产后宫缩乏力。

⑥其他。产妇过度疲劳或膀胱过度膨胀，会影响子宫收缩。

预防方法

滞产对母子均不利。预防方法是从消除上述原因着手。首先要使产妇了解妊娠及分娩是生理过程，增强其对分娩的信心，消除不必要的思想顾虑和恐惧心理，调动其主观能动性，关心孕妇的饮食、休息及大小便，避免过早过多地使用镇静药物。对已出现子宫收缩乏力者，要严密观察，认真分析，及时处理。有胎位异常的应尽早纠正。保胎不过多使用孕激素。子宫有疾病者应孕前治好再妊娠。

宫缩乏力的不良后果

子宫收缩虽仍有正常的极性和对称性，并保持一定的节律性，但收缩力弱而无力，持续时间短，间歇时间长且不规则，当子宫收缩达高峰时，不见子宫体隆起和变硬，称为子宫收缩乏力。

子宫收缩乏力可使产程延长，这样产妇休息不好，进食少，体力被消耗，而这些现象又可致产妇疲乏无力、肠胃胀气、排尿困难等，严重时可引起脱水、酸中毒。如果胎膜早破或多次肛查，可增加感染机会，还可能会引起产后出血。对胎儿来说，宫缩乏力容易造成胎头内旋转异常，增加手术产的机会，严重时可致胎儿窘迫。

宫缩过强的危害

如果宫缩不是起自子宫内部，则其兴奋点可能各自在子宫的一处或多处，节律不协调，宫缩时宫底部不强，反而是中部或下段强，宫缩间歇时子宫壁不能完全放松，宫腔内压力处于高涨状态，称为宫缩过强。

宫缩过强对母子均有危害。由于宫缩过强，产妇持续腹痛，烦躁不安，不能充分休息，筋疲力尽，不能进食，引起肠胀气、排尿困难等。由于宫壁不能完全放松，宫缩间歇时，羊水内压力很高，直接影响子宫及胎盘血液循环，致使胎儿缺氧、胎儿宫内窘迫，甚至胎死宫内。

双胎分娩的注意事项

双胎与单胎分娩的不同主要有以下几点：

(1)双胎由于子宫过度膨大，临产后容易发生子宫收缩乏力，常致产程延长。

（2）双胎胎儿较小，常伴有胎位异常，故破膜后易发生脐带脱垂；第一胎儿娩出后，由于宫腔容积仍大，第二胎儿活动范围加大，容易转成横位；第一胎儿娩出后，由于子宫骤然缩小，可以发生胎盘早期剥离，直接威胁第二胎儿的生命。

（3）双胎除第一胎儿为横位外，一般都能经阴道分娩。

（4）由于子宫收缩乏力，常发生产后出血。另常有贫血，分娩时阴道损伤也较多，易发生产褥感染。

双胎分娩时，第一产程要注意子宫收缩情况，如发现宫缩乏力或产程延长，可予催产素加强宫缩，必要时施行刮宫产。第二产程当第一胎儿娩出后，立即断脐，扎紧胎盘端脐带，防止第二胎儿出血。同时，由助手固定第二胎儿的胎位，使其保持纵产式，密切注意胎心音，注意阴道流血，及早发现胎盘早剥，并注意有无脐带脱垂。第三产程为预防产后出血，须及早使用宫缩剂，第二胎儿娩出后，腹部放置纱袋，防止腹压下降引起休克。另要检查胎盘胎膜是否完整，并判定是单卵或双卵双胎。

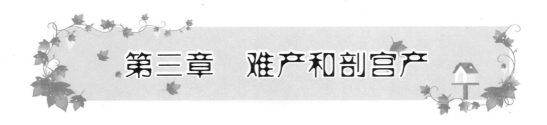

第三章　难产和剖宫产

如何才能避免难产

分娩的过程是一个动态变化的过程，胎儿能否顺利娩出有相当大的可变性。决定分娩是否能顺利完成的因素，不仅存在于分娩过程中，也取决于孕期保健质量好坏。所以，避免难产要从如下方面着手：

（1）孕期定期接受产前检查，对于妊娠贫血、高血压、胎儿体重异常、胎位不正等妊娠异常情况，可治疗纠正者应及时处理，避免成为影响分娩正常进行的潜在异常因素。

（2）做好分娩准备，分娩是一项耗时耗体力的劳动，既需要良好的机体状况，也少不了有对分娩过程足够的了解、充分的心理准备作为基础。作为产妇本人应了解在这期间怎样能有所作为，掌握一些有助产程进展、缓解分娩阵痛的技巧。孕妇对分娩的理解越透，准备越充分，信心越足，分娩成功的可能性就越大。

（3）产时凭着充分的信心和准备，做好孕妇应该、能够做的事，对自己左右不了的事，交给医生解决。不要无谓地焦虑，只要尽所能主动参与分娩，发挥自己的主观因素，对分娩施予积极影响，即放松、保证良好的休息与进食，运用已学习到的助产和镇痛技巧，就为分娩成功增添了一分保障。

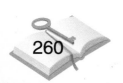

难产有何先兆

分娩是一个动态变化的过程，包括宫颈口的扩大和胎儿先露部的下降。只有有效的子宫收缩，才能使宫颈口如期扩张，胎儿先露部如期下降。而子宫收缩受胎儿、产道及产妇精神心理因素的

制约。产妇的精神、心理因素可以直接影响产力，所以对分娩有顾虑和恐惧感的产妇，临产后吵闹不安，不能进食，往往在早期即出现产力异常（原发性宫缩乏力），而胎儿与骨盆不相称或胎儿位置异常的产妇常出现继发性宫缩乏力，二者均可使宫颈口缓慢开大，产程延长，发生难产。过强的宫缩可影响胎盘和胎儿的血液供应，使胎儿缺氧，出现胎儿窘迫征象，导致难产。另外，当产程中出现胎儿心率异常、胎儿先露部下降受阻时，也应警惕难产的发生。

产妇盆腔狭窄会造成难产吗

产妇的盆腔狭窄以致生产困难，可能是先天而成，也可能是后天营养不良或盆骨受伤折断后再生而生歪了所致。当医生怀疑孕妇的盆腔有异常情况时，会在产前利用 X 光探测孕妇盆腔的大小，预测任何可能出现的危险及分娩能否顺利进行。

子宫或阴道异常会造成难产吗

除盆腔外，产道之中各类软体组织异常也会妨碍分娩过程的进行。这些情形包括卵巢生瘤而并未在怀孕期间及时发现；子宫颈或阴道特别狭窄而欠缺弹性；子宫长有肿瘤使婴儿的头部不能移到准备分娩的正常位置等。然而，除了产道任何部分的先天性异常外，阴道、子宫颈或子宫在接受手术后变得狭窄或畸形，再生也同样可导致难产。其他软体组织异常引致难产的情形包

括胎盘前置使产妇在分娩中大量失血。

子宫收缩异常会造成难产吗

导致难产的第四个主要原因是子宫收缩不正常。在正常的分娩状态下，子宫会有规律地收缩，由开始时每20或30分钟出现1次短暂而无多大痛楚的收缩，进展至约隔10分钟1次，这时，产妇会感到些微痛楚，最后收缩的密度增至每数十秒1次，痛楚一次比一次严重和持久。然而，在子宫不正常的情况下，子宫收缩反复而欠缺规律，有时隔数分钟收缩1次，有时则20或30分钟才1次。子宫收缩不正常，导致在分娩中对胎儿的推动不稳定，分娩的进展便会受到影响。这种情况多出现在第一胎，到第二胎时，子宫一般收缩得较强烈，较有规则，能更有效地推进胎儿，因此第二胎难产的情况较第一胎为少。不过，子宫收缩不正常与产妇的年龄也有关系，太年轻如15～20岁或年纪太大的产妇均较易出现子宫收缩不正常的情况，并不仅限于第一胎。

难产有多危险

难产对母亲或胎儿来说都是非常危险的。如果在分娩时，胎儿没有移到正常的位置，例如横向对着产道末端而姿势并无改善，则必须以剖腹生产的方法取出胎儿。假若胎盘前置的情况并不严重，胎儿的头部仍可以先露；但如果情况严重，则可能导致大量出血，胎盘先出会对胎儿的性命构成危险。

虽然就胎儿头部过大的难产情况而言，大多数产妇最终都可以成功娩出胎儿，但在分娩过程中胎儿的头部可能因受压导致内出血，而产妇的产道也可能因为胎儿头部过大而受到各种创伤，包括尿道、膀胱的损害及大量出血等。如果需以产钳或真空吸引术的方法取出胎儿，出现产后并发症的机会将较高。

什么是异常胎位

妊娠28周以后，胎儿生长较快，羊水相对减少，胎儿在宫腔内不再像

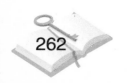

28周以前一样可以自由游动，其位置和姿势比较固定。胎儿在宫腔内的姿势是决定分娩能否顺利的因素之一，所以很多孕妇及其家属都很关心胎位是否正常，大夫在产前检查时都要常规查胎位。那么，什么是胎位呢？胎位即胎方位，是指胎儿先露部指示点与母体骨盆的关系。通俗地说，如果胎儿先进入盆腔的是胎头，那么就是头位；如果是胎臀，就是臀位；如果是胎儿肩胛部，就是横位。在临产前，头位就视为正常胎位，而臀位和横位都为异常胎位。

头位都是正常胎位吗

在妊娠期产前检查时，医生只能经腹部摸清胎头和胎臀的位置，并认为只要胎头在下、胎臀在上就是胎位正常，而孕妇及家属也大都认为是这样。孕妇临产后，胎儿要想顺利娩出，就必须适应骨盆腔的形状和大小，这就要求胎头必要的时候要低头、要旋转。如果胎儿不低头，医学上称为俯屈不良，就要难产；如果胎儿不能旋转，就会形成持续性枕后位或持续性枕横位，这都是不正常胎位。除此以外，头位中还有额先露（额头在前方因此也称为额位）、面先露（胎儿下巴颏在前方，也称为颏位），这都是头位，但却是异常胎位。因此，到了分娩期，宫口开大后，经阴道检查根据胎儿的先露部位、胎头的囟门及耳朵等仔细辨别，才能最终确认是什么胎位。实际上，只有枕先露并位于骨盆前方如左枕前或右枕前才是正确胎位，其他均属异常胎位。

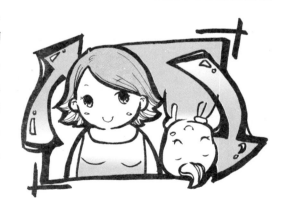

为什么有的孕妇检查时胎位正常，分娩时却又不正常

有的产妇产前检查一直正常，胎位也正常，但等临产进入产程后大夫却发现产妇的胎方位出现异常。这是怎么回事呢？

的确，在未临产之前，头位视为正常胎位。但临产以后，胎儿为了适应骨盆各个平面的形态和大小要进行一系列适应性转动，如果在转动的过程中出现异常，也称为胎位异常。例如，正常情况下，胎头入盆时，胎儿可以侧着身，但在通过产道的过程中，要转成爬着的状态，即胎儿后脑勺要转到母体前方，如果没有转到母体的前方反而转到后方去了，或者没有转动，就会形成持续性枕后位或持续性枕横位，这种胎位也是异常胎位，在分娩过程中会发生难产。这些在分娩开始前难以预料，只有通过观察产程、大夫做阴道检查才能发现。所以头位也不是都能顺产，也不要怪医生产前检查没有发现。

臀位是怎样引起的

臀位就是以胎儿臀部为先露部，最先进入骨盆入口，胎儿的头朝上在子宫底部。臀位是较常见的异常胎位，占分娩总数的 3% ~ 4%。

引起臀位的主要原因是胎儿过小或者相对胎儿过小，如妊娠不足 28 周，胎儿小，羊水相对过多；经产妇腹壁松弛，使胎儿在子宫内有较大的活动空间。其次是胎儿在宫腔内活动受限，如双胎、羊水过少、子宫畸形、胎儿畸形等。再次是胎头衔接受阻，如前置胎盘、骨盆入口狭窄或者肿瘤阻塞盆腔影响胎头入盆。如果妊娠 28 周以前为臀位，妊娠 28 周以后应尽量纠正成头位，因为臀位产属于难产的范围，对母婴均有不利影响，且手术产机会多。

臀位有哪几种类型

臀位是最常见的异常胎位，根据胎儿两下肢所取的姿势，臀位又可分为三类：

（1）单臀先露或腿直先露最为常见，胎儿双髋关节屈曲，双膝关节伸直，以臀部为先露部。

（2）完全臀先露或混合臀先露较为常见，胎儿双髋关节及膝关节屈曲，犹如盘膝而坐，以臀部和双足为先露部。

（3）不完全臀先露较为少见，胎儿以一足或双足、一膝或双膝，或一足一

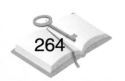

膝为先露部位。

臀位可以自然分娩吗

在胎体各部分中，胎头最大，胎肩小于胎头，胎臀最小。头先露时，胎头一经娩出，身体其他部分随即娩出。臀位俗称坐生，较小且软的臀部先娩出，胎肩及胎头需按一定的分娩机转适应产道方可娩出。只要分娩时处理得当，臀位也可以自然分娩，但并不是任何一种臀位均可自然分娩。如果没有骨盆狭窄，胎儿体重估计少于3500克，胎头没有仰伸，助产人员采用臀位助产或牵引等方法，完全可以使产妇顺利分娩。如果有骨盆狭窄、胎儿偏大、孕妇年龄超过35岁、曾有难产史等情况时，应考虑行剖宫产术。

臀位自然分娩有哪些危险

虽然部分臀位可以自然分娩，但臀位自然分娩对母亲和胎儿均可产生不利影响。

(1)对母亲的影响：由于胎臀软，形状不规则，不能紧贴子宫下段及宫颈内口，故容易发生胎膜早破、继发性宫缩乏力，使产褥感染和产后出血的机会增多。在宫口没有完全开全前强行牵拉，可造成宫颈撕裂。

(2)对胎儿及新生儿的影响：由于胎臀形状不规则，对前羊膜囊压力不均，可致胎膜早破，发生脐带脱垂，脐带受压出现胎儿窘迫甚至死亡。由于胎臀径线小于胎头，可发生后出头困难，导致新生儿窒息、臂丛神经损伤及颅内出血，使围产儿的死亡率增高。

臀位自然分娩时应怎样处理

在胎体各部中，胎臀小于胎肩，胎肩又小于胎头，胎头既大又硬，头先露时，胎头一经娩出，胎肩、胎臀随即娩出，多无困难。而臀先露时，较小且软的胎臀先娩出，大于胎臀的胎肩、胎头则需要按一定的机转适应产道的条件方能娩出，且后出胎头无明显变形。臀位产胎儿死亡率较枕前位高3~8倍。所以臀位剖宫产率较高。但对单臀位及经产妇则仍主张经阴道分娩。

一旦决定经阴道分娩者，在第一产程，产妇应侧卧位，不要下床活动，不能灌肠，尽量少做肛门检查。一旦破膜，要注意胎心变化，以便及时发现脐带脱垂。若宫缩时在阴道口已见到胎足时。应在消毒外阴后，在宫缩时用无菌巾以手掌堵住阴道口。因为胎足脱出阴道口，并不一定表示宫口已开全，子宫颈口仅扩张 4~5 厘米时，就可脱出胎足。所以臀位一定要耐心地"堵"，起充分扩张宫颈口及阴道的作用，有利于胎头娩出。当颈口开全，阴道已充分扩张，即可准备接生。初产妇要行会阴侧切术。当胎臀自然娩出至脐部后，接产人员协助娩出胎肩及胎头。

什么是横位

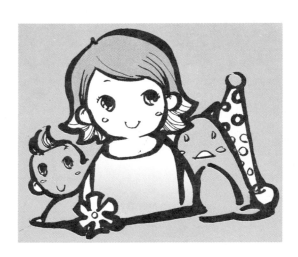

横位即胎体的纵轴与母体的纵轴垂直，即胎体横卧于骨盆入口上，先露部为胎儿肩，所以也叫肩先露。横位是对母子最不利的胎位。一旦出现横位，不及时处理容易造成子宫破裂，危及母子的生命。

所以横位应以预防为主，产前检查若出现横位应及时矫正。双胎妊娠第一胎娩出后，注意固定第二个胎儿，以减少横位的发生。若横位矫正不成功，应提前住院等待手术。

横位有什么危险

胎儿横位占分娩总数的 0.2%~0.5%，是对母子最危险的胎位，也是产科的一个重要的问题，如不及时恰当处理可危及母婴生命。

这种胎位多发生在骨盆狭窄、子宫畸形、前置胎盘、盆腔肿瘤、多产妇、双胎等孕妇身上。

胎儿横位以肩为先露部。临产后，由于对宫腔口压力不均匀，常发生胎膜早破，可伴有上肢及脐带脱垂。此种情况，如不能及时发现，则可随着子宫收缩的增强，迫使胎肩下降，羊水流尽，胎体折叠弯曲，上肢脱出阴道口外，胎儿头和臀部被阻于骨盆入口的上方，成为忽略性横位，继续发展则可导致子宫破裂。

怎样防止横位发生

妊娠后期发现胎横位应及时纠正。比如可采用胸膝卧位，又灸至阴穴，如不成功，不能纠正，应进行外倒转术。这种胎位如在临产前不能纠正，则给母子带来极大威胁，诊断横位应提前住院决定分娩方式。否则，到临产时，虽然可以处理，但往往增加了母子并发症，如胎儿窒息、损伤，甚至死亡。母体则容易感染、产道损伤，甚至严重的子宫破裂。因此，必须高度重视，做好妇幼保健工作，加强围产期管理，定期产前检查，发现胎位不正及时纠正，以减少横位发生率。

在哪些情况下应该进行阴道助产术

（1）子宫收缩无力，宫缩强度不够，经过用催产素静脉点滴加强宫缩后，宫口开全近2小时，胎儿头已达阴道口，产妇屏气使用腹压后仍不能娩出者，需要手术助产。

（2）骨盆轻度狭小、胎儿稍稍偏大，第一产程进展良好，当宫口开全后，胎儿头下降慢，产妇经过一番努力，仍有轻度的阻力，这时候助其一臂之力，就可娩出。

（3）产妇合并妊娠中毒症或有内科合并症，为了避免产妇过分用力以减轻第二产程给产妇带来的体力负担，可用手术助产。第二产程是整个产程中产妇用力最剧烈的阶段。妊娠中毒症的产妇容易发生

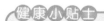

健康小贴士

阴道助产术

阴道助产术就是在第二产程宫口开全后，对不能从阴道娩出的产妇，运用器械协助产妇把胎儿娩出。常用的阴道分娩的助产术有两种：一种是吸引器助产，它是利用负压吸引原理。趁子宫收缩、产妇使用腹压的时候，再用吸引器的力量把胎儿吸出来，另一种是用产钳助产，把胎儿轻轻地牵引娩出。

抽搐，心脏功能不好和严重贫血的产妇，容易发生心力衰竭等各种并发症。所以，当宫口开全后，常常需要用吸引器或产钳，把胎儿及时分娩出来。

（4）宫口开全后，宫腔内压力很高，胎膜常在这时破裂，如果流出的羊水呈黄绿色而稠，胎心快慢不匀，表示胎儿在子宫内缺氧，须立即挽救胎儿使其尽快离开母体。如果产妇自己在短时间内不能生产，等待时间太长，则失去抢救胎儿的机会，此时急需手术助产娩出胎儿。

（5）还有一种臀位分娩，臀部或足部先露最后娩出胎儿头部，这种倒生的分娩，往往需要做臀助产或臀牵引，使之顺序娩出胎臀、背、肩，最后娩出胎儿头部。

什么情况下适用于胎头吸引术

使用胎头吸引术，一定要严格掌握适应证。

（1）缩短第二产程，产妇因心脏病、妊娠高血压综合征等合并症不宜在分娩时用力，胎儿窘迫。

（2）第二产程延长。

（3）有剖宫产史或子宫有瘢痕者。

（4）宫口已开全或接近开全，

健康小贴士
什么是胎头吸引术

胎头吸引术是用胎头吸引器置于胎头上，形成一定负压区吸住胎头，当宫缩产妇屏气向下用力时，医生可以通过吸引器牵拉胎头，帮助胎儿娩出。吸引胎头时负压强要适当。如所用的负压强过小，吸引力则弱，容易发生滑脱，但负压强过大，吸引力虽强，却容易使胎头受到损伤。

胎膜已破，胎儿又已经达坐骨棘水平以下，并且只能用于头先露，而不适用于颜面部、额部、高直位等异常头位，更不能用于臀位或横位。

胎头吸引术对胎儿有危害吗

由于负压的作用，婴儿娩出后头部常有血肿。有些产妇及家属对此表示极大担心，怕影响孩子的智力，他们宁可选择剖宫产也不愿行胎头吸引术，实际上这是没有必要的。头颅血肿是因为婴儿颅骨骨膜下血管破裂，血液积留在骨膜下所致，不影响颅骨内脑组织。血肿一般不需要特殊处理，经数周后会完全吸收。但应防止对血肿揉擦，以免造成血肿的扩大。表皮若有破损，应给予局部处理，防止感染。

什么是产钳术

产钳由左右两叶组成，它看起来像两个铁臂，通过产钳帮助胎儿娩出叫产钳术。产钳术现在不像过去应用的那样多了，特别是高位中位产钳，因对母婴危害较大，目前已不用，而由剖宫产代替。而低位产钳能用胎头吸引器的也大多被胎头吸引器所代替，另外，胎头吸引术因阻力较大而失败时也可用产钳术。

产钳术对胎儿有危害吗

产钳术因是用产钳的两叶夹住胎头的两侧，所以很多产妇及家属担心产钳会损伤胎儿的大脑，其实胎儿的颅骨对胎儿的大脑有保护作用，而医生拉产钳时，操作十分谨慎小心，一般不会伤及颅脑。

孕妇个子矮小就一定会难产吗

有不少身材长得矮小些的妇女怀孕后就提心吊胆，焦虑不安，怕自己由于长得矮，骨盆小，将来分娩时会发生难产。她们这种担心有没有道理呢？

骨盆的大小与分娩关系很大，骨盆小容易使分娩出现困难，甚至难产。因此，有人认为妇女个子矮骨盆就必然小，分娩就困难。这种认识不全面。

有些身材瘦小的妇女，并不一定骨盆（产道）窄小，有很多看起来身材娇小的妇女，其骨盆大小都很正常。况且，难产与顺产还应综合其他因素来看，比如顺产的主要因素应包括产力、产道（骨盆）和胎儿状况。有的产妇虽然骨盆稍窄小，胎儿中等个（甚至随母亲个子也较小），但子宫收缩力强（产力强），在医护人员的帮助和监护下，也能顺利分娩。反之，有的孕妇虽然骨盆大小正常，胎儿中等个，但却因临产前休息不好，产力不足，产程时间长，产妇无力而发生难产。

由此可见，妇女个子小骨盆并不一定就小，也不一定就会发生难产。只要定期检查，妊娠晚期注意休息，分娩时有足够的产力，也会顺利分娩的，不会发生难产。

健康小贴士

剖宫产

剖宫产是产妇在分娩过程中，由于产妇及胎儿的原因无法使胎儿自然娩出而由医生采用的经腹切开子宫取出胎儿及其附属物的过程。

剖宫产手术的实施降低了孕产妇及围产儿的死亡率，对困难的产钳及臀位产造成的创伤及新生儿并发症也明显减少。但剖宫产有弊也有利，在医学上有严格的适应证。

剖宫产术有哪几种方法

剖宫产术有 3 种基本式式，即子宫下段剖宫产术、古典式剖宫产术和腹膜外剖宫产术，对每一位产妇需根据具体的情况选择不同的术式。

（1）子宫下段剖宫产术，又称腹腔内腹膜外剖宫产术，是指妊娠晚期或临产后经腹切开子宫下段取出胎儿及其附属物的手术，具有操作简便、出血少、切口愈合好、并发症少的优点。子宫下段剖宫产术适合于绝大部分产妇，但子宫下段形成不良或有大量曲张血管、严重粘连、子宫下段无法暴露、前壁前置胎盘需行打洞、连体胎儿估计经下段切口难以娩出者，不宜施行子宫下段剖宫产术。

（2）古典式剖宫产术早期称 Sanger 手术，也称为子宫上段剖宫产术。由于此处切开与缝合不便，出血多，术后发生粘连的机会多，因此适用范围受到限制，但在某些情况下仍不失为重要的术式。当不宜施行子宫下段剖宫产术时，可选择古典式剖宫产术。

（3）腹膜外剖宫产术，腹膜外剖宫产术是通过腹膜外途径进行的，具有对腹腔内的脏器干扰少、术后胃肠道功能恢复快、术后无需禁食、并发症少的优点。但其需时长，操作复杂，对麻醉的要求高，不适合胎儿较大、有前次剖宫产史、前置胎盘以及紧急状态的剖宫产。

自然分娩好，还是剖宫产好

"十月怀胎，一朝分娩"，这是自然界的客观规律。从怀孕的第一天起，母亲身体的各个器官和全身各系统即会出现相应的变化，宝宝在自己的天然宫殿里逐渐发育成熟，到足月后，随着子宫规律性的收缩，通过一条长长的通道来到这个五彩缤纷的世界。胎儿呱呱坠地，意味着分娩的结束，母亲全身各器官又相继恢复到原来的状态，这是一种生理现象，是人类繁衍后代的必经之路。如果用手术方法结束分娩，只能解决短时间的宫缩之苦，但从长远来看，对母亲的身体和精神都是一个很大的创伤，不但产后母亲全身各器官的恢复比自然分娩慢，而且手术可能引发的并发症如肠粘连、器官损伤、子宫内膜异位等，也会给产妇带来无法弥补的损失。如果选择生第二胎，再次妊娠和分娩时还会面临子宫破裂的危险。所以，对每一位孕妇来说，只要有可能，均应选择自然分娩。

什么情况下选择剖宫产

孕妇在产前检查时，如果各方面都正常，临产后产程进展顺利，胎儿则可自然娩出。若产前检查发现异常或临产后产程进展及胎心出现异常，自然分娩危及母婴生命时，为了避免对母子的危害，则需施行剖宫产术结束分娩。施行剖宫产术需从以下三方面考虑：

（1）母亲的原因：产前已发现明显异常，如骨盆狭窄、产道阻塞（子宫肌瘤、卵巢肿瘤）、瘢痕子宫、前置胎盘、胎盘早剥、高龄初产妇（年龄35岁以上）、先兆子痫等。

（2）胎儿的原因：各种原因发生的胎儿窘迫以及胎盘功能减退、脐带脱垂、胎儿过大、胎位异常不能纠正等。

（3）产程出现异常：在分娩过程中发生问题，如产程停滞处理无效、先兆子宫破裂等。

以上情况均需行剖宫产术，可以避免自然分娩对母子造成的危害。

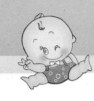

剖宫产有什么优点

(1)由于某种原因，绝对不可能从阴道分娩时，为了挽救母子的生命而施行手术。也可以说是救命的手术。

(2)剖宫产的手术指征明确，麻醉和手术都很顺利，则手术是安全的。

(3)如果施行选择性剖宫产，于宫缩尚未开始前，就已施行手术，可以免去母亲遭受阵痛之苦。

(4)腹腔内如有其他疾病时，也可一并处理，如合并卵巢肿瘤或浆膜下子宫肌瘤，均可同时切除。做输卵管结扎手术也很方便。

(5)对已有不宜保留子宫的情况，如严重感染、子宫不全破裂、多发性子宫肌瘤等，亦可同时切除子宫。

剖宫产对母婴有哪些不利影响

剖宫产对母亲机体是一种创伤。手术中有可能损伤腹腔脏器或大血管而引发大出血；手术后感染的危险性增加，产妇康复所需时间长；剖宫产者以后异位妊娠的概率较自然分娩者发生高，再次妊娠后若施行人工流产手术风险大；再孕者孕期和产时并发症较自然分娩者高。

对于新生儿，因未经产道挤压，短时间内从宫腔娩出，鼻和肺中液体较多；呼吸中枢未经受应有的刺激，新生儿呼吸系统并发症相对较多，如湿肺、吸入性肺炎等；胎儿未经产道，没有主动参与克服阻力并获得必要的皮肤刺激，失去了首次触觉训练，儿童期出现感觉统合失调的较多。

剖宫产术后要注意什么问题

(1)休息：由于手术创伤及麻醉药物的作用，术后产妇极度疲劳，此时应注意休息，不要和他人过多地交谈。

(2)饮食：术后一般不需要禁食。在术后第一、二天可进一些流质饮食，如小米粥、菜汤等，但不要吃加糖牛奶，因为牛奶及糖容易在肠道里产生气体，从而引起腹胀，饮食量不要太多。术后第三、四天，肠蠕动恢复，肛

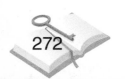

门排气后可进一些半流质饮食，如面条、稀饭、蒸鸡蛋羹等。术后第五天以后，可恢复正常饮食，吃一些营养丰富、易消化、高蛋白的食物，以利于刀口愈合、机体恢复。

（3）体位：剖宫产大多采用硬膜外麻醉，术后应采用去枕平卧位，大约6小时以后才能改为半卧位。

（4）止痛药的应用：大多数产妇在术后用1次止痛药即可止住疼痛，只有极少数产妇需要用2～3次。有不少产妇及家属要求多用止痛药，以减轻刀口疼痛。我们知道，常用的术后止痛药为杜冷丁，属于麻醉药品，用量过大能成瘾，且不利于刀口愈合及胃肠道功能的恢复。所以止痛药还是要尽量少用。

（5）注意观察恶露情况：一般术后血性恶露自阴道排出，量与月经量接近。如果阴道流血过多，应及时向医护人员报告。

（6）注意观察尿量和尿的颜色：术后常规留置导尿管，应注意观察尿量和尿的颜色，如果为血尿或尿量少，应及时向医护人员报告。

（7）早下床活动：一般在术后第二天、拔尿管之后，即应下床在床边活动、以促进肠蠕动，预防肠粘连，并利于恶露的排出。

（8）预防感染：由于手术创伤及体力消耗，产妇术后体质虚弱，抵抗力较弱，故应注意饮食卫生，避免受凉，避免接触感冒的人或其他传染病人。

难产的主要原因

决定分娩是否顺利的主要因素是产力、产道和胎儿，任何一个或一个以上因素异常而使分娩进展受到阻碍，称难产。产生原因主要有下面一些。

产力异常
子宫收缩乏力、子宫收缩不协调、子宫收缩过强及痉挛性子宫收缩。

产道异常
①骨盆狭窄。有窄小骨盆、扁平骨盆、漏斗骨盆、畸形骨盆等。
②软产道异常。如会阴瘢痕、外阴水肿、会阴坚韧等，另有阴道纵横隔、

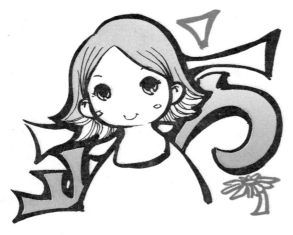

阴道肿瘤、宫颈异常、子宫体畸形、肿瘤阻塞产道等。

胎位异常

常见的有持续性枕横位、枕后位、臀位、肩先露、面先露、额先露等。

遇到难产，不必惊慌，要冷静对待，按医生针对难产原因所提出的方案处理，家庭应权衡利弊以保母婴安全，特殊情况下要有所侧重，使母婴迅速脱离危险。查找难产原因非常重要，要检查产妇的心、肺、肝、肾功能状态及有无合并症，进行骨盆测量，还应结合胎位、胎先露情况再确诊。

对分娩最不利的臀位形式

根据两下肢所取的姿势，臀位可分为三类。

（1）单臀位或腿直臀位。

（2）完全臀位或混合臀位。

（3）足位。

在三种胎位中，足位易发生脐带脱垂，对分娩最不利。因为足先露不能与盆入口良好衔接，羊水囊内压力不匀，容易导致胎膜早破。足先露与宫颈衔接不良留有空隙，破水后脐带容易滑出，成为脐带脱垂，脐带往往被压于胎先露与骨盆壁之间，胎儿可因脐带血流受阻而发生窘迫或死亡。同时，由于足先露常因与宫口衔接不良而不能直接压迫子宫下段及宫颈部，不能引起有力的反射性子宫收缩，影响宫口扩张，致产程进展缓慢，引起滞产。故说臀位产中以足先露对分娩最不利。

脐带脱垂的危害

引起脐带垂的原因

①胎位异常：在胎位异常中以肩先露及臀位中的足先露为最常见。

②头盆不称：胎头不能与骨盆入口衔接或衔接不良，胎头浮动，当胎膜破裂时，脐带即可随羊水流出。

③其他：如羊水过多、脐带过长、脐带附着接近宫颈口者，易发生脐带脱垂。

脐带脱垂的危害

①脐带脱垂对胎儿生命的威胁很大。胎儿可在短时间因脐带受压（脐带夹在胎先露与骨产道之间），血流受阻，发生窘迫甚至死亡。因脐静脉较脐动脉更易受压，使血容量不足而心率加快，因缺氧产生呼吸性和代谢性酸中毒，使胎心率过缓而死亡。脐带脱出阴道受寒冷和操作刺激，加重脐血管的收缩和痉挛，加重缺氧，使胎儿死亡。即使是脐带部分受压也会使胎心减慢。

②对孕产妇也有不利影响。手术产率增高，因需迅速娩出胎儿，故剖宫产、产钳、臀牵引明显增多。母体损伤率相应增加，宫口未开全或软产道未充分扩张即需抢救手术，致宫颈、阴道损伤及产后出血；感染机会增多，常有胎膜早破，加之处理中操作过多或反复还纳脐带，手术操作或产后出血等均增加感染机会。

分娩时，产妇要放松精神，主动向医师提供是否破水情况，让医生及早发现是否有脐带脱垂。一旦出现，产妇应将臀部垫高，采用有利卧位。在医生作脐带还纳术时，产妇要放松，不能用腹压与医生作对抗，可作"哈气"动作，有利于医生将脐带还纳，争取抢救新生儿。

臀位处理宜忌

妊娠期

妊娠28周前，发现臀位者不必急于纠正，多数能自动成头位。如在妊娠

28~32 周仍为臀位，应矫正成头位，常用纠正方法有：

①胸膝卧位。

②艾灸至阴穴。

③中药保产无忧汤转胎。

④外倒转术。

分娩期

第一产程，产妇应平卧，不宜下床活动，少作肛查，不灌肠，尽量避免胎膜破裂。如出现破膜，应记录破膜时间，并立即听胎心，发现胎心音有变化，应作肛查，必要时做阴道检查，了解有无脐带脱垂及宫口扩张情况。当宫缩时，如在阴道口见到胎臀和胎足，不应该以为宫口开全就准备接生，应消毒外阴。每当宫缩时，用无菌巾包住手掌堵住阴道口，以防脱出。在等待过程中，应每 10~15 分钟听胎心一次，并注意下腹部形态，以防子宫破裂。

第二产程，应导尿排空膀胱，初产妇应作好会阴侧切术准备。可采用自然分娩，臀位肋脐部娩出后，一般应于 8 分钟内结束分娩。分娩时不应猛力牵拉，以免造成颅内出血或臂丛神经损伤。严格掌握臀位牵引术的适应证。

早破水的对策

如已接近预产期，检查无胎位异常、骨盆狭窄、头盆不称以及脐带脱垂等合并症，且胎先露已固定时，则胎膜早破对妊娠分娩的影响不大，仅须注意保持外阴清洁，等待自然临产。如破膜 12 小时后尚未临产，应给予抗感染药物；24 小时后尚未临产者，可以引产。因胎位不正、骨盆狭窄、头盆不称等所致之胎膜早破，应根据发生的原因进行处理。

若胎膜早破、距预产期尚远、胎儿未成熟、孕妇迫切要求保胎者，应立即卧床，并抬高臀部，以防脐带脱垂。此外，应保持外阴清洁，给予抗感染药物及镇静剂，在严密观察下使妊娠继续。

预防子宫破裂

子宫破裂与下列因素有关：

①胎儿先露部下降受阻。凡梗阻性难产，如骨盆狭窄、头盆不称、胎位不正、胎儿畸形、盆腔肿瘤阻碍产道等，由于胎儿下降受阻，子宫上段肌层强烈收缩，而子宫下段肌层被牵拉、伸展、变薄，最后导致子宫破裂。

②子宫手术疤痕破裂。前次剖宫产或子宫肌瘤剔除术后疤痕破裂。

③子宫肌壁的病理变化。过去有多次分娩及刮宫者，尤其有清宫清穿子宫史者；子宫畸形，子宫发育不良；本次为前置胎盘时，胎盘种植在子宫下段者。

④子宫收缩剂使用不当。如明显的头盆不称未及时发现、未掌握药物的性能及使用方法、催产素所引起的强烈收缩使胎儿下降受阻，可以造成子宫破裂。

⑤手术损伤。做阴道助产手术、内倒转术、堕胎术等手术时，如果操作不慎，均能引起损伤。

子宫破裂的预防措施：

①实行计划生育，减少生育次数，以避免子宫肌层的损伤和变形。

②加强产前检查，及时发现和纠正胎位异常。重视一切可能引起子宫破裂的诱因。

③严密观察产程，第二产程不允许过分延长，初产妇不超过 2 小时，经产妇不超过 1 小时。

④严格掌握宫缩剂的使用。胎儿娩出前切忌肌肉注射催产素。可疑头盆不称者，不宜静脉滴注催产素，一旦出现宫缩过强，立即停止滴注催产素。

⑤严格遵守产科手术适应证及助产条件。不使用高位产钳，人工剥离胎盘时禁用手指挖取，剖宫产时尽量施行子宫下段剖宫产，宫口未开全不作产钳或臀牵引术，忽略性横位、羊水流尽时不宜做内倒转术。

⑥可疑子宫破裂者，勿从阴道娩出胎儿。

⑦对前次剖宫产孕妇，应了解前次手术的术式、指征等，如试产，时间不宜过长。

产程中产妇剧烈腹痛

在产程中，有的产妇会突然出现剧烈腹痛，应寻找原因，针对处理。常见的原因如下：

（1）宫缩过强。因临产后阵发性宫缩过强，使用了宫缩剂致宫缩过强，出现剧烈腹痛。

（2）子宫穿孔。是一种危险的原因，多因疤痕子宫破裂、妊娠子宫外伤、分娩时胎位不正、胎儿畸形、头盆不称而引起。多有破裂先兆，如不安、脉速、子宫出现病理性收缩、血尿等。破裂时出现剧烈腹痛、有撕裂感、血压下降、恶心、呕吐、面色苍白等。有时无明显症状。葡萄胎病人也可致子宫穿孔。

（3）胎盘早剥。指胎儿娩出前胎盘部分或全部从子宫壁剥离而造成剧烈腹痛，持续时间长，伴恶心、呕吐，往往是一种严重并发症。

（4）异位妊娠。因急性大量内出血而变为全腹性剧痛，伴休克，相当危险，应立即抢救。

（5）子宫扭转或嵌顿。伴休克、尿闭的现象较少。

（6）卵巢囊肿扭转。囊肿被妊娠子宫向上推，临产时体位急剧变动又可发生扭转而出现剧烈腹痛。孕前有卵巢肿瘤病史。

（7）其他。急性阑尾炎、肠梗阻在临产时也可出现。

胎盘滞留的对策

凡胎儿娩出后半小时，胎盘尚未娩出者，称为胎盘滞留。如胎盘已从子宫壁剥离而未排出，膀胱过胀时应先导尿，排空膀胱，再用一只手先按摩子宫使之收缩并轻压子宫底，另一只手轻轻牵引脐带，协助胎盘排出。

如果胎盘有粘连或排出的胎盘有缺损，应做人工剥离胎盘术，取出胎盘或残留的胎盘组织。若取出残留的胎盘组织有困难，可用大号钝刮匙刮宫清除。

若胎盘嵌顿在狭窄环以上，手术取出有困难时，可在乙醚麻醉下，用手指扩张取出。

若为植入性胎盘，子宫切除术是最安全的治疗方法。切不可用手勉强剥离挖取，以免引起子宫穿孔及致命性出血。

自然分娩对母婴都好

自然分娩像一切自然规律一样，有其发生和发展的过程。胎儿由子宫内依赖母体生活，到出生后的独立生活是一个变化，这种变化需要有一个适应的过程。胎儿自然分娩，子宫有节律收缩使胎儿胸部受到相应的压缩和扩张，从而刺激胎儿肺泡表面活性物质（卵磷脂）加速产生，使胎儿出生后肺泡富有弹性，容易扩散。在经过产道时，胎儿胸廓受压，娩出后，胸腔突然扩大，产生负压，有利于气体吸入。

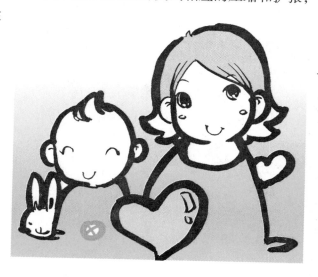

胎头受到挤压可拉长变形，这种变形是一种适应过程,生后 1～2 天即可恢复，不会损伤脑子，不会影响智力。阴道分娩产后感染、大出血的并发症少，体力恢复快。

剖宫产虽安全、快速，但由于胎儿胸腔未经过阴道挤压，肺透明膜病变的发生较阴道分娩稍多。母体经历一次手术创伤，出血较阴道分娩多，体力恢复慢，且感染机会增多，还有可能发生继发性肠粘连。子宫留有疤痕，如需再生第二胎时，有发生子宫破裂的危险。

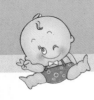

胎头吸引术或产钳助产时的配合

当胎儿不能从阴道自然分娩时，常须采取胎头吸引器或产钳帮助分娩，以缩短第二产程，帮助胎儿迅速娩出，但如使用不当会对胎儿及母体带来不利影响。如胎头吸引术可以引起胎头损伤，误吸阴道壁、颅内出血等。常见的并发症应尽量减少，这需要医生熟练掌握操作技术和要领以及产妇的密切配合。

（1）胎头吸引术主要用于分娩第二期以加速结束分娩。有时也用于第一产程加速扩大宫口，刺激宫缩，缩短产程。这往往应用于分娩不宜过度用力的产妇。故产妇应注意不可过度用力，更不可大吵大闹，以免过度疲劳。产妇的宫缩及腹压与胎头吸引术配合很重要，宫缩停止，腹压（如张口呼气时）牵引也稍停，但应保持胎头牵引在下降位置，勿使上缩。

（2）产钳术多应用于产妇并发心脏、肺结核活动期、高血压等不宜过度用力施加腹压者，故产妇在上了产钳后不可过度憋气增加腹压。

（3）产妇应在助产分娩时放松，不可精神过度紧张。相信医生会处理好操作要领，最大限度地减少母胎损伤。

剖宫产的优缺点

优点

①是解除孕妇及胎儿危急状态的有效方法之一，也是解决某些难产最终和最有效的一种手段。

②降低孕产妇与围产期胎儿的死亡率。

③降低阴道助产手术所造成的尿瘘、子宫脱垂、新生儿产伤等难产后遗症和并发症。

缺点

剖宫产毕竟是一种较大手术，且有一定的并发症，应用不当可造成产妇及胎儿损伤，甚至危及母儿生命安全。剖宫产后，产妇子宫上有手术疤痕，再次生育需经过 2~3 年以上，并有可能引起麻醉意外、肠粘连、产褥期感染、腹部伤口感染等并发症。

另外，剖宫产会造成剖宫产儿综合征，主要表现为新生儿突然发绀、呼吸困难、呕吐、肺透明膜症等严重症状。

需作剖宫产术的情况

剖宫产是切开子宫娩取出胎儿及其附属物的方法，常用于解决各种难产及妊娠分娩过程中的并发症，以挽救母儿生命，达到转危为安的目的。如不能正确掌握其手术适应证，该做手术的而未做，会失去抢救胎儿的机会，使产妇病情加重；不该做手术的却做了手术，会给产妇带来不必要的痛苦，故准确地掌握什么情况下需施行剖宫产术是十分重要的。

产道方面

骨盆狭窄、骨盆畸形、软产道阻塞（如盆腔、阴道肿瘤、阴道疤痕粘连）、高龄初产妇宫颈癌合并妊娠，为了减少出血及转移、膀胱或直肠阴道瘘修补术后、子宫脱垂修补术后等，均宜从阴道分娩。

产力异常

宫缩无力、产程延长经催产无效，给母子双方带来严重危害者。

胎儿异常

①胎位不正，如初产妇足月横位，经产妇足月横位合并羊水过少或羊水流干，高龄初产妇臀位、颌面位等。

②巨大胎儿，形成头盆不称者。

③胎儿宫内窒息或脐带脱垂，需迅速结束分娩，以利抢救胎儿者。

④高龄初产或既往有死产，而迫切要求活婴者。

胎儿附属物异常

①前置胎盘，产前大出血者，如为中央性前置胎盘，即使是胎儿已死，也应施行剖宫产。

②胎盘早期剥离伴有大出血，且宫颈坚韧，短期内不能分娩，威胁产妇生命者。

③脐带脱垂、胎儿存活者，可行紧急剖宫产。

妊娠并发症

①重度妊娠高血压综合征，经治疗无效，需迅速结束分娩，而无阴道分娩条件者。

②妊娠合并心脏病，而无阴道分娩条件者。

③有前次剖宫产史或手术疤痕史者，手术时间不足两年，或手术后有并发感染或伤口裂开史，此次胎儿较大、臀位等，不利于阴道分娩者。

剖宫术有绝对指征和相对指征两种。绝对指征如重度头盆不称、骨盆狭窄等；相对指征应结合临床症状，并征求产妇及家属意见，在保证母婴安全的前提下作出正确决定。

剖宫产时产妇的配合措施

如上所述，剖宫产是切开子宫娩出胎儿及其附属物的方法，常用于解决各种难产及妊娠分娩过程中的并发症，以挽救母子生命，达到转危为安的目的。在剖宫产时产妇的配合是非常重要的：

(1)产妇应放松紧张的心情，随着麻醉方法的改进及手术前后护理的改善，剖宫产的危险性及并发症大大减少，可以说剖宫产是快速、安全、简单、无痛的分娩方式。这也有利于产后身体的康复。但不可滥用剖宫产。

(2)手术前应排空大小便。

(3)手术时听从手术者的指挥。

(4)因手术创伤及失血，体质虚弱，发生感染的机会增多，应加强营养及休息，预防伤口裂开及感染。

产钳助产对婴儿的影响

在分娩第二产程中，因母体或胎儿情况需迅速结束分娩时，采用产钳夹住胎儿头，牵出胎儿的助产方法，叫产钳术。产钳术如手术操作不当，对胎儿有一定的影响。

胎头血肿

这多因产钳术操作不当引起。胎儿血肿可分为骨膜下出血和帽状腱膜下

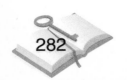

出血两种，前者出生后即可出现，2~3 天后逐渐增大，6~7 天达高峰。骨膜下出血，多发生在左右顶骨上，只局限于一块颅骨而不超过颅缝；而后者则不受颅骨的限制，可越过颅缝。胎头血肿在数周后吸收、消失，在血肿吸收过程中新生儿可发生胆红素血症，死亡率较高。因此，对有胎头血肿新生儿，应补充维生素 K、C 及注射抗生素治疗，以预防血肿扩大及感染。在血肿开始吸收前，即产后 5~6 天，可将血肿局部严密消毒后覆盖消毒孔巾，以载入针头穿刺血肿，抽出血液及血块。待血肿塌陷后，拔去针头，垫以纱布卷压迫包扎，防止再次出血。

颅内出血

这是由于旋转产钳的时机不当，操作不当，而引起的一种并发症。其产生原因为：在胎头严重变形的基础上牵拉产钳，可使大脑幕或小脑幕撕裂，发生矢状或大脑内静脉出血，新生儿可出现呼吸困难、颜面苍白、缺氧，甚至尖叫、抽搐、呕吐，以致昏迷死亡。对于颅内出血患儿，应保持静卧，抬高头部，防止继续出血。给予注射维生素 C、K，间断给氧，注射抗生素，预防颅内及肺内感染，降低颅内压及纠正酸中毒。

其他

如产钳放置偏移，匙尖压迫面颊及耳前部时，可造成面神经损伤。如匙尖压在眼眶时，可发生眶骨骨折，甚至眼球脱出；又如眼球受压可发生角膜后弹力层破坏，乃至角膜混浊；还可发生眼球后出血等。

孕妇的分娩心理对胎儿的影响

进入孕晚期以后，尤其是随着产期的临近，许多孕妇都有这样的心态：想象分娩时的痛苦，担心分娩不顺利，忧虑胎儿是否正常，盼望生男或生女，害怕孩子长相不理想等等，想得越多越发忐忑不安，顾虑重重。甚至有一些孕妇，对自己的身体过分敏感，以致将一些诸如胎儿蠕动、不规律的宫缩引起的轻微痛等正常现象，误认为是分娩开始而过分紧张。显然，孕妇的这种心态对于即将出世的胎儿是十分不利的。一方面，孕妇的焦虑不安将导致母体内分泌环境改变，对胎儿产生不良的刺激；另一方面，伴随着焦虑和恐惧而引起的神经性紧张，往往会产生许多不适感觉，使孕妇肌肉紧张、疲惫不堪，并且会导致分娩时子宫收缩无力、产程延长及滞产等现象，以致造成胎儿发生宫内窒息，使对缺氧敏感的大脑细胞受到伤害，进而影响胎儿的智力，甚至危及胎儿生命。显然，这个结局是每个家庭、每个孕妇所不希望看到的。

那么应怎样克服这些不利的心理状态呢？首先，要学习有关分娩的知识，了解分娩的过程，胸有成竹，方能心理稳定，临阵不乱。其次，要学会自我安慰、自我调节心理状态。我国每天大约有 55000 名婴儿出世，其中绝大多数是正常产儿，而您的婴儿就是 55000 名婴儿中的一员，他（她）一定会平安地降生到这个世界上的（因为异常产儿、难产等毕竟发生率很低）。如果您能意识到这一点，一种即将做母亲的幸福快乐感将使您的身体和精神处于最佳状态，您会对自己充满自信，相信自己会在医生指导下顺利地给这个社会、给自己家庭再增添一个新成员。第三，向经产妇请教，学习她们好的经验。临产时听从指挥，与医护人员紧密配合，共同迎接一个新生命的诞生。

分娩对胎教的意义

经过 40 周 280 天的精心孕育，您腹内的胎儿即将出世与您和家人见面了，这对初为人父母的年轻夫妇来讲，无疑是一件令人喜悦、使人振奋的事情！

"十月怀胎，一朝分娩。"这是人生的关键时期，我们要向所有的产前父母们进一言：请您切莫在欣喜之余而产生急躁，务必有始有终地扮演好自己的胎教角色。这是因为，胎教舞台上的最后一幕还没有出演，这一幕的时间虽然很短，然而却至关重要。虽然在以前的 40 周 280 天妊娠中，您曾做过各种令人满意的努力，使您的胎儿听声音、品味道、看东西、触摸以及思维记忆能力的学习，有了一定的积累，但在这最后的关键时刻，稍有不慎，您精心孕育了 10 个月的胎教成果就会毁于一旦，后果不堪设想。这就是胎教的最后一幕——分娩。您与家人一定要按照医生的安排，与医护人员密切配合，使分娩过程顺利完成。分娩的顺利完成，标志着胎教的结束。下一步要做的是年轻的父母精心养育这个幼小的生命，在给予他（她）物质营养的同时，也给予他（她）丰富的精神食粮，使他（她）在祥和、安全、爱的氛围中健康成长。

造成孕产妇死亡的原因

根据世界卫生组织的有关资料，孕产妇死亡率世界上最高地区为 1000/10 万，最低地区为 5～10/10 万，二者相差竟达 100～200 倍！

1984 年我国 20 个省市统计，农村与城市孕产妇死亡率之比高达 2.41∶1，说明防止孕产妇死亡工作重点应放在农村。

一般来说，在围产（围生）保健较好的情况下，造成孕产妇死亡的主要原因是羊水栓塞、内科并发症等；保健较差的情况下，以感染、出血、妊娠高血压综合征（简称妊高症）、慢性营养不良等为主。1984 年我国 20 个省市统计孕产妇死亡原因以产科出血（45.5%）、心脏病（11.0%）、妊高症（10.5%）、感染（6.4%）为主。关于孕产妇的死亡，目前欧美有些国家分析，属于可以避免者，仍高达 40%～75%，其中责任在产前由孕妇或家属所致者占 1/3；责任在产时医务人员所致者占近 1/2；属于麻醉或抢救中意外所致者占近 1/3。针对这些情况，特提出以下预防措施。

（1）接受或加强婚前卫生教育和检查，强调优生、遗传咨询，对能否怀孕生育提出明确的鉴定意见，加强婚后保健及计划生育指导。

（2）严格按照孕期保健要求，切实做好早、中、晚期孕期保健及新生儿保健，切实做好孕妇的产前、产时、产后保健。

（3）加强高危妊娠的筛查工作，对有高危因素的孕妇进行重点监护，及时处理危险因素，防患于未然。

（4）医务人员应加强职业道德修养，提高专业技术水平。孕妇及其家属应积极配合医务人员的工作，对医务人员的工作与处理意见不要盲目干扰，确保各项工作顺利进行。

(5)加强全民的卫生宣教工作，把妇幼保健的基础知识教给人民，提高整个民族的卫生保健意识。妇幼保健的重点应放在占全国人口 2/3 以上的农村地区。

剖宫产的小孩聪明吗

剖宫产是通过手术经腹部切开子宫取出胎儿的方法，在解决难产和高危妊娠方面，是一种快捷有效的途径。但它并非是绝对安全的分娩方式，与正常的自然分娩方式相比较，它有很大的风险。

经阴道分娩是一个自然的生理过程，产程中胎儿头部在产道内旋转，使其顺应产道轴下降。胎头和胎儿的肺经过产道挤压，排出了胎儿肺中的水分和呼吸道分泌物，有利于减少胎儿出生后因湿肺而继发肺部感染或吸入性肺炎。经历了自然分娩的考验，也为宝宝今后的健康发育奠定了基础。有专业人员的追踪调查研究显示，经过剖宫产出生的孩子更容易发生儿童感觉统合失调，即表现为定位能力差、注意力不集中、多动及阅读困难等一系列问题。分析认为，这是与出生时未经必要的挤压刺激，其感觉刺激不能有效地与中枢神经系统协调活动有关。这种结果与关于剖宫产的孩子更聪明之说大相径庭。

所以，认为剖宫产的孩子聪明是缺乏科学依据的。

剖宫产的妇女体形恢复得更好吗

有不少产妇认为自然分娩需要"开骨缝"（宫颈口扩张），会影响体形的恢复，而剖宫产术不但可以避免分娩所带来的痛苦，而且不需要开骨缝，不影响体形的恢复，一举两得，所以盲目地强烈要求施行剖宫产术。这种观点是不正确的，剖宫产毕竟是非生理性的一种手术，对母亲的肉体是一种创伤，会留下腹壁和子宫的永久疤痕以及精神上的负担，另外手术并发症，如术后大出血、邻近器官损伤、肠粘连以及刀口感染、子宫内膜异位等均可能发生，额外地增加一些不必要的负担，而所有这些问题是自然分娩所没有的。所以，片面地认为剖宫产的妇女体形恢复得更好是没有科学根据的。

什么是难产

决定分娩能否顺利的主要因素是产力、产道和胎儿。一个因素或一个以上的因素有异常，而使分娩进展受到阻碍时，称为难产或异常分娩。

产力异常可以造成难产。而产力异常主要是子宫收缩乏力，如果不能得到纠正，则影响产程进展，使胎儿不能经阴道娩出而造成难产。

产道异常如骨盆畸形，可使胎儿不能通过产道而造成难产。

胎儿方面，如胎儿过大，超过4000克，经阴道分娩常有困难。胎位异常，如横位、臀位、持续性枕后位、持续性枕横位等不能纠正时也不能经阴道分娩。胎儿和产道的异常可以引起产力异常，如果产力不能克服产道的阻力使胎儿下降和旋转，那么也可以造成难产。

如何预防难产

难产的原因有时很明确，如比较明显的骨盆异常和胎位异常，在产前检查或临产时即可发现并得到及时处理。

通过产前检查，医生能够及时发现孕妇本身是否存在可能造成难产的因素，比如说初步估计产道是否适合阴道分娩，或者胎儿的大小及位置是否正常。一旦有发生异常的趋势，医生可以采取有效的措施进行纠正。

另外，孕妇在孕期要注意充分的营养，以保证宝宝健康生长。

有些孕妇，过分担心分娩过程中的产痛，从而主动要求去医院接受剖宫产。实际上，不必要的剖宫产对自己和宝宝都没什么好处，多数难产是可以预测和避免的，关键是孕妇和医生的相互配合。而且即使发生难产，只要发现处理及时，都能顺利地分娩。

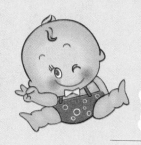

第五篇

产后保健要慎重

产褥期母体全身及生殖系统逐渐复原，乳腺开始分泌旺盛。产后需加强访视，并做好产褥期卫生宣教，预防产褥感染。产后六周作一次产后检查。

要注意乳房卫生，哺乳期用药亦需注意药物对乳儿的影响。要指导新生儿护理及喂养。

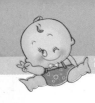

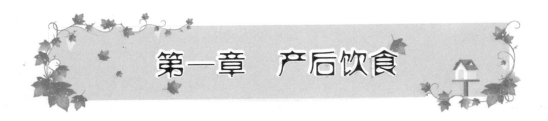

第一章　产后饮食

产后怎样补充营养

一般而言，凡含有营养的食物，月子里均可食用，如各种肉类、鱼类、蛋类、蔬菜、水果、豆制品等，均无特殊禁忌。具体而言，下面一些食物不应缺少。

（1）鸡蛋。鸡蛋中蛋白质及铁含量较高，并含有许多其他营养素，且容易被人体吸收利用，还无明显的"滞胃"作用，对于产妇身体康复及乳汁的分泌很有好处。

（2）营养汤。鸡汤味道鲜美，能促进食欲、增加乳汁分泌，有利于产妇身体康复。也可以炖猪蹄汤、鲫鱼汤、排骨汤、牛肉汤等与鸡汤轮换食用。

（3）红糖。红糖的含铁量比白糖高 1~3 倍。妇女产后失血较多，吃红糖可以促进生血。红糖性温，有活血作用，能促进淤血排出及子宫复原。

（4）新鲜水果。新鲜水果色鲜味美，能促进食欲，还具有帮助消化及排泄作用，产妇每日可适当吃一些。

（5）米粥。稀饭或小米粥除含有多种营养成分外，还含有较高的纤维素，有利大便排出。米粥质烂，并含有较多水分，有利于消化及吸收。

（6）挂面。挂面营养较全面，在汤中加入鸡蛋，食用方便，富有营养且易

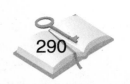

消化。

（7）蔬菜。蔬菜含有多种维生素，尤其要多食绿叶蔬菜。

月子里对于生冷食物应予禁忌。对于辛辣类食物亦应少食。

产妇的饮食原则是什么

（1）饮食清淡。产后 5~7 天应以米粥、软饭、汤面、蛋汤等为主食，不要吃过多油腻之物，如鸡、猪蹄等。产后 7 天以后可进补鱼、肉、蛋、鸡等食物，但不可过饱，在产后一个月之内，宜一日多餐。

（2）忌食辛辣温燥之物。因这些食品可助内热，或使产妇上火，口舌生疮，大便秘结，或痔疮发作，而且由于母体内热，可通过乳汁影响到婴儿，也会使婴儿内热加重。故应忌食大蒜、辣椒、胡椒、茴香、酒等。

（3）不要食生冷坚硬之物。因其损伤脾胃，影响消化功能，且生冷之物易导致淤血滞留，可引起产后痛、产后恶露不绝等。食生冷坚硬之物，还易使牙齿松动疼痛。

产后饮食营养应当注意什么

要满足月子里妇女营养素的需求量，饮食方法是很重要的，一般要注意以下几点：

（1）增加餐次。每日餐次应较一般人多，以 5~6 次为宜。这是因为，餐次增多有利于食物消化吸收，保证充足的营养。产后胃肠功能减弱，蠕动减慢，如一次进食过多过饱，会增加胃肠负担，从而使胃肠功能减弱。如采用多餐制，则有利胃肠功能的恢复。

（2）食物应干稀搭配。每餐食物应做到干稀搭配。食盐的用量亦应根据情况而定。如果产妇水肿明显，产后最初几天以少放食盐为宜；如孕后期无明显水肿，则无须淡食。

（3）注重调护脾胃、促进消化。月子里应食一些有健脾、开胃、促进消化、增进食欲的食物，如山药、大枣、番茄等。

剖宫产产妇在饮食方面要注意什么

　　一般来说，孕妇进行剖宫产手术 6 小时后，待肠脏恢复正常蠕动，才可以进食。产妇应该在排气（俗称放屁）后，先喝一些白开水、果汁或汤类等流质饮品。当产妇没有腹胀或呕吐等情况出现时，便可以吃一些稀饭、挂面和蔬菜。1~2 天后，产妇的肠脏完全正常地蠕动，排便也恢复正常，便可以恢复正常的饮食。

　　剖宫手术后一周内，为避免产妇出现胀气而感到不适，应该少吃产气的食物。蒸水蛋和牛奶比较容易引起胀气，因此产妇要尽量避免在手术后一周内进食这类食物。

　　产妇在剖宫手术后，肠脏需要时间慢慢恢复正常运作，产妇应避免进食油腻的食物。产妇可以进食木瓜、奇异果、香蕉和蔬菜，摄取纤维素来促进肠脏蠕动，还可以预防便秘。

　　当肠脏正常蠕动后，产妇便可进食鱼类、肉类或其他滋补品，多摄取些蛋白质、维生素和矿物质，帮助身体复原。

　　妇女剖宫生产后，除了要小心料理伤口外，还要注意饮食，待身体各机能恢复正常运作后，才可恢复正常的饮食。

产后饮食有哪些禁忌

　　(1)产后忌马上节食。产后马上节食有伤身体。特别是哺乳的产妇更不可节食，产后所增加的体重，主要为水分和脂肪，如哺乳，这些脂肪根本就不够。产妇每天最少要吸收 2800 千卡的热量才能满足需要。

　　(2)产妇忌久喝红糖水。适量喝红糖水对产妇婴儿都有好处。但久喝对子宫复原不利。因为产后 10 天，恶露逐渐减少，子宫收缩也逐渐恢复正常，如果久喝红糖水，红糖的活血作用会使恶露的血量增多，造成产妇继续失血。产后喝红糖水的时间，一般以产后 7~10 天为宜。

　　(3)产后忌喝高脂肪的浓汤。喝高脂肪的浓汤易影响食欲和体形。同时，高脂肪饮食也会增加乳汁中的脂肪含量，使新生儿不能耐受和吸收而引起腹泻。

因此，产妇宜喝些低脂肪、有营养的荤汤和素汤，如鱼汤、蔬菜汤、面汤等，以满足母婴对各种营养素的需要。

（4）产后忌食生冷食物。产妇由于分娩消耗了大量体力，分娩后体内激素水平大大下降，新生儿和胎盘的娩出，都使得产妇代谢降低，体质大多从内热转为虚寒。因此，中医主张产后宜温，过于生冷的食物不宜多吃。

产后三天内应如何进食

一般来说，刚刚分娩后的产妇，需进食清淡易消化又营养丰富的食物，通常以挂面卧鸡蛋或糖水卧鸡蛋、甜藕粉、小米稀饭为宜，产后 3 天内仍应以蔬菜、水果、鸡蛋、稀饭、挂面等为主。忌生冷、辛辣食物。分娩时若有会阴撕裂伤并经过缝合的产妇，在自解大便后，也可以按正常产妇一样饮食。重度会阴撕裂伤缝合的产妇和会阴侧切缝合的产妇，应进食少渣饮食 5~6 次，半流质饮食 3 天。

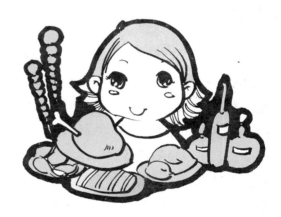

施行剖宫产术后的产妇，术后胃肠功能已恢复者（术后已排气者），应采用术后流质饮食 1 天（忌牛奶、豆浆、大量蔗糖等胀气食品），情况好转后改用半流质饮食 1~2 天，再转为普通饮食。

过 3 天后，可根据自己的消化情况，进软食或普通饮食。当产妇自解大便后，即可吃炖肉汤、鱼汤、鸡汤等食物。

什么样的食谱适合孕妇

"坐月子"是妇女的特殊生理阶段，对饮食要求是富于营养且容易消化，逐渐适应逐步增加，不可突击性增加。

产妇每天需要的热量约为 3000 千卡，其中应包括蛋白质 100~200 克（相

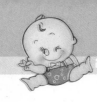

当于人的每千克体重约需 2 克）；钙质 2 克，铁 15 毫克；每日包括主食 500克，肉类或鱼类 150~200 克；鸡蛋 3 个；豆制品 100 克，豆浆或牛奶250~500 克；新鲜蔬菜 500 克；每顿饭后吃水果 1~2 个（苹果、橘子、香蕉、生梨等）。

要注意食物的烹调。可根据各地习惯做到多样化，且色、香、味、形俱全，以提高产妇的食欲；还要注重粗细粮搭配，荤菜素菜搭配。过甜过咸均不宜吃。夏季吃水果洗净去皮即可吃，不需加温。冬季水果应在温水中浸泡20~30 分钟温透，方可食用。

为了保证母乳喂养，应多补充带有汤水的食物，如鸡汤、鱼汤、排骨汤、猪蹄汤、蛋花汤、豆腐汤等。餐间及晚上加点心或半流质食物。

产妇喝肉汤有什么讲究

猪蹄汤、瘦肉汤、鲜鱼汤、鸡汤等汤食，不仅味道鲜美，而且都含有丰富的水溶性营养成分，很利于人体吸收，并且还能起到促进产妇身体早日恢复，提高乳汁分泌的作用，可以说是最佳的营养品了。但产妇喝肉汤应当根据其具体情况和希望达到的目的来合理选择。如果产后乳汁迟迟不下或下得很少者，应及早喝肉汤，以促使下乳，反之应迟些再喝，否则会使乳汁分泌过多，甚至可造成乳汁淤滞。同时喝肉汤要适量，虽然对身体有很多好处，但并不等于多多益善。喝肉汤过浓或过多，都可使血液中脂肪含量增高，从而使乳汁中的脂肪含量增多，这样的乳汁婴儿不易吸收，而且往往会引起新生儿腹泻。所以，产妇喝肉汤应适度、适量、适时，切忌过犹不及。

产后吃什么蔬菜比较好

（1）黄豆芽。黄豆芽中含有大量蛋白质、维生素 C 及纤维素。蛋白质是细胞生长的主要原料，能修复损伤的组织；维生素 C 能增加血管壁的韧性和弹性，预防产后出血；纤维素能通便润肠，防止产后便秘。

（2）莲藕。莲藕中含有大量淀粉、多种维生素及矿物质钙、磷、铁等，营养丰富，清淡爽口，能健脾益胃、润燥养脾、行血化淤、清热生乳。

（3）黄花菜。黄花菜含有较多的蛋白质、矿物质、维生素 A 及甾体化合物，有较高的营养价值，并有消肿、利尿、催乳的作用。

（4）海带。海带含碘和铁最多。碘能防止产妇和婴儿发生甲状腺肿大；铁能防止产妇和婴儿发生贫血。故多吃海带有益于母婴健康。

产后吃水果应注意什么

产妇在产后吃些水果，可补充自身和哺乳所需要的维生素及矿物质，还可以防止便秘。但产妇吃水果要注意以下几点：

（1）产妇吃水果最好是在饭后。因为饭后胃内有刚吃进的食物，就不会因水果凉而伤胃肠。

（2）要注意水果的清洁。要用消毒液洗净或削去果皮再吃，以防细菌侵入引起腹泻。

（3）不要吃太凉的水果。刚从冰箱里拿出来的水果，要在室温下放一会儿再吃。还可以将水果切成小块，用开水烫一下再吃，这样，既消毒又去凉。

产妇补铁宜吃哪些食物

产妇分娩后气血亏损，体质虚弱，面色苍白，有的可出现贫血。因此，分娩后的妇女膳食调理要有侧重，除了吃些鸡肉、猪肉、牛肉、鸡蛋外，在 1~3 个月内要多吃些富含铁的食物，如猪血、猪肝、黑木耳、大枣等。

（1）猪血。猪血中含有人体不可缺少的无机盐，特别是铁含量丰富，每 100 克中含铁 45 毫克，比猪肝几乎高一倍（每 100 克猪肝含铁 25 毫克），比鲤鱼高 20 倍，比牛肉高 22 倍。

（2）猪肝。猪肝富含维生素 A、维生素 C，每 100 克猪肝含维生素 A100 00 单位，含维生素 C20 毫克。此外，还含有蛋白质、脂肪、硫胺素、核黄素及钙、磷、铁等矿物质。

（3）黑木耳。黑木耳含有蛋白质、糖，尤其富含钙、磷、铁，每 100 克生黑木耳含铁 100 毫克，每 100 克干黑木耳含铁 185 毫克，是猪肝含铁量的 7 倍。

(4)红枣。红枣味甘温，具有养血安神、补中益气之功。红枣的营养价值颇高，虽然含铁量不高，但它含有大量的维生素 C 和维生素 A。

产后为什么不宜吃炖老母鸡

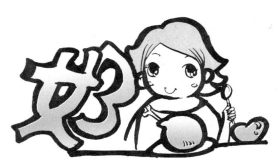

由于老母鸡的卵巢和蛋衣中含有一定量的雌激素，因而血液中雌激素浓度增加，催乳素的功效就因之减弱，进而导致乳汁不足，甚至完全回奶。

雄激素具有对抗雌激素的作用。公鸡睾丸中含有少量的雄激素。因此，产妇产后若吃一只清炖的大公鸡，连同睾丸一起食用，无疑会促进乳汁分泌。但如发现乳头不通，即乳房发胀而无奶时，切勿吃公鸡催乳，否则会引起乳腺炎。

> **健康小贴士**
>
> ### 产妇多吃小米粥好吗
>
> 小米的营养优于精粉和大米。同等重量的小米含铁比大米高 1 倍，维生素 B1 比大米高 1.5~3.5 倍，维生素 B，比大米高 1 倍以上，纤维素含量比大米高 2~7 倍。小米每 100 克含蛋白质 9.7 克，脂肪 3.5 克，碳水化合物 72.8 克，钙 29 毫克，维生素 $B_2$0.12 毫克等。产妇适量吃小米粥，能帮助恢复体力，刺激肠蠕动，增进食欲，同时还对母婴健脑大有好处。要注意的是小米粥不宜太稀，在产后也不能完全以小米为主食，以免缺乏其他营养。

产后吃红糖好吗

产妇分娩后，一般要喝些红糖水，这是必要的，但如果吃红糖过多，则会影响健康。

红糖营养丰富，释放能量快，营养吸收利用率高，具有温补性质。产妇分娩后，由于丧失了一些血液，身体虚弱，需要大量快速补充铁、钙、锰、锌等微量元素和蛋白质。产妇分娩后，元气大伤，体质虚弱，吃些红糖有益气养血、健脾暖胃、驱散风寒、活血化淤的功效。但是，产妇切不可过多地饮用红糖水，因为这样会损坏牙齿。红糖性温，如果产妇在夏季喝了过多红糖水，必定加速排汗，使身体更加虚弱，甚至中暑。

产后贫血怎么办

产妇必须注意预防贫血，一般自然分娩中会失血几百毫升，所以，产妇分娩后应喝些补血剂，多吃些动物肝脏、动物血、蛋黄、绿叶蔬菜、葡萄和苹果等含铁丰富的食物。如果在妊娠前就有贫血，产后就更要注意补养，根据贫血的程度进行合理营养和治疗。如没有贫血，应注意积极预防。

分娩后，由于失血引起了贫血，应找出原因，给予积极治疗。如果产妇轻度贫血，进行食补即可。产妇中度贫血，除补充具有造血功能的优质蛋白质、动物血、动物肝脏外，再配以维生素 C、维生素 B_{12}、维生素 K 等，同时，服用硫酸亚铁或其他补血剂，平时注重加强营养。

健康小贴士

产妇适宜吃麦乳精吗

麦乳精含有高糖、高蛋白，也含有丰富的麦芽糖和少量的麦芽酚。以北京产的可可粉麦乳精、强化麦乳精为例，前者每 100 克含有麦芽糖 90 克，麦芽酚 2 毫克；后者每 500 克含麦芽糖 110 克，麦芽酚 2 毫克。这两种物质都是从麦芽中提取的。麦芽有消食、健胃、舒肝和退奶等医药价值，历来中医都把它用来退奶，故产妇吃麦乳精会使乳汁减少。因此，哺乳期的产妇不宜吃麦乳精。

重度贫血者应住院，在用贫血药物进行治疗的同时，还要输血治疗，预防产后感染，并需要补充铁剂，直至产妇血色素恢复正常。

为什么产妇吃鲫鱼好

产妇吃鱼有益，尤其吃鲫鱼更为有益。鲫鱼富含蛋白质、钙、磷、铁和 B 族维生素、多种氨基酸等。鲫鱼肉味佳，主要是因为其中的 10 余种游离氨基酸在发挥作用，特别是谷氨酸、甘氨酸和组氨酸最为丰富。研究表明，鲫鱼能促进子宫收缩，去除恶露，还有滋补、健胃、利水、利尿、消肿、通乳、清热解毒的作用，是产妇康复和催乳的理想食物，所以产妇宜多吃鲫鱼。

但应注意，鲫鱼忌与绿豆、芋头、牛羊油、猪肝、鸡肉等同食。

产妇为什么忌吸烟、喝酒

烟草中含有尼古丁，还有一氧化碳、二氧化碳、吡啶、氢氰酸、焦油等，它们可随着烟雾被吸收到血液中。有些有害物质可进入乳汁，从而影响婴儿的生长发育。同时，孩子在母亲吸烟时会被动吸烟。此时幼小的孩子的呼吸道还不能承受烟的刺激，在身体受尼古丁毒害的同时，还容易使呼吸道黏膜受到损伤，从而使婴儿反复患呼吸道感染，直接影响孩子的发育。

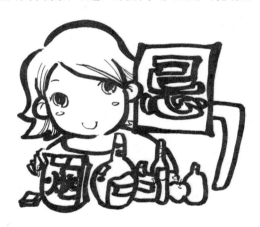

乳母喝酒，会使母亲的泌乳量减少，孩子吃不到充足的乳汁，并且还会在吃进含有酒精的乳汁后，发生酒精中毒。

"坐月子"为什么要少吃油炸食物

产妇体质虚弱，应多吃营养丰富且易消化的食物，以利早日恢复身体健康。但在我国，一些地区有一种习惯，让产妇大量吃油条，这是很不科学的。油炸食物较难消化，产妇的消化能力很弱，并且油炸食物的营养在油炸过程中已经损失很多，比其他食物要差，所以产妇要少吃油炸食物。

产妇为什么忌过量滋补

妇女在分娩后，适当进行营养滋补，既有利于身体的恢复，又可以有充足的奶水哺育婴儿。但是，如果滋补过量却是有害的。

（1）滋补过量容易导致过胖。产后妇女过胖会使体内糖和脂肪代谢失调，

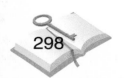

引起各种疾病。

（2）产妇营养太丰富，必然会使奶水中的脂肪含量增多，如果婴儿胃肠能够吸收，也易造成婴儿肥胖，对其身体健康和智力发育都不利，并易患扁平足一类的疾病；若婴儿消化能力较差，不能充分吸收，就会出现腹泻，而长期慢性腹泻还会造成营养不良。

产后为什么要注意饮食营养

产妇经过怀孕和分娩，体力消耗大，产后需要足够的营养来恢复身体健康；现今提倡母乳喂养，给婴儿喂奶更增加了对各种营养物质的需求，这些营养物质都要从饮食中摄取。具体说明如下：

（1）热量：哺乳产妇需要的热量每日约 12552 千焦，与正常妇女需 9204.8 千焦，妊娠后期孕妇需要 10460 千焦相比，热量需要增加较多。

（2）蛋白质：每日需要 95 克，较正常妇女多 20~30 克，较孕妇多 10 克，产妇每日分泌乳汁约为 1000 ~ 1500 毫升，每 100 毫升人乳中含蛋白质约 2 克，所以膳食中要供应充足的蛋白质，特别是动物蛋白，鸡蛋、瘦肉、鸡、鱼、乳制品动物蛋白多，豆制品、花生、核桃植物蛋白丰富，互相搭配得当，才能满足人体对多种氨基酸的要求。

（3）脂肪：妊娠期体内存贮脂肪约 4 千克供哺乳用。产褥期活动少，不必更多补充脂肪。

（4）碳水化合物：主要为谷类，是热能的主要来源，每日主食 500 克左右能满足需要。

（5）矿物质及维生素是不可缺少的营养成分。每日需要钙 2000 毫克，铁 18 毫克，维生素 A8900 国

健康小贴士

产后吃鲤鱼好

据中药方书记载，鲤鱼性平味甘，有利于消肿，利小便解毒的功效，能治疗水肿胀满、肝硬化腹水、妇女血崩、产后无乳等病。如治妇女产后血崩不止，用活鲤鱼一尾，重约 500 克，黄酒煮熟吃下，或将鱼剖开，除内脏，焙干研末，每早晚用黄酒送下。这些都是中医临床经验的结果，产后用之确有效验，可见鲤鱼确实有帮助子宫收缩的功效。

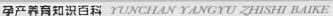
际单位，维生素 D400 国际单位，除维生素 A 需要量增加较少外，其余各种维生素需要量均较非孕时增加 1 倍以上。

产后为什么多吃芝麻好

芝麻营养极其丰富，每 100 克芝麻中含蛋白质 21.9 克、脂肪 61.7 克、钙高达 564 毫克、磷 368 毫克，铁的含量更是惊人，竟达到 50 毫克之多，为各类粮油食物之冠。另含油酸、亚油酸、花生酸等，还含有芝麻素、芝麻酚、维生素 E、多缩戊糖，卵磷脂等。此外，还含有脂溶性维生素 A、D、E 等。中医认为，芝麻有填精、益髓、补血、补肝、益肾、润肠、通乳、养发的功能。这对产妇增强补中健身、和血脉及破积血等有良好作用。产妇多吃芝麻，对哺乳的婴儿健脑也非常有益。

产后为什么不宜节食

女性生育后，体重会增加不少，跟怀孕前大不相同。因此，很多女性为了恢复生育前的苗条体型，分娩后便立即节食。这样做不但对本身健康不利，对乳儿也无益处。

女性为了恢复生育前的苗条体型，可以在生育后，过了哺乳期，开始适量节食。每天摄取 6300 千焦（1500 千卡）的热量，再加上运动，就可恢复健美的身材了。为了节食，在饮食上还可以多吃一些蔬菜，也有利于减肥。产后不要多喝高脂肪的浓汤，因为浓汤会影响食欲，还会使身体发胖，影响体形。

产妇如何注意饮食卫生

饮食要讲卫生，对产妇来说非常重要。如果不讲饮食卫生，就会病从口入，轻者可引起腹泻，重者可发生食物中毒，甚至危及生命。为此，饮食要确保安全，防止病从口入，要注意以下几点：

（1）首先要选购新鲜无公害食物，霉腐变质、污染等食物一律不能食用。

（2）在食物的加工烹调过程中，一定要做到生熟分开，如菜刀、菜板、容器，防止交叉使用污染。

（3）在夏秋季节食物中毒的高发期，为产妇做的饭菜尽量适量，最好一次吃完，尽可能不吃剩饭剩菜。对吃不完的食物尽量低温保存，吃前一定要回锅加热。

"月子"饮食有哪些注意事项

"月子"里产妇需要大量营养，以补充在孕期和分娩时消耗的能量。但在产后一两天最好吃些清淡且易消化的食物，以后逐渐增加含有丰富蛋白质、糖类及适量脂肪的食物。

饮食要多样化，要注意粗细、荤素搭配。菜肴以汤菜为主，每餐都要有一个汤（鸡汤、鱼汤、菜汤、稀饭等）。饭菜既不过甜，也不过咸。夏天水果洗净去皮即可食用，不需要加温。刚从冰箱中取出的水果，应放在室内过一会儿再吃。北方冬季寒冷，可将水果放入温水中浸泡半小时再吃。

"月子"里忌口，在民间甚为流行。特别是产妇的婆母或奶奶，往往是不让吃这、不让吃那。有的地方至今流传着"月子"里除了吃小米粥和鸡蛋以外，其他什么都忌。这种忌口的习俗是不科学的。这是因为"坐月子"期间需要大量的营养。一是用来补充怀孕和分娩时身体的大量消耗；二是要产生大量的乳汁来哺喂宝宝。若忌口太多，饮食过于单调，就满足不了以上两种需要。所以说月子里五谷杂粮、鸡鱼肉蛋、新鲜蔬菜和各种水果都可以吃，并且要比平常多吃一些，才能保证产妇自身和婴儿的需要。

是不是"月子"里的产妇什么都能吃，不需要任何忌口了呢？不是的。"月子"里应当忌食什么，怎样忌口呢？

（1）忌食辛辣食物：韭菜、蒜薹、辣椒、胡椒、茴香、酒等食物性味辛辣、温燥，过食可使产妇内热上炎、口舌生疮、大便秘结或痔疮发作，婴儿吃奶后会引起口腔炎、流口水等毛病。所以，以上辛辣之品作为调料是可以的，但不能多吃。

（2）忌吃冷饭：有的产妇喜欢吃冷饭，这是不科学的。因为冷饭易损伤脾胃，影响消化功能，造成腹泻。中医认为"热行寒滞"，生冷之物易致淤血滞留，而引起产后腹痛，恶露不行等疾病。

（3）忌食麦乳精：有的家庭认为麦乳精是补品，给产妇大量饮用，结果越喝，越没有奶哺喂婴儿，这是为什么呢？因为麦乳精的主要原料麦芽糖和麦芽酚都是从麦芽中提取的，而麦芽是中医退奶的主要药物，所以"坐月子"期间不能饮用麦乳精。

（4）忌饮茶：产妇在喂奶期间忌饮茶，这是因为茶内的咖啡因可通过乳汁进到婴儿腹中，引起婴儿肠痉挛。常饮茶的产妇哺育的宝宝经常无缘无故地啼哭，就是这个道理。

除了营养补充和忌口外，从健康角度还应考虑：

（1）防止雀斑：多食用维生素 C 类水果，如柠檬、葡萄、柚子、猕猴桃等。

（2）防止脱发：除了多吃牛奶、鸡蛋、豆制品外，还应多吃核桃、花生及海藻类食品。

（3）防止皮肤粗糙：多补充水分和食富含维生素 A 的食物，如鳝鱼、鸡蛋黄、奶油、动物肝脏、绿叶蔬菜等。

产妇吃鸡蛋是不是越多越好

有的产妇为了增加营养，就多吃鸡蛋，一天吃十几个甚至几十个鸡蛋，认为这样可以使产后的虚弱身体尽快恢复。

鸡蛋含有蛋白质、脂肪、卵磷脂和钙、磷、铁及维生素 A、维生素 B、维生素 D 等，确实是营养素比较全的很好的营养品。但是，也不是吃得越多越好。尽管鸡蛋所含营养素比其他营养品较全，但也并不包含所有营养素，比如维生素 C 和纤维素就不如其他食品，甚至很贫乏。这样，鸡蛋吃多了，就会影响某些营养素的摄入。再有，吃过多鸡蛋，也不易消化，营养素也吸收不了。医学专家做过临床试验：一个产妇每天吃 40 个鸡蛋与每天吃 3 个鸡蛋，身体所吸收的营养是一样的。多吃了，身体不能消化吸收，还会增加肠胃负担，时间长了还容易引起胃病。因此，产妇每天只要吃 3 个鸡蛋就可以了，营养足够，又能吸收，再吃些其他的食物，营养就更完整了。

"月子"期间能不能吃味精

德国科学家最近指出，味精对婴儿的生长发育能产生不良的影响，使婴儿明显缺锌。孕妇适量食用味精有益无害，但过多食用则有害。这是因为味精的主要成分为谷氨酸钠，婴幼儿特别是 12 周以内的婴儿，是以母乳为主食，如果母乳中含有过量的味精，就会使过量的谷氨酸钠通过乳汁进入婴儿体内。谷氨酸钠能同婴幼儿血中的锌发生特异性结合，生成不能被人体吸收的谷氨酸锌，随尿液排出体外，导致婴儿缺锌，进而造成婴幼儿智力减退、厌食、生长发育迟缓及性晚熟等不良后果。因此，分娩 3 个月的母亲及婴幼儿，所食用的菜肴内不宜有过量的味精。

> **健康小贴士**
> ### 产妇能不能吃海带
> 海带中含碘和铁较多。碘是制造甲状腺素的主要原料；铁是制造血细胞的主要原料。产妇多吃海带，能增加乳汁中的碘、铁含量。新生儿吃了这种乳汁，有利于身体的生长发育，防止因此引起的呆小症，以及预防婴儿贫血。

产妇吃莲藕好吗

莲藕中含有大量的淀粉、维生素和矿物质，营养丰富、清淡爽口，能够健脾益胃、润燥养阴、行血化淤、清热生乳，是祛淤生新的佳蔬良药。产妇多吃莲藕，能及早清除腹内积存的淤血，增进食欲，帮助消化，促使乳汁分泌，有助于对新生儿的喂养。

产妇能吃莴笋吗

莴笋是春季主要蔬菜之一，其中含有多种营养成分，尤其含矿物质钙、磷、铁较多，能助长骨骼、坚固牙齿。中医认为，莴笋有清热、利尿、活血、通乳的作用，尤其适合产后少尿及无乳的产妇食用。

产妇宜吃什么水果

有些人认为，水果是生冷的食物，产妇怕着凉，吃生冷的水果对身体没有好处。实践证明：产妇适当吃些水果，不但能增加营养，帮助消化，补充维生素和矿物质，而且水果还有一些特殊的医疗作用，对产妇的身体康复很有作用。那么，产妇应吃哪些水果呢？

(1)香蕉：香蕉中含有大量的纤维素和铁质，有通便补血的作用。产妇多爱卧床休息，胃肠蠕动较差，常常发生便秘。再加上产后失血较多，需要补血，而铁质是造血的主要原料之一。所以产妇多吃些香蕉能防止产后便秘和产后贫血。产妇摄入的铁质多了，乳汁中铁质也多，对预防婴儿贫血也有一定帮助作用。

(2)橘子：橘子中含维生素 C 和钙质较多，维生素 C 能增强血管壁的弹性和韧性，防止出血。产妇生孩子后子宫内膜有较大的创面，出血较多。如果吃些橘子，便可防止产后继续出血。钙是构成婴儿骨骼、牙齿的重要成分。产妇适当吃些橘子，能够通过产妇的乳汁把钙质提供给婴儿，这样不仅能促进婴儿牙齿、骨骼的生长，还能防止婴儿发生维生素 D 缺乏病（佝偻病）。另外，橘核、橘络（橘子瓣上的白丝）有通乳作用，产妇乳腺管不通畅时，除可引起乳汁减少外，还可发生急性乳腺炎，影响对婴儿的喂养。吃橘子能够避免以上现象的发生。

(3)山楂：山楂中含有丰富的维生素和矿物质，对产妇有一定的营养价值。山楂中还含有大量的山楂酸、枸橼酸，能够生津止渴、散淤活血。产妇生孩子后过度劳累，往往食欲不振、口干舌燥、饭量减少，如果适当吃些山楂，能够增进食欲、帮助消化、加大饭量，有利于身体康复和哺喂婴儿。另外，山楂有散淤活血作用，能排出子宫内的淤血，减轻腹痛。

(4)红枣：红枣中含维生素 C 最多，还含有大量的葡萄糖和蛋白质。中医认为，红枣是水果中最好的补药，具有补脾养胃、益气生津、调整血脉、和解百毒的作用，尤其适合产后脾胃虚弱、气血不足的人食用。其味道香甜，吃法多种多样，既可口嚼生吃，也可熬粥蒸饭熟吃。

（5）桂圆：桂圆又叫龙眼，是营养极其丰富的一种水果。中医认为，桂圆味甘、性平、无毒，入脾经、心经，为补血益脾之佳果。产后体质虚弱的人，适当吃些新鲜的桂圆或干燥的龙眼肉，既能补脾胃之气，又能补心血不足。

产妇喝汤有什么讲究

妇女分娩以后，家里人都免不了要给产妇做些美味可口的菜肴，特别是要炖一些营养丰富的汤。这不但可以给产妇增加营养，促进产后的康复，同时可以催乳，使孩子得到足够的母乳。但是很多人不知道喝汤也有一些讲究。

有的人在孩子呱呱坠地后就给产妇喝大量的汤，过早催乳使乳汁分泌增多。这时婴儿刚刚出世，胃的容量小，活动量少，吸吮母乳的能力较差，吃的乳汁较少，如有过多的乳汁淤滞，会导致乳房胀痛。此时产妇乳头比较娇嫩，很容易发生破损，一旦被细菌感染，就会引起急性乳腺炎，乳房出现红、肿、热、痛，甚至化脓，增加了产妇的痛苦，还影响正常哺乳。因此，产妇喝汤，一般应在分娩1周后逐渐增加，以适应孩子进食量。

有人给产妇做汤，认为越浓、脂肪越多营养就越丰富，以致常做含有大量脂肪的猪蹄汤、肥鸡汤、排骨汤等，实际上这样做很不科学。因为产妇吃过多的高脂肪食物，会增加乳汁的脂肪含量，婴儿对这种高脂肪乳汁不能很好吸收，容易引起腹泻，损害婴儿身体健康。

同时，产妇吃过多高脂肪食物，会使身体发胖，失去体形美。所以，应多喝一些含蛋白质、维生素、钙、磷、铁、锌等较丰富的汤，如精肉汤、鲜鱼汤、蔬菜汤和水果汁等，以满足母体和婴儿的营养需要，同时，还可防治产后便秘。

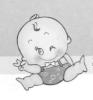
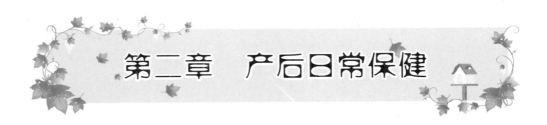

第二章　产后日常保健

什么是产褥期

胎儿出生后，胎盘自母体排出，从这时开始，产妇进入了产后恢复阶段。这个阶段产妇在生理变化上是一个很大的转折时期。因为在妊娠期间，母体的生殖器官和全身所发生的一系列变化，都要在产后约6~8周内，逐步调整以至完全恢复，医学上就把这段时间叫做产褥期。

当产妇一旦把胎儿和胎盘娩出后，虽立刻就感到十分轻松，但却非常疲倦。有的人就想休息，希望好好地睡上一觉，也有的人感到饥饿，想饱餐一顿，这些都属于正常现象。产妇产后的体温多半正常，遇有产程延长或过度疲劳时，体温可能略有升高，一般不超过38℃，次日多能自行恢复，不需特殊处理。产后由于胎盘循环的停止，子宫缩小，再加上卧床休息，活动少，以及分娩后的情绪放松等原因，脉搏往往比较缓慢，但很规律，每分钟大约60~70次，于产后1周左右逐渐恢复正常。妊娠期间的生理性贫血，在

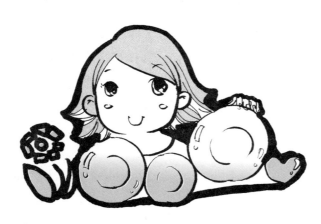

产后 2~6 周渐渐自然恢复。产褥早期白细胞增多，产后 1 周左右可下降至正常。大多数人的血沉，可在 6~8 周恢复正常。腹壁松弛恢复的快慢程度，和产后是否运动或锻炼有关，产后很早就开始在床上做产褥体操，并继续进行锻炼的人，腹肌张力恢复得就快。腹壁正中线的色素可逐渐消退，腹壁上的妊娠纹也由红色变成白色的陈旧妊娠纹。

产后住院需要多长时间

如果是顺产，婴儿和产妇都没有什么异常情况，一般住院 24 小时就可以出院。如果产妇施行会阴切开分娩，一般要等 4~5 天，等会阴切口拆线，切口愈合良好后出院。做剖宫产的产妇住院的时间要更长一些，约 8 天左右。若产妇有妊娠或分娩并发症，需要视病情决定住院时间。

正常产褥期有哪些变化

产褥期变化最大的是生殖系统。分娩前子宫约重 1 千克，分娩后子宫收缩，肌细胞缩小，子宫底高度从平脐起每天下降 1~2 厘米，产后 10 天进入骨盆，从腹部已摸不到子宫，子宫口关闭。到产后 6 周，子宫恢复到孕前大小，重 50~60 克。产后几天内，外阴阴道充血和水肿逐渐消退，骨盆底肌肉、筋膜逐渐恢复张力；分娩时的子宫内膜随血性分泌物排出，此时再生长一层新的内膜，胎盘剥离面要 6~8 周才能修复。

产后 6 周就可以恢复月经，哺乳母亲恢复排卵和行经都要延迟。乳房受神经和内分泌作用开始泌乳。

妊娠期增加的血量通过褥汗和尿液排出。产后血小板和促血凝物质增加，使血液红细胞易于凝聚，加上卧床时血流缓慢，有形成静脉血栓的危险，产后膀胱张力低，易发生尿潴留，扩张的肾盂、输尿管要在产后 4~6 周才恢复，容易发生泌尿系统感染。胃、大肠、小肠活动少，肠蠕动减慢易发生便秘。腹壁松弛，进食过多时脂肪常在下腹部堆积。产褥期会阴伤口及子宫内创面混有血性分泌物易于感染，所以要特别注意产褥期卫生，早起床活动，促进血液循环以加快器官的复原。

产后需要注意哪些问题

整个怀孕过程产妇身体的生理变化很大，分娩后如何使自己的身体尽快复原，是每个产妇都十分关心的事。

(1)注意劳逸适当：分娩时由于用力，产妇体力消耗极大，产后一般疲惫想睡。因此，产后最初 24 小时内，产妇应卧床休息。然后，可以起床在室内稍微活动，这样可促进恶露的排出，有利于子宫的尽快复原，也有利于产后大小便通畅。整个产褥期都应保证产妇充足的睡眠和休息，不可从事重体力劳动，也不要因害怕会阴部疼痛，整日躺在床上，这样对身体复原很不利。

(2)注意排尿：产后不久，一般尿量较多。应尽早自解小便，以免膀胱膨胀，妨碍子宫的复原。产后 6~8 小时仍未解小便，可鼓励和帮助产妇下床排尿，也可在下腹部放一个热水袋，或用温开水缓慢冲洗外阴，以刺激和诱导排尿。

(3)防止便秘：分娩时大多进行过灌肠，大便已排空，故产后两天内可无大便。由于产后的卧床休息，肠蠕动减弱，加上会阴部疼痛不愿解大便，常常容易形成便秘。家人可鼓励和帮助产妇排便。有痔疮的产妇更应防止便秘。

(4)注意会阴部卫生：产后，特别是产褥期，会阴部分泌物较多，应特别注意卫生。每天可用温开水或 1∶5000 的高锰酸钾溶液冲洗外阴部 1～3 次，并保持会阴部清洁和干燥，勤换会阴垫。

(5)注意饮食的营养：这是产妇身体复原的重要条件。

产后要做哪些检查

经过产褥期的休息和调养，产妇一般都能自我感觉良好。然而身体内部各器官究竟恢复得怎样，需要去医院做一次产后检查来了解。不要轻视产后检查。同时，婴儿也应该进行一次检查，看看宝宝的生长发育和营养状况是否良好。产妇产后检查一般是在产后 42~56 天之间进行。

产后检查的项目如下：

(1)体重：如果产褥期体重过度增加，就应该坚持体操锻炼，应该多吃有丰富蛋白质和维生素的食物，减少糖类（包括主食）的摄入量。

（2）血压：无论妊娠期的血压正常与否，产后检查都应测量血压。如血压尚未恢复到正常水平，则应进一步随诊和治疗。

（3）尿、血：患妊娠高血压综合征的产妇，要注意其恢复的情况，并做尿常规检查。对妊娠合并贫血及产后出血的产妇，要复查血常规，如贫血，应及时治疗。患有心脏病、肝炎、泌尿系统感染或其他合并症的产妇，则应到内科或有关科室进一步检查和治疗。

（4）盆腔器官检查：①检查会阴及产道的裂伤愈合情况、骨盆底肌肉组织张力恢复情况，以及阴道壁有无膨出。②检查阴道分泌物的量和颜色。如果是血性分泌物，颜色暗且量多，则表明子宫复原不良或子宫内膜有炎症。③检查子宫颈有无糜烂，如有可于3～4月后再复查及治疗。④检查子宫大小是否正常和有无脱垂。如子宫位置靠后，则应采取侧卧睡眠，并且要每天以膝胸卧位来纠正。⑤检查子宫的附件及周围组织有无炎症及疱块。⑥施行剖宫产术者，应注意检查腹部伤口愈合情况，以及子宫与腹部伤口有无粘连。⑦产妇应请医生帮助确定采取适宜的有效避孕措施，不要抱有侥幸心理，人工流产手术对正在恢复身体的产妇来说十分有害。

为了婴儿的正常生长和体格健壮，在满月后，也要给婴儿进行保健检查，检查项目包括测量身长和体重在内的全身体格检查、脐部的愈合情况、婴儿的营养状况及智力发育等方面。根据是母乳喂养、人工喂养还是混合喂养的具体情况，应请医生确定是否需要补充维生素或其他营养成分。

产褥期居室生活环境应怎样

产妇居室要冬暖夏凉，空气新鲜，清洁、舒适、安静，这样对母婴健康有很大好处。民间有些产妇家延续着旧的习俗——"捂月子"，不管天气多么炎热也要门窗紧闭，穿戴严严实实，这些对产妇健康十分不利。紧闭门窗空气不流通，室内二氧化碳积聚，氧气相对减少，会使产妇和婴儿缺氧。夏天当气温达34℃以上时，若在空气不流通的高温环境中"坐月子"，产妇极易中暑，重者危及生命。另外，门窗紧闭空气不流通，室内细菌易生长繁殖，

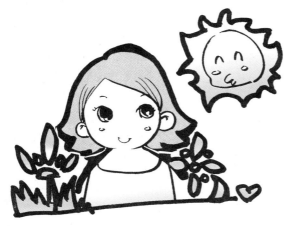

使本来虚弱的产妇容易感染其他疾病。

科学安排产妇的产褥期环境应该是：居室清洁、舒适，空气新鲜、流通，室内温度保持 20~24℃为宜。室内应早、晚各通风换气 1 次，温度变动不要超过 2℃ ~3℃，要注意避免产妇被风直吹，以免着凉感冒或关节疼痛。冬季也应定时开门窗交换新鲜空气，通风时应给产妇和婴儿盖好，有条件的产妇可抱婴儿到另一房间休息，待通风换气后再回到自己房间。要避免室内过于干燥，保持相对湿度（60%~65%）。只有这样温馨舒适的休养环境，才能使产妇精神愉快，母婴健康。

产后怎样护理乳房

母乳喂养是为婴儿的健康发育和成长提供理想食物的最佳方法，并有助于加强母子间的感情联系，因此产后乳房的护理变得尤其重要。为了保持乳房的清洁，预防乳腺炎的发生，分娩后可用肥皂及清水清洗乳房和乳头，每次哺乳前洗手，并用温开水擦洗乳头。如果乳头已皲裂，每次哺乳后，可用10%的鱼肝油制剂或10%的复方安息香酸酊涂敷乳头，以促进皲裂的愈合。皲裂严重时应停止哺乳，可按时将奶挤出或用吸奶器吸出，煮沸后再哺喂婴儿。

乳房出现肿胀和疼痛时，在产后一周内乳腺畅通后多能消退。哺乳时母婴应取最舒适的位置，将乳头置于婴儿舌头上方，一手扶托乳房并稍加挤压，以促进乳汁外流。每次哺乳必须将两侧乳房的乳汁全部吸尽，乳汁过多不能吸尽者，应将剩余的乳汁全部挤出。

乳汁不足者应注意保持精神愉快，保证足够的睡眠和充分的营养，并应定时哺乳，同时还可用中药进行催乳。因故不能哺乳者应尽早退奶。

产妇如何选购乳罩

（1）乳罩大小要合适。可根据最大胸围和胸底围之差确定乳度高，选择号码。乳罩应既能托住乳房，又不会把乳房压扁，也不会使两个乳房向中间紧靠。乳房兜要合适，不挤也不空，完全容纳。

（2）要选择质地最好的柔软的棉织物或真丝织品，吸水性好，既可吸汗又可吸奶，对皮肤没刺激。不要选用化纤类乳罩，主要是化纤乳罩透气性差，吸水性也差，化学纤维进入乳头可能阻塞乳腺导管，若被婴儿吸入体内，危害更大。化纤制品还易产生静电，会导致母婴不适。

（3）束胸带以选宽的为宜，以免太紧勒不舒服，并且肩头要能够调节，以适应呼吸和运动的需要。样式要穿脱方便。

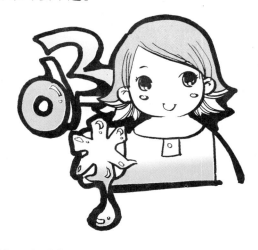

乳汁不足怎么办

乳汁的多少与其产生和排出有关。乳汁的产生是通过泌乳反射完成的。脑底部的脑下垂体前叶分泌一种泌乳素，可使乳房的腺体细胞分泌乳汁。婴儿的吸吮可刺激乳头的神经末梢，这种刺激传到脑下垂体的前叶，后者产生泌乳素，经血液输送到乳房，使乳腺细胞分泌乳汁。吸吮的次数越多，乳房排空得越好，分泌的乳汁就越多。相反，如果不吸吮乳头，乳房就会停止泌乳。所以说，乳房是一个勤奋的供需器官，需要得越多，供给得就越多。

为了产后有充足的乳汁，应注意做到如下几点：

（1）要有自信心，保持精神愉快，心情放松，不急躁。

（2）在产后及早开奶，按科学的方法喂奶，喂奶姿势要正确。

（3）喂奶期间应保证足够的营养和合理的膳食，不挑食，不偏食，多喝汤水等。尽快与孩子的生活规律同步，孩子睡妈妈也睡，孩子醒了就做好喂奶的准备，尽量保证休息好。

（4）喂奶过程中母亲难免受到环境、情绪等因素的影响，有时会导致奶量减少。但通常情况下这只是暂时性的，只要坚持哺乳，让孩子勤吸吮，奶水很快就会多起来。

（5）可用下述方法催乳：①针刺膻中、合谷、外关、少泽等穴位，用强刺激手法。气血虚弱者针刺足三里，用弱刺激手法，或用耳针取乳腺、胸、内分泌、皮质下等穴位，每天 1 次。

②服用中药催乳，肝郁气滞型选用下乳涌泉散（当归、川芎、花粉、白芍、生地、柴胡、青皮、漏芦、桔梗、木通、门芷、山甲，甘草、王不留行）加减，气血虚弱者选用通乳丹（人参、黄芪、当归、麦冬、木通、桔梗）加减。此外还可用成药催乳。

产后为什么会脱发

有的妇女生完孩子后，每天会掉很多头发，据统计，产后 2~6 个月内，35%~45%的妇女出现产后脱发，医学界也叫"分娩性脱发"。出现这种脱发的原因还不是很清楚，可能与以下几方面有关：

（1）与雌激素的水平有关：雌激素有刺激毛发生长的作用，雌激素高时头发更新慢，低时更新快。妊娠期雌激素水平高，产后雌激素恢复正常，出现产后脱发。

（2）与精神因素有关：产妇家庭琐事增多，往往身心比较疲劳，有时难免情绪低落，精神神经功能紊乱，头皮血管神经供血减少，毛发营养不良。

（3）与产后头部卫生欠佳有关：许多产妇"坐月

健康小贴士

产妇不宜睡席梦思床

肛查是产程观察中的重要手段之一。它可以了解子宫颈口开大情况，子宫颈成熟与否，胎膜是否存在，胎位、胎儿先露部高低、胎头与骨盆是否相称，胎头有无过分受挤压等。随着产程的进展，要定时做肛查，如阴道出血较多，怀疑有前置胎盘者，应禁止肛查，以免造成更多的出血。

子"期间不洗头，结果在头皮上积聚一层油脂、灰尘，而产后出汗又较多，这样汗与灰尘积聚在一起，容易引起毛囊炎或头皮感染，使头发自然脱落。

（4）产后的挑食、偏食，也使毛发营养不良，头发容易折断、脱落。产后的脱发大多是生理现象，在产后 6~9 个月会自行恢复，不需要特殊治疗。如果脱发严重，可在医生的指导下，服用维生素 B_1、谷维素等。

产妇"月子"里能不能洗澡

我国旧习惯生孩子不懂得消毒，导致发生产褥热的很多，而产褥热主要是产前及产时不卫生、不消毒及产后身上不干净，细菌进入子宫引起的感染所致。

产后汗腺很活跃，容易大量出汗，乳房胀还要淌奶水，下身又有恶露，全身发黏，几种气味混在一起，就应比平时更讲究卫生。按科学规律，产后完全可以照常洗澡、洗脚。及时地洗澡可使全身血液循环增加，加快新陈代谢，保持汗腺孔通畅，有利于体内代谢产物通过汗液排出。还可调节植物神经，恢复体力，解除肌肉和神经疲劳。一般产后一周可以擦浴，一个月后可淋浴。不宜在澡盆内洗盆浴，以免洗澡用过的脏水灌入生殖道而引起感染。洗澡时室温要保持在 34℃~36℃，水温在 45℃左右。浴后要迅速擦干，衣服要穿好，防止受凉。

产妇"月子"里能不能刷牙

产后"月子"里也可以照常刷牙，以保护牙齿的健康。有人认为"月子"里不能刷牙，这是不对的。产后口腔仍是人体的一个门户，咽喉、牙齿等部位都有细菌停留，说话、呼吸都会带出细菌，产后又需要充足的营养，进餐的次数也会增加，如果不刷牙，进食后的食物残渣存留在牙齿的表面和牙缝中，腐蚀破坏牙齿表面的牙釉质，口腔内细菌乘机繁殖，引起龋齿、牙周炎和牙髓炎。因此，产后应该每天早晚各刷 1 次牙，每次饭后应漱口。

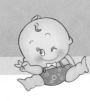

产妇"月子"里能不能梳头

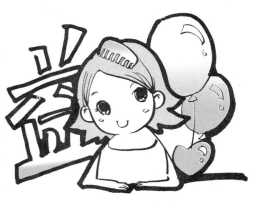

很多产妇在产后一段时间内不梳头，怕出现头痛、脱发等。梳头不仅是美容的需要，而且通过木梳刺激头皮，还可促进局部皮肤血液循环，以满足头发生长所需的营养物质，防止脱发、早白、发丝断裂、分叉等。产后梳头有益无害。

产后多长时间可以劳动和工作

产妇分娩时，胎儿通过产道使骨盆底部的肌肉筋膜被牵拉而极度伸张，并向两侧分离，甚至发生断裂，这样就使整个盆底和外阴部与妊娠前相比，不但松弛，而且张力也较差。这些变化都要在产褥期间逐渐恢复。

一般在产后 6 周左右，盆底组织基本恢复正常，没有完全恢复的于 6 周后也会再进一步改善，而且那时全身各器官及各个系统在妊娠期间的变化，也都基本恢复正常，所以一般在产后 8 周就可以恢复正常工作。在接受难产或剖宫产手术的产妇，时间应当适当延长，于产后 10 周左右可以恢复正常劳动，从事重体力劳动者应再适当延长。以上是按产后身体恢复情况而言，目前我国为照顾优生、优育及独生子女，产后给予休假 3 个月或更长的时间。

产妇"月子"里能看电视吗

产妇看电视时，应注意以下几个问题：

（1）要和电视机保持一定距离：看电视时眼睛和电视屏幕的距离应该是电视机屏幕对角线的 5 倍。

（2）适当控制看电视的时间：观看电视时间不可过长，一般最好不超过 1 小时，否则，眼睛容易疲劳，看电视过程中，可以适当闭上眼睛休息一会或站起来走动一下，以消除眼睛的疲劳。

（3）电视机放的高度要合适。

产后怎样美容美发

产后的妇女原则上是不宜多洗头的，然而要经过多长时间才能恢复洗头呢？专家们指出，产后两个星期就可以与平时一样洗头了。除此以外，发觉头发污秽时，可用干洗方法补救，就是先把适合自己的洗发水，均匀地擦在头肌上，然后，将几块纱布插进头发中，充分梳刷头发及头肌，如此换过两三次纱布，便相当清洁了。正式洗头的时候，碱与酸性的洗头剂，对于产后的妇女是极不适宜的，还是使用油质的洗发精比较好一点。烫发及染发要到产后一个月以后才可以。在产期，可以使用橄榄油或绵羊油，每星期按摩指甲一次至二次，为指甲补充营养。指甲应修短些。

在化妆方面，粉底及油脂等化妆品会堵塞毛孔，影响皮肤呼吸，因此能免则免。但是，皮肤保养却不能忽略，优良品质的营养霜应该天天使用。

产后妇女的身段多少总会变样，如小腹松垂，腰围粗大。为避免这种情形，可以采用肚兜或腹带，为期大约 4 个月，但要注意切勿过分紧腹，以免影响健康。

此外，产后妇女最担心的要算胸部了，因为在产后还需要哺乳，胸部特别容易下垂，故产后的妇女要配上合适的胸罩。妇女产后由于皮肤容易干燥，故浴后宜擦点乳液，润泽皮肤。手、足及口唇也特别容易干燥，最好选用含有维生素 A 及 D 的油膏。

产后皮肤能够恢复正常吗

在怀孕中期肚子变大后，孕妇会发现腹部有龟裂般的线条，呈红紫色，有的呈锯齿状，那就是妊娠纹。妊娠纹是怀孕后随着胎儿的发育，子宫变大，腹部亦急速增大，使皮肤扩展，而皮下组织跟不上这种扩展，从而形成龟裂所致，70%左右的孕妇都会出现妊娠纹。皮肤容易淤血的人，其皮下组织比较脆弱，也容易产生妊娠纹。最容易出现妊娠纹的是腹部，除此之外乳房、大腿、腿肚、臀部等也可能出现。其实不单是孕妇，肥胖的人或消瘦的人突然肥胖时，都可能出现这种斑纹。所以说，怀孕前消瘦，怀孕后突然肥胖的人最容易出现妊娠纹。避免过胖对于预防妊娠纹的发生多少有点帮助，使用束腹带或采用按摩法也有预防效果。不过分娩后妊娠纹的颜色会变淡，不那么明显，大部分人都会觉得妊娠纹处有瘙痒感，如果痒得忍不住想去抓，最好能从医生处取些止痒药物。

遗憾的是，目前尚没有完全预防和治疗妊娠纹的方法。市面上预防妊娠纹的乳霜都说从早期开始按摩肚子就能避免妊娠纹的发生，但也不是一定有效。预防妊娠纹最重要的是不可过度肥胖，所以这个时期最好能确实做好体重管理。如果形成妊娠纹，分娩后不久，红紫色的线条就会变白，变得不明显，但是妊娠纹不会完全消失。

另外，随着肚子变大，有些人肚子正中央会出现一条黑线，被称为妊娠中线。肚子正中央本来就有条淡淡的线，怀孕后黑色素增加，使该线条日渐明显。乳头变黑，雀斑或褐斑增加，都是相同的原因。好在分娩后黑色素会减少，黑线大多会消失不见，不必担心。

产后"月子"里能出屋吗

正常生产的产妇为了促使身体早日复原，在产后 6 ~ 12 小时可以下床稍微活动。会阴侧切产妇可晚一些下床活动。剖宫产无合并症者第 3~4 天可以下床活动。1 周以后如果天气晴朗可到户外活动。在户外呼吸新鲜空气，晒晒太阳，会使精神愉快，心情舒畅。天气不好，就不要出去了。应该注意的是不要着凉或过度疲劳，要量力而行，开始每天出屋 1 ~ 2 次，每次不超过半小时，上午 10 点，下午 3 ~ 4 点出屋最好。

产妇什么情况下可运用腹带

下列产妇可以运用腹带，但相应的症状消失后，就不应该再使用了。

（1）腹部非常松弛，成为悬垂状，特别是站立时腹壁下垂比较严重。这时纤维细胞有较多断裂，较难自主恢复，使用腹带会起到支持作用，也会使产妇感到舒适，消除产后腹部空虚和垂胀感。这种情况多见于胎儿过大，一胞多胎或生育多胎的产妇。

（2）连接骨盆以及脊柱的各种韧带发生松弛性疼痛时，腹带可起到支撑作用。

（3）施行过剖宫产的产妇，用腹带可对伤口愈合起到较好的保护作用。

应注意的是，使用腹带一定要宽、厚，在卧位时系上，注意不要系得过紧而有不舒服感觉，晚上睡觉时解开。

产妇怎样做产褥期康复体操

产褥期的康复体操可以补充产褥早期起床活动的不足，并能促进腹壁及盆底肌肉张力的恢复，还可防止产后尿失禁、膀胱及直肠膨出、子宫脱垂等。

在做任何动作之前所取的姿势均相同，即身体平卧，头平直，胸部挺起。运动开始时先深吸一口气，在运动时呼吸暂停，然后慢慢呼气。每日作 5～10 次，于分娩第二日即可开始，以后逐渐增加运动次数及运动量。下面列举产褥康复体操的几个简单动作：

（1）腹部运动。仰卧，两臂上举达头的两侧并与双耳平行，深吸气时，腹肌收缩，使腹壁下陷，并使内脏提向上方，然后慢慢呼气，两臂复原。

（2）加强臀肌及腰背部肌肉的运动。仰卧，髋与膝稍屈，双脚平放在床上，两臂放在身体的两侧。深吸气后，尽力抬高臀部，使背部离开床面，然后慢慢呼气并放下臀部，归回原位。

（3）加强提肛肌的运动。仰卧，双腿屈曲，双膝分开，双足半放床上，双臂放于身体两侧。用力将双腿向内合拢，同时收缩肛门，然后再将双腿分开，并放松肛门。

除上述运动外，产妇平时在床上随时都可做收缩肛门及憋尿的动作，每日 30~50 次，以促进盆底肌肉张力的恢复。平时躺卧时，也不要总是仰卧，应当有时俯卧，有时侧卧，以防子宫后倾。如身体条件许可，可在床上仰卧起坐，以锻炼腹直肌张力。

有些产妇"月子"里不注意运动，吃饱了就睡，养得胖胖的，因此有人误认为是喂奶影响了体型，把喂奶和发胖联系起来，这种看法是不正确的。

产褥期间除注意调整饮食起居外，还要加强锻炼，做康复体操，这样不但有益于健康，对体型的恢复也是大有好处的。

产后做体操应注意什么

（1）做产后体操时，必须得到医生、助产士的许可，在身体条件许可时进行，并可以得到医护人员的指导帮助。

（2）应从轻微的运动开始，逐渐加大运动量，以配合体力的恢复。

（3）身体不好、发烧时，不要做。

（4）吃饭后不要马上做。

（5）做操前应排尿、排粪便。

（6）剖宫产术后的产妇，应从拆线后开始做。阴道和会阴切开或有裂伤的人，伤口恢复以前，应避免进行促使盆底肌肉恢复的动作。

（7）做操以自己的身体不过度疲劳为限。

（8）腹直肌分离的人，系上腹带后再做。

（9）锻炼应该持之以恒，每日坚持方可有效。

（10）室内空气要新鲜，心情要愉快。室内温度适宜，以轻装进行锻炼为宜。

产后多长时间应下床活动

一个健康的产妇，在恢复产时的疲劳后，可于产后 6～8 小时坐起来，12 小时后自己走到厕所排便。次日便可随意活动及行走。

早期下床活动。可以促进身心的恢复，并有利于子宫的复旧和恶露的排除，从而减少感染机会，促使身体早日复原，还可减少产褥期各种疾病的发生。例如，早期活动可以减少下肢静脉血栓形成的发生

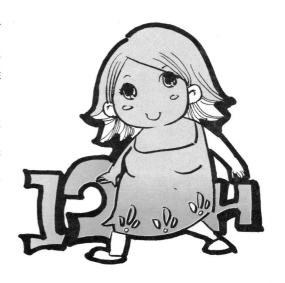

率，使膀胱和排尿功能迅速恢复，减少泌尿系统的感染；促进肠道蠕动，加强胃肠道的功能，以增进食欲，减少便秘的发生，并可促进盆底肌肉、筋膜紧张度的恢复等。

产后不要总是仰卧，要经常侧卧及俯卧。这样不但可以防止子宫后倾，且有利于产后恶露的排除。剖宫产的产妇术后平卧 8 小时后，可以翻身，侧卧；术后 24 小时可以坐起；48 小时后开始在床边活动，并开始哺乳。剖宫产后，早期下床活动，可以减少术后肠粘连。但开始活动时间不宜过长，以免过度疲劳，可逐步增加活动量。至于下床活动的时间，要根据产妇身体情况，因人而异。对于那些体质较差，或难产手术后的产妇，不可勉强其过早下床活动，但是要把早期活动的好处告诉她们，使她们自己量力而行。

我们提倡早期下床活动，指的是轻微的床边活动，并不是过早地进行体力活动，更不是过早地从事体力劳动，这样才能防止发生阴道壁膨出或子宫脱垂。

产后可以读书看报吗

妇女分娩后，体内所发生的各种改变都会恢复到妊娠以前的状态。如果妊娠期间没有发生妊高症，血压是正常的，眼底没有改变，周身又没有其他疾病的话，产后完全休息好之后，读书看报是可以的。

产后最初几天，最好是半坐起来，在很舒适的位置看报或读书，不要躺着或侧卧位阅读，以免影响视力；阅读时间不应太长，以免造成视力疲劳；光线不要太强，以免刺眼，也不应太暗，亮度要适中。产后不要看惊险或带有刺激性的书籍，以免造成精神紧张，看书也不能看得很晚，以免影响睡眠，睡眠不足会使乳汁分泌量减少，应加以注意。

健康小贴士

产妇产后活动应注意什么

产妇产后活动应循序渐进，逐渐增加活动范围和活动量。产后前半个月可以做产后操、仰卧起坐、缩肛运动。半个月后可以做一些轻便的家务，较重的劳动应在满月以后做，并不要站立过久。蹲位及手提重物的劳动也应尽量避免，以免发生子宫脱垂。

热水泡脚对产妇有哪些好处

有的产妇受旧风俗的影响，产后不敢洗脚，甚至睡觉时也不脱袜子，怕脚心着凉，引起脚后跟疼痛、腿脚麻木，其实这种担心是毫无根据的。科学的说法是"睡前洗脚，胜过打针吃药"，每天用热水泡脚10～20分钟能活跃神经末梢，调节植物神经和内分泌功能，能起到强身壮体，延年益寿的作用。对产妇来说同样如此，热水泡脚既保健又解乏，产妇在经历了分娩过程以后已筋疲力尽了，因此每天用热水泡泡脚，对恢复体力，促进血液循环，解除肌肉和神经疲劳大有好处。在洗脚的同时，不断地按摩足趾和足心效果会更好。

产妇应如何采取睡卧姿势

产妇以及家属，特别是有老人侍候"月子"时，都喜欢将婴儿放在产妇的身边，睡在同一个被窝里，以方便产妇哺乳，实际上这种方式是不妥当的。一方面影响产妇休息，产妇睡卧总是采取一种姿势，活动时总担心会不会压着孩子或者弄醒孩子，这样产妇睡觉时总是很紧张，影响休息。另一方面也不利于婴儿的清洁卫生。所以，不要让婴儿和产妇同睡在一个被窝里。可以将婴儿放在婴儿床上或放到产妇的床边，这样产妇睡卧时可以采取自由舒适的姿势。但最好不要平卧，或者平卧时间不要太长，以免导致子宫后屈或产后腰痛。可以采取侧卧、俯卧等，这种姿势不但可以纠正子宫后屈，还有利于恶露的排出。哺乳时，用肘关节支撑的时间不宜过长，以免引起关节痛。

产妇为什么不能喝茶

产妇在哺乳期不要喝茶，因为茶内含有咖啡因，咖啡因通过人乳进入婴儿体内，婴儿容易发生肠痉挛和忽然无缘无故啼哭现象，甚至使婴儿精神过于兴奋，不能很好睡眠，使其过于劳累，引起并发症。

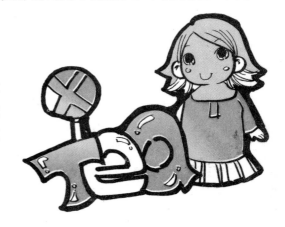

产妇产后多长时间来月经

多数妇女于产后哺乳期间不来月经，这属于生理现象。产后什么时间来月经往往与产妇是否哺乳，哺乳时间的长短以及产妇的年龄几方面有关系。

一般妇女在产后 1 个月以后，脑垂体对下丘脑所分泌激素的反应已经恢复正常，所以卵巢开始有新的卵泡生长、发育和成熟而发生排卵。大约在排卵后 2 周左右就来月经。因此，不给婴儿哺乳的妇女，上述变化可能发生得早，在产后 2~3 个月就来正常月经。但也有少数妇女虽然哺乳，仍可能排卵，在产后 2~3 个月也会有月经来潮。在分娩后 2 个月左右就来月经的约占 18%~23%，大多数产妇于产后 4~6 个月来月经。

产后什么时候来月经要看卵巢排卵的功能是否恢复，如果恢复得早，来月经也早。因为排卵是在月经来潮之前，所以产后不来月经仍可能怀孕。只要有性生活，就应当采取避孕措施。

产后多长时间可以过性生活

产后什么时候可以过性生活应当在产后定期检查时，得到医生准许后再开始。合适的时间应该是产后 2 个月以后。需要等待这么一段时间的理由是：女性生殖器官大约需要 8 周左右的时间才能恢复正常。分娩时被撑开了的阴道黏膜变得非常薄，容易受伤，需要恢复。如果在子宫颈口尚未完全关闭之前性交，细菌就会通过子宫颈口侵入子宫，再经未修复好的胎盘附着面侵入人体，从而导致生殖器官炎症。由于侵入细菌的种类、数量、毒力和产妇抵抗力的不同，发生炎症的范围和程度也不同。病情由轻到重的顺序是：子宫内膜炎、子宫肌炎、急性盆腔结缔组织炎、急性输卵管炎、急性腹膜炎及败血症等。如未能及时治疗，可以危及生命。

因此，从妊娠后期到分娩后的产褥期这段时间里，夫妇要互相体谅、合作，并应充分了解不应有性生活的原因。等女方身体完全恢复后，再开始性生活。如果产后已经发生产褥感染，或由于难产或剖宫产而恢复较慢，则应当延长到疾病痊愈，身体完全恢复后，方可过性生活。

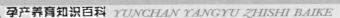
产后由于卵巢激素的作用尚不够充分，阴道黏膜的柔润度和弹性都差一些，所以性交时体位要合适，动作要轻，以免发生损伤。此外，当然还应当注意避孕。

产后怎样护理会阴部

产后会阴部可因分娩时先露的压迫及助产的操作，局部发生轻度的充血、水肿，或有会阴部的裂伤或侧切伤口。而会阴部因其解剖特点很容易被尿液、大便及恶露污染，如不注意清洁卫生，易引起产褥感染，影响产妇的身体健康，所以会阴部的护理非常重要。

产后可以用 1 ∶ 5000 高锰酸钾液或 0.1% 新洁尔灭冲洗会阴，每天 2 ~ 3 次或于大小便后冲洗，尽量保持会阴部清洁及干燥。会阴部有缝线者，应每天检查伤口周围有无红肿、硬结及分泌物。于产后 3~5 天拆线，若阴门有感染，应及早拆除缝线。创面每天应换药，并用红外线局部照射，尽量暴露伤口以保持表面干燥促进愈合。会阴部肿胀者，可用 50% 硫酸镁温热敷或 75% 酒精湿敷。平卧时应卧向伤口的对侧，以免恶露流向伤口，增加感染的机会。会阴伤口完全愈合大约需 2 周，以后可以改为每天一次会阴擦洗。产后月经垫要用消毒后的卫生巾或其他卫生用品，卫生用具及内衣内裤要勤洗勤换，洗后应在阳光下曝晒以达到消毒的目的。

产后乳房下垂怎样预防

乳房没有自己的肌肉和韧带固定，仅仅借助其中的结缔组织和表面皮肤的支撑保持挺立。怀孕后，尤其是在分娩之后，乳房的体积明显增大，不是所有的乳房皮肤都能适应这种突然的变化。如果纤维断裂，当乳房再恢复到原来大小的时候已经失去了原有的张力。乳房松弛的程度比我们预料的往往要大，因此乳房不如以前坚挺。

很多女性将乳房的下垂归咎于喂奶，她们为了保持乳房美丽的外形而放弃哺乳。实际上乳房外形的改变，更大程度上是妊娠带来的，女性不经历妊娠，乳房始终谈不上发育成熟，是妊娠使乳房最终发育成熟。

无论是妊娠期还是哺乳期，都要同非妊娠时一样，穿戴合适的、既不太松也不太紧的胸罩。理想的胸罩应该是戴上它既能支撑双乳，又没有什么感觉，保持活动自如。哺乳期戴的胸罩还要考虑方便哺乳，选择中央上部的钩扣可以打开，罩杯只需下移就可以哺乳的横宽式胸罩；也可以选择中央上部的扣子打开后罩杯即敞开，方便哺乳的前开式胸罩；还有一种可供哺乳期戴的从肩带处将罩杯解开就可以哺乳的胸罩，既方便哺乳，同时具有提高胸部的效果。

哺乳时注意两侧乳房交替进行，别让一侧乳房受到的刺激远远多于另一侧乳房，以保持两乳的对称性。记住，拒绝哺乳对挽救乳房的改变几乎无济于事，产后乳汁分泌正呈上升趋势，用药物匆匆结束乳汁分泌并非好事。要想保持乳房挺拔的外观，需要您更多地呵护。

产后怎样恢复体形

妇女分娩后，除了关心哺育宝宝外，还会十分自然地关注如何恢复自己健美的形体，这不仅出于女性的爱美之心，还在于越来越多的人认识到肥胖给健康带来的不良影响。

要达到重塑健美体形，再现孕前风采，应从以下几方面做起：

（1）合理膳食，预防肥胖。产后是妇女肥胖的易发时期。在肥胖妇女中，产后肥胖约占 40.9%。造成产后肥胖的原因之一是营养过剩。民间认为，产后的妇女常气血两亏，需要大养大补，一天进餐 5~6 次，甚至更多，食品以鱼、肉、蛋、禽及甜食为主；产妇食欲又好，几乎是来者不拒，多多益善，导致营养摄入过多。民间又认为，产后一个月内不能出户，以免受风，又要求长时间卧床，活动极少。其结果是热量摄入的多，消耗的少，剩余的大量热量就转化为脂肪，导致肥胖。所以，产后增加营养也须适度，既要满足产后康复及哺乳的需要，又不致造成营养过剩，导致肥胖。

（2）产后早期活动。产后好好休息是必要的，但不等于躺在床上不活动。要预防肥胖，恢复健美形体，产后适度活动是必不可少的。阴道分娩者，产后 12 小时左右可起床稍事活动，如在床边坐坐或扶着床慢慢行走，第二天可

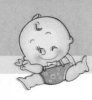

在室内随意走动，剖宫产或会阴有侧切伤口者，可推迟至产后第三天起床活动。

（3）产后莫忘做操。为使产后松弛的腹肌和盆底肌恢复张力，促进身体复原，重塑健美体形，应逐步进行产后保健体操锻炼。保健体操的运动量应逐渐加大，循序渐进，以运动结束后不感到劳累为度。要恢复健美体形，必须坚持每天锻炼，可做如下运动：

①深呼吸运动：仰卧、闭口，先深吸气使腹部下陷，然后呼气使腹壁复原，重复10次。其目的是锻炼腹肌，于产后第一天开始。

②抬头运动：仰卧，将头抬起前屈，下颏靠近胸部，然后再将头慢慢恢复原位，重复10次。其目的是收缩腹肌，舒展颈、背部肌肉，于产后第二天开始。

③缩肛运动：平卧，收缩肛门，持续3～5秒钟，然后放松，重复10次。其目的是锻炼盆底及会阴部肌肉，促进局部血液循环及伤口愈合，促进膀胱控制力的恢复，于产后第二天开始。

④双臂外展运动：仰卧，两臂伸直，上举，两手手心相对，然后外展放下，重复10次。其目的是锻炼胸部肌肉，增强乳房悬韧带张力，恢复乳房的支撑力，于产后第二天开始。

⑤屈腿运动：仰卧，两腿轮流举起、屈膝，使大腿尽量靠近腹壁，然后将腿放下，重复10次。其目的是锻炼腹部和臀部肌肉，于产后第三天开始。

⑥抬腿运动：仰卧，两腿伸直，轮流上举，膝部伸直，髋关节成直角，然后将腿放下复原，重复10次。其目的是锻炼腹部和腿部、臀部肌肉，于产后第四天开始。

⑦抬臀运动：仰卧，两腿稍分开，足底平放，抬起背部和臀部，保持数分钟，然后还原，重复10次。其目的是锻炼臀部、背部和腿部肌肉，于产后第七天开始。

⑧膝胸：卧位两膝分开，与肩同宽，跪于床上，大腿与床面垂直，两肘屈曲，面转向一侧，胸部贴近床面，持续5～10分钟。其目的是预防或纠正子宫后位，于产后第十天开始。

⑨腿后伸运动：跪式，双臂伸直，撑于床面，两腿轮流向后高举，重复10次。其目的是锻炼腹、腰部肌肉，于产后第十天开始。

⑩仰卧起坐：平卧，两手平放，用腹、腰部力量坐起，下肢不可弯曲或离床，然后躺下还原，重复10次。其目的是锻炼腹肌，于产后第十四天开始。

产后生活的护理要点有哪些

（1）等待身体康复，恢复正常生活：婴儿这位家庭新成员终于和我们一起回到家里，迎来了这个小小人，新的共同生活开始了。也许尿布脏了，也许肚子饿了，婴儿一旦不舒服马上就啼哭起来。不管怎么说，生活规律打乱了，做妈妈的常常感到很疲劳。这时候要请丈夫帮忙。在等待身体复原的过程中，渐渐地恢复正常生活秩序。

出院后直到第2周都要在床上度过。最初的第1周可躺躺、起起；第2周的后半周开始，起床的时间长一点；第3周开始下床，逐渐使身体习惯。婴儿也好，家里人也好，在一个房檐下生活到相互适应，还需一段时间。做妈妈的精神不安是共同生活的大敌，要珍惜时间好好休养。白天在婴儿睡觉的时候尽量安排好时间，自己也要补睡一觉，以保证睡眠充足。

（2）产后做家务应从第3周以后开始：在这之前可让家里其他人干。如果是小家庭，丈夫又很忙时，下决心请保姆也是一种好办法，当然也可以请亲朋好友帮忙。

产后应避免马上干一些类似做饭、饭后收拾卫生等长时间站立的家务活。如果确实想活动活动，在厨房温度适宜时，可在产后第2周，在别人的帮助下一点一点开始做起。

正式的扫除要在第4周以后，弯腰擦洗、扫除庭院要从第5至第6周后循序渐进。使用吸尘器打扫也是如此。

恢复顺利的产妇从产后第3周开始，可以用洗衣机洗衣服，用手洗要在第4周以后。

（3）充分摄取营养、戒除饮酒和吸烟：产后为了身体复原和哺乳的需要，每日 3 餐要均衡摄入营养，这一点很重要。

产褥期所需的营养，1 天需要 10.5 千焦（2500 卡），比平日多 30% 以上。要多吃含有蛋白质、脂肪、维生素类的食品，铁质也很重要。

另外，为了乳汁充足，要充分补充牛奶、汤、果汁等含水分多的食物。大豆制品、动物肝脏等多种材料杂煮也是下奶的好食物。

不喝咖啡及红茶，带有刺激性的食物及辛辣物不要吃。以前曾有吸烟和饮酒嗜好的，哺乳期应戒除。

（4）产后 1 个月后才能外出：产后 1 个月过后可以外出，但不能去很远的地方，从到附近买东西开始，再渐渐走远。6 周过后，可以骑自行车或开车，也可以带婴儿一起散步。

但是不管怎么说，长时间步行及乘车都是造成子宫下垂的原因，所以外出尽量控制在短时间内。四处参观、步行观光这样的旅行及海外旅行，至少要在 2 个月以后。

分娩后的女性是最美的，只要注意身体清洁及服装打扮，就会成为潇洒的妈妈。当然，育儿和家务确实繁忙，但是干净利索的装束会使人心情舒畅，产生轻松愉快的感觉。最好去美容院剪剪头发，做一个新发型，去卫生间洗洗淋浴，恶露消失以后得到医生许可也可以盆浴。

产后再来月经前，皮肤可能出现生理性障碍，如出现斑点、雀斑，头发也脱落。这些都是因为卵巢荷尔蒙减少的原因，此时应多摄取些维生素 A、维生素 B 族，维生素 C 及碘、钙等矿物质。按摩头皮也可预防毛发脱落。

（5）度过出院后育儿疲劳的难关：最近据说在美、英等国，都把产后病房叫做"眼泪病房"。丈夫和探视的人离去之后，产妇一个人因为不安和孤独，每到夜里就哭泣，由此而得名。出院后，由于照料婴儿过度疲劳引起的烦恼是常有的，也是应该认真对待的。

第一次做母亲的人，从初次照料婴儿的实际情况看，碰到的全是育儿书上没有的问题。如"牛奶的量是否合适"，"老是夜啼是否病了"等，如有人稍微指导一下，什么事也没有。但是因周围没有可商量的人，常由不安、疲劳、孤独发展成有点神经质。

这时丈夫最重要的是能给予直接、亲切的关怀，如早点回家帮助照料婴儿等。

　　另外，去附近公园散散步，与带孩子去公园玩的年轻妈妈交谈，都是可取的。

产后腰痛的原因是什么

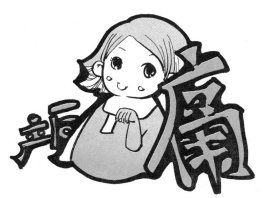

　　许多新妈妈产后都会有不同程度的腰痛现象。产生腰痛原因主要来自两个方面：一方面是因为怀孕期间腰部负重增加，脊柱前凸，背伸肌群持续紧张，造成后腰下部或骶骨以上肌肉群的"疲劳性疼痛"；另一方面是一些产妇在"坐月子"期间，大都躺在床上，很少活动，这也会造成腰肌疲劳而加重腰部酸痛。所以，我们建议产后当体力开始恢复以后，就应该尽早地开始活动，更多地站起身来稍微运动，以免造成腰部肌肉的疲劳性损伤。另外，脊柱两侧分布着多个穴位，沿脊柱两侧自上而下由家人帮助，轻叩并按摩背部，对缓解产后腰痛很有帮助。

如何才能使子宫尽快恢复原来正常的位置

　　经过妊娠与分娩后，维持子宫正常位置的韧带也随之松弛，子宫的位置可随着体位的变化而变化。如果产后经常取仰卧位，就可能造成子宫后倾而出现腰膝酸痛、腰骶部坠胀不适等症状。因此，为使子宫保持正常的位置，应进行"子宫复原运动"。

　　分娩后，早晚可行俯卧位（但注意不要挤压乳房），每次俯卧时间 20~30 分钟。平时可采取侧卧位，仰卧时间不要太长。分娩后 10 天起，早晚各做 1 次胸膝卧位，每次持续 10~15 分钟。胸膝卧位姿势要正确，胸部与床紧贴，尽量将臀部抬高，膝关节呈 90° 角。注意有高血压、心脏病及饭后等不宜行胸膝卧位。

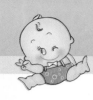
产后会阴血肿怎么办

分娩过程中，宫缩过快，胎儿娩出过快或产程长，盆底组织受压过久，或不熟练的助产手术，均可造成软产道不同程度的损伤，其中会阴或阴道血肿并不少见。尤其是妊娠高血压综合征病人，血管较脆，凝血功能不好，分娩时或手术助产时发生血肿的可能性更大。

发生会阴血肿，不但伤口疼痛而且有胀感，如果血肿过大，可以引起排尿困难，甚至因压迫直肠而有便意。大血肿表面呈紫蓝色，似球形突出于外阴。一旦血肿形成，应立即在麻醉下将血肿切开，取出血肿块，寻找出血点缝扎；如出血点不清楚，局部可用纱布卷压迫止血，6小时后取出，同时留置导尿管。

产道血肿如果不及时发现，以后可形成大出血或阔韧带血肿而导致休克。故产妇产后会阴剧痛有便意或排尿困难，均应想到血肿之可能，应及时报告医生给予处理。

产后如何注意卧床姿势

产后子宫内的血液、脱落的组织及黏液混在一起经阴道流出称为恶露，产后3～7天最多。若总是仰卧，不但易出现子宫后倾，引发腰痛、白带增多，恶露也不易排出。因此睡姿应取侧卧位和俯卧位。

产后锻炼应注意什么

分娩以后，年轻母亲们觉得恢复往日的动人风采的时候到了，便急于开始锻炼活动。但要注意，必须遵照循序渐进原则进行锻炼，并注意以下事项：

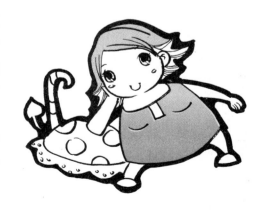

（1）适当室外活动：适当锻炼，产后24小时内可在床上休息，24小时后则应到室外适当活动。

(2)自主活动：自己进食、梳洗，或在室外走走都可以让身体得到一些锻炼。

(3)保证睡眠：保持良好的情绪和充足的睡眠。

(4)尽量避免剧烈的运动：如果产妇进行母乳喂养，则在第一次恢复月经前应避免各种剧烈的运动方式。

(5)锻炼不要使心动过速：产妇休息几天后，可以开始绕房间缓慢行走，做基本的骨盆运动。适应了这种锻炼方式后，再抱着小宝宝在室内行走，但是不要走得太快，以免使心动过速。

(6)逐步延长散步时间：慢慢把散步的时间延长到 10～15 分钟。在医生的建议下，选择一种安全的健美运动。也可以同时开始腹肌练习，但一定要循序渐进。

(7)适当的饮食：在适当的饮食和正确的锻炼方法下，你会恢复平小腹，找回昔日的风采。

为什么分娩后睡眠和休息应充足

分娩时产妇体力消耗很大，不时地看护婴儿更易疲劳，若不注意休息睡眠，易加快衰老，不仅肌肉松弛，还能出现黑眼圈。所以产后头两天要注意休息，3～4 天后也只能在室内做些短时间的轻微活动。会阴破裂严重的，至少要卧床休息 1 周。过早地参加较重劳动，易出现子宫脱垂，应特别注意。

分娩后怎样保护牙齿和眼睛

据中国医学科学院等单位调查，我国孕妇几乎 100% 缺钙。产后钙质更易大量丢失，易导致腰酸背痛、关节痛，更易出现牙齿松动，视力减弱。所以产后及时补钙能减少这些症状出现。经常吃些动物的肝、蜂蜜、胡萝卜、绿叶蔬菜，更能使眼睛明亮，因为这些食物中都富含维生素 A 和维生素 B_2。

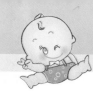

产后怎样保养乳房

不少产妇，为保持乳房的原有形态，孩子生下后便拒绝哺乳，代之以人工喂养。她们不知从哪儿得到一条经验，即哺育婴儿会使乳房下垂，从而影响女性的风韵。实际上并非完全如此，哺育婴儿是母爱的体现，母乳喂养是喂养婴儿的最佳方式。凡是身体健康的产妇，都应以母乳喂养自己的孩子。请不必担心，只要保养得法，乳房不会下垂。哺乳期间应注意以下几点：

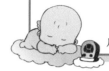

健康小贴士

产后日常生活应注意什么

(1)早晚应刷牙，保持口腔卫生。

(2)坚持早晚梳头，可促进血液循环。

(3)正常分娩的妇女，可在1周左右会阴伤口拆线后洗澡洗头。

(4)剖宫产妇伤口愈合所需时间较长，最好满月后才洗澡洗头。

(5)洗澡以淋浴方式最佳。

(6)最好不要用冷水洗，用温开水比较好。

(1)哺乳时不要让孩子过度牵拉乳头，每次哺乳后，用手轻轻托起乳房按摩10分钟。

(2)每日至少用温水洗浴乳房两次，这样不仅有利于乳房的清洁卫生，还能增加悬韧带的弹性，从而防止乳房下垂。

(3)乳罩选戴松紧合适，令其发挥最佳提托效果。

(4)哺乳期不要过长，孩子满10个月，即应断奶。

(5)坚持做俯卧撑等扩胸运动，促使胸肌发达有力，增强对乳房的支撑作用。

产后怎样护发

由于孕期荷尔蒙的改变，有些准妈妈的头发会变得较为乌黑、茂密。然而，生产之后，荷尔蒙的又一次剧变，使得新妈妈的头发忽然变得稀疏而没有光泽。到底怎样才能留住一头乌黑、亮丽的长发，我们教您一些护法妙方。

(1)多补充蛋白质：头发最重要的营养来源就是蛋白质。所以，妈妈们在饮食方面，除应注意均衡摄取外，还应该多补充一些富含蛋白质的食物，牛奶、鸡蛋、鱼、瘦肉、核桃、葵花子、芝麻、紫米等。

（2）保持心情舒畅：产前产后容易精神紧张，在养育小宝宝的过程中，妈妈又容易过度疲劳，还担心宝宝出现各种各样的问题，心情不能放松，导致自主神经功能紊乱。心情舒畅，没有焦虑、恐惧等情绪，不仅对头发有益，还可美容，做个容光焕发的妈妈。

（3）适度清洗头发：健康毛发的前提就是清洁。头发根部的毛囊皮脂腺持续不断地活动，每天分泌的油脂容易黏附环境中的灰尘，容易增加毛发梳理时的摩擦力，造成头发表面的毛小皮翻翘，头发就会变得暗淡、干燥、开叉，甚至断裂脱落。同时，过多的油脂还是真菌、细菌的培养基，能间接引起头皮屑等问题。

科学测试证明，头发有自己的恢复调节功能。头发清洗以后，只要过4个小时，油脂量就可以恢复到以前的状态。每天采用正确的方法洗头，不仅不会洗坏发质，还可以及时清除油脂和污垢，防止头发干燥、开叉，减少头发受损机会和断发机会，有效控制头皮屑的产生，保持头发整洁秀丽，令头发更健康亮泽。

当然，我们需要认真针对自己的发质来挑选洗发用品，如果干性发质使用油性发质的洗发水，那确实存在越洗越干的问题。

在洗发后最好再用一些含水解蛋白、毛鳞素的护发素，以防止头发干涩、分叉或纠结，保持头发的光滑柔顺。

提醒妈妈们在涂抹护发素的时候，最好涂抹在头发的中部或尾部，而不要大量直接涂抹在头皮上，以免造成毛囊堵塞，引发毛囊发炎。

（4）用指腹按摩头皮：建议妈妈们在挠头发的时候，避免用力去抓扯头发，应用指腹轻轻地按摩头皮，以促进头发的生长和脑部的血液循环。每天用清洁的木梳挠头100下也是不错的一种按摩方式。

（5）梳头应由发尾先梳：梳头也是一门学问。正确的方法是由发尾开始，先将发尾纠结的头发梳开，再由发根向发尾梳理，这样可以防止头发因外伤而开叉，断裂。

另外，洗发后，用两个鸡蛋、两汤匙蜂蜜、一汤匙橄榄油混匀涂在头发上，再用毛巾包住头发，过半小时后洗净，此法也可护发。

产后身痛怎么办

产妇在产褥期内出现肢体、腰膝、关节疼痛或全身酸痛，称为产后身痛或产后关节痛。主要原因为产褥期机体血脉空虚，气血运行不畅，稍有劳累或受风寒外邪。本病特点是产后肢体酸痛麻木，局部无红肿灼热。当与风湿区别。

产后痛厉害时，宜卧床休息，保证充足睡眠。产妇下床活动，宜量力而行，以免损伤筋骨导致机体酸痛。居室应保持干燥，温度适宜，阳光充足，空气流通，但应避免直接吹风，以免风寒入侵，病情加重。应注意局部保暖，夏季不要受凉，不要睡竹席、竹床，空调控温不宜过低。保持床铺及衣被的干燥、清洁。出汗多时，应用温水擦身和淋浴洗澡，衣服要常洗换，谨防着凉受寒。

产后身痛多由血虚或外感风寒所导致。血虚者宜多吃营养丰富的食品，如猪肝、羊肉、鸡、桂圆、红枣、红豆等，外感风寒者宜多吃辛温散寒之品，如生姜、葱白、红糖及一些易消化的鱼、肉类。忌食生冷之物。

如果痛得严重，可去医院，在医生的指导下适当用些药物。

产后尾骨痛是怎么回事如何防治

产妇产后感到脊柱最下端处疼痛，这是因为分娩时骨盆偏于狭窄而胎头较大，胎头在穿过产道时把尾骨挤破了，肌肉也因此而损伤。最明显的表现是仰卧、坐立或如厕用力时会有疼痛感，特别是坐在较硬的东西上可加重疼痛。一般1~2个月会自然痊愈。防治措施是：

(1)临近产期时，若胎儿超过4千克或骨盆狭窄的产妇，应该手术助产，或剖宫产。

(2)疼痛时，在患处做热敷，以放松局部肌肉。

(3)躺或坐时，避免疼痛处接触硬物，最好用柔软的垫子或橡皮圈垫。

(4)满月后仍不见好转应去看医生。

产后耻骨疼痛是怎么回事

耻骨疼痛部位在阴毛的上端，主要症状是蹲着、排便时疼痛，严重时，行走迈不开腿，用不上劲。骨盆是由髂骨、尾骨、骶骨、坐骨、耻骨融合而成的。左右两块耻骨在骨盆前正中连接，形成耻骨联合。耻骨联合中间有纤维软骨，上下附有韧带。怀孕时体内分泌的激素使得耻骨联合处部位逐渐分开，韧带也随之松弛。当产妇分娩时，激素就会使耻骨联合的软骨溶解开，特别是第一胎会因用力猛烈而把耻骨联合撑开，以使胎儿顺利通过。但常常会损伤骨头和韧带，所以产生疼痛。

怎样预防产后足跟痛

有的产妇生了小孩后脚跟痛，每遇潮湿、寒冷则加重，产妇对此不要麻痹。

足跟痛的原因是有的产妇生产之后，穿拖鞋、赤脚穿凉鞋，不注意避寒凉或不注意休息造成的。也就是由于产后体虚，尤以肾气亏虚未复，而感受寒冷以致足跟痛。足跟为肾所主，妇女产劳损肾气，复遭风冷乘虚而侵袭，以致腰、脚之脉络自行不畅，麻痹而作痛。主要症状为足跟疼痛，休息后减轻，遇热则感舒适，久站、步行稍远或遇寒凉则疼痛明显，甚至较原来疼痛增重，日久不愈。

所以，提醒初产妇产后一定要做好预防工作，如防寒凉，不赤脚穿鞋，不要过早下地干体力劳动或家务活等。

产后为什么要严防感冒

产妇产后 10 天内，一般出汗较多。这是因为，通过排汗协助排出体内积蓄的废物，此属正常生理现象。此时应特别注意不要受风，造成感冒。这时受风寒之邪，会导致感冒咳嗽，不仅对产妇恢复健康不利，还会致病，长期不愈给后半生留下病根。

为了防止受风寒，产妇穿衣服要适当，不要一会儿穿，一会儿脱，造成身体对外界抵抗力的降低。夜间或白天盖被子要适当，以防盖被过多，夜间因出汗踢去被子而致受寒。

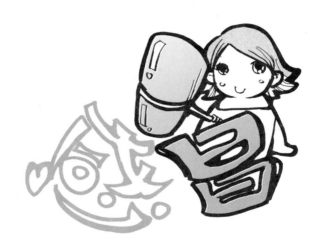

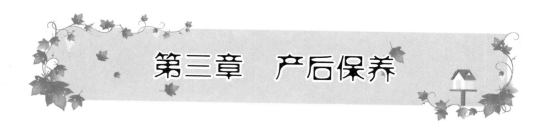

第三章 产后保养

产后体形将会发生什么变化

（1）乳房。乳房自怀孕开始就变得丰腴，因乳腺发达又使胸部变重，皮肤因此而伸展。加上体内激素使皮肤干涩失去弹性，所以分娩后的胸部容易松弛。

（2）腹肌。怀孕时环抱胎儿的羊水与胎儿会把妈妈的小腹肌撑大，而使腹肌分娩后变得松弛。此外，红褐色的妊娠纹过了4~6周，会变成白色透明状，没有完全消失。

（3）臀部。亦因怀孕而变得松弛，如果不加理会的话，会在松弛的皮肤下形成皮下脂肪团。

（4）腰部。腰部四周亦因怀孕期所积聚的皮下脂肪而长出许多赘肉。

（5）关节。由于妊娠激素的作用，为使分娩顺利，关节会变松。如果连接关节的韧带变松，会使腰部加大，脊柱变得弯曲。

产妇如何恢复产前的窈窕身材

产后体形的恢复受遗传因素的影响，但科学合理的饮食及锻炼等，也对体形的恢复有一定的帮助。

（1）产褥期应保证睡眠。每天睡眠保证10小时以上，人睡眠充足，会变得精神焕发，容光满面，有利于身体的恢复。

（2）产褥期的饮食要合理搭配。如果饮食不当，容易造成脂肪堆积、肥胖。

（3）产妇的衣着应宽松、舒适。因腹壁松弛，可以用腹带但松紧要适度。乳房应用宽松的乳罩托起，以防乳房下垂。

（4）产后适当运动。特别是做一下产后保健操，可以促进腹壁肌肉、盆底组织及各韧带的恢复，对恢复体形很有好处。

产后如何进行面部保养

不急不躁不忧郁，保持平和的心态和愉快的情绪；睡眠是女人最好的美容剂，要保证每天 8 小时以上的睡眠，要学会利用空闲时间休息；多喝开水，可补充面部皮肤的水分，加快体内毒素的排泄；养成定时大便的习惯；选用天然成分生产的中药类的祛斑化妆品，可以用粉底霜或粉饼对色斑进行遮盖，选用的粉底应比肤色略深，这样才能缩小色斑与皮肤的色差，起到遮盖作用；避免日晒，根据季节的不同选择防晒系数不同的防晒品；多食含维生素 C、维生素 E 及蛋白质的食物，如西红柿、柠檬、鲜枣、芝麻、核桃、薏米、花生米、瘦肉、蛋类等，可抑制代谢废物转化成有色物质，从而减少黑色素的产生，美白皮肤，能促进血液循环，加快面部皮肤新陈代谢，防止老化，可促进皮肤生理功能，保持皮肤的弹性；少食油腻、辛辣、刺激性食品，忌烟酒，不喝过浓的咖啡。

怎样预防产后脱发及应当注意什么

妇女在孕期和哺乳期要保持心情舒畅、乐观，避免出现紧张、焦虑、恐惧等不良情绪。

注意平衡膳食，不要挑食、偏食，多食新鲜蔬菜、水果、海产品、豆类、蛋类等，以满足头发对营养的需要。

经常用木梳梳头，或用手指有节奏地按摩头皮，可以促进头皮的血液循环，有利于头发的新陈代谢。经常洗头可清除头皮上的油脂污垢，保持头皮清洁，有利于新发生长。

在医生指导下，产后适当服用一些维生素 B_2、维生素 B_6、谷维素、养血生发胶囊及钙片，对防止产后脱发也有一定的益处。

用生姜片经常涂擦脱发部位，可促进头发生长。用何首乌浸泡在醋液中，一个月后，取醋液与洗发水混合洗头，吹干后再将何首乌醋液喷一些在头发上，不仅可防止脱发，还有美发、养发的功效。

剖宫产后怎样保养身体

剖宫产产妇术后第一周最好不要有任何举物动作（包括抱宝宝），或操持任何家务。

如果刀口很疼，可借助温和的止痛剂，如果哺喂母乳，要经过医师同意，有选择地服用药物。

伤口在几周内会有疼痛现象，不过会逐渐改善，可以上一层薄薄的敷料以防受刺激，穿着宽松衣服则会比较舒服。疤痕部位偶尔会抽痛和短暂性疼痛，这是复原的正常状况，症状会日渐消失，然后会有发痒现象。伤口周遭的麻木情形会持续较长时间，可能达几个月之久。伤口组织上的块状会缩小，而在疤痕的颜色退去以前，会转为粉红或紫色。

如果疼痛持续下去，伤口周围出现红肿，或有褐、灰、绿、黄色分泌物从伤口渗出，则必须与医生联系，因为伤口可能受到了感染（如果有稍微洁净液体渗出，这是正常现象，不过最好还是向医生咨询）。

性生活的恢复要完全看伤口的痊愈状况，以及子宫颈何时恢复正常而定，医生可能会建议过4~6周再恢复行房事等。

一旦不再疼痛，便可以开始运动。由于会阴部位的肌肉未曾受损，因此可以不做阴道骨盆收缩运动，而可以专注在收缩腹肌

健康小贴士

妊娠纹是怎样产生的

由于孕期妇女的腹部会逐渐增大并积聚脂肪，大部分孕妇的腹部、臀部、大腿的皮肤会出现紫色的萎缩性皮纹，即妊娠纹。它是肾上腺皮质激素分泌过多引起的皮内组织改变及皮肤过度扩展的综合性作用的结果。一般在产后会变成灰白色或者银白色而留有永久的痕迹。

的运动上，应做缓和的运动。逐渐建立起运动计划，然后每天持续做。经过数月的努力以后，便可以恢复昔日的身段了。

为化解手术麻醉带来的副作用，如胀气、便秘、食欲不振、失眠、掉发等，可于产后一周内和产后两周内喝些养肝汤。

还可以服用生化汤，一日至少三次。这些方法都可促进剖宫产后的身体恢复。

产后怎样进行腹部锻炼

常用的运动除仰卧起坐以外，还有：

(1)仰卧床上，两膝关节屈曲，两脚掌平放在床上，两手放在腹部，进行深呼吸运动，肚子一鼓一收。

(2)仰卧床上，两手抱住后脑勺，胸腹稍抬起，两腿伸直上下交替运动，由幅度小到幅度大，由慢到快，连做50次左右。

(3)仰卧床上，两手握住床栏，两腿一齐向上跷，膝关节不要弯曲，脚尖要绷直，两腿和身体的角度最好达到90度，跷上去后停一会再落下来，如此反复进行，直到腹部发酸为止。

(4)两手放在身体的两侧，用手支撑住床，两膝关节屈曲，两脚掌蹬住床，臀部尽量向上抬，抬起后停止，4秒钟后落下，休息一会再抬。

(5)手放在身体两侧，两腿尽量向上跷，跷起来后像蹬自行车一样两脚轮流蹬，直到两腿酸疼为止。

(6)立在床边，两手扶住床，两脚向后撤，身体成一条直线，两前臂屈曲，身体向下压，停两三秒钟后，两前臂伸直，身体向上起，如此反复进行5~15次。

(7)一条腿立在地上，支撑整个身体的重量，另一条腿弯曲抬起，然后用支撑身体的那条腿连续蹦跳，每次20~30下，两条腿交替进行，直到腿酸为止。

(8)跪在床上，两手扶床，胸部尽量向下压，腹部尽量收缩，同时深呼吸，然后将胸挺起来，用力鼓肚子，同时深呼气。每天起床后及睡觉前各练5~10次。

(9)仰卧床上，脱下外衣，先将两手搓热，然后用两手在腹部按摩，直到局部发红、发热为止。每天早晚各1次。

如何使用束腹和束裤

怀孕期间，由于子宫扩大，致使腹壁也同时被撑开。分娩之后，子宫会自行收缩至原状，而腹壁却无法迅速复原，令人讨厌的脂肪组织便趁隙进驻腹中。这时如果在运动的同时，利用束腹的紧缩功能，不但可以刺激子宫，帮助子宫恢复原状，还有利于腹部肌肉的复原，并赶走囤积在此的脂肪。

产妇使用束腹2~3周后，应当已能适应这种紧缚的感觉，这时，不妨改穿产后塑身用束裤，来重塑完美的腰部曲线。

产后塑身用束裤和一般束裤不同的地方，在于前者多属"高腰式"设计，可刺激腹部脂肪，进而消除腹部赘肉，同时将怀孕时消失的腰线重新塑造在理想的位置上。

如何恢复健美的双腿

最为简便实用的方法是产后用弹力绷带或医用弹力套袜束住腿部。这一方法采用压迫下肢静脉以迫使血液向心脏回流，从而达到消除或减轻下肢肿胀、胀痛的目的。怀孕后期，这一方法也可用来减轻双腿水肿程度。

分娩正常的产妇产后第五天即可做双腿健美操，适当运动双腿，可锻炼腿部肌肉，及改善下肢静脉血液的回流。锻炼时坐在地上（床上），两下肢伸直并拢，腰部挺直，两手臂伸直放到身后，手指伸开支撑地面，吸气时脚尖尽量上跷，呼气时脚尖尽量伸直；然后仰卧，两下肢伸直略分开，两臂放在身体两侧，吸气时左脚伸直，与全身成直角，脚尖跷起，两只脚交叉进行，并注意锻炼时呼吸与动作的配合。

产后如何进行塑臀运动

待产后第 2~3 天，体力稍微恢复时，则可以开始做一些扩胸运动；到了产后第 7~10 天，阴道伤口已结痂，疼痛也渐渐减轻，就可以开始进行塑臀运动。当然初期不宜过于剧烈。

下面提供几个产后可做的塑臀运动：

转臀运动

(1)身体躺卧，双脚合并，屈膝。

(2)手、肘平放于地，双膝向左下压地板，并左右来回做。

注：下压双膝时，脚尖应尽量不动，这样功效较佳。

美臀运动

(1)平躺于地，双手抱左膝，将左膝靠向腹部，再换右膝。

(2)或以手抱双膝，同时靠向腹部。

注：两腿可交换做，也可以同时做，可美化臀部及收缩小腹。

臀部按摩

站立时，将手置于臀部，由上往下推臀部，或由下往上推。

注：由上往下推有助于局部细胞活化，可增进肌肉弹性；由下往上，则可美化臀部曲线，可双向进行。

如何预防产后乳房下垂

戴一个尺寸合适的胸罩，托住乳房，不仅哺乳期如此，从妊娠后期开始就要坚持每天戴，而且要注意白天夜晚都要戴。这样做是为了防止乳房在增大变重后其皮肤和内部支撑组织撑扩伸张。在妊娠期第 7 个月时，应换大一号的胸罩，最好用专门的哺乳胸罩。专门的哺乳胸罩里有一种能换能洗的垫子，不但能预防乳房下垂，还可以吸净渗漏出来的乳汁，非常方便。

在妊娠和哺乳期要避免体重增加过多，因为肥胖也可以促使乳房下垂。

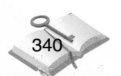

产后如何保持胸部健美

为使乳房健美，产后不下垂，需注意以下几点。

（1）哺乳时间不要过长，应在小孩1岁左右断奶。吃奶时孩子距离乳房不可太远，防止过分牵拉乳房。

（2）哺乳期的妇女，每天用温水洗乳房1次，不仅有利清洁卫生，促进乳汁分泌，而且能够增加韧带的韧性，防止乳房下垂。

（3）按摩乳房。小孩每次吃完奶后，应轻轻按摩乳房，每次10分钟，这样能促进乳房的血液循环，增强乳房韧带的弹性，防止乳房下垂。

（4）戴上松紧合适的胸罩，支撑起乳房，防止乳房下垂。

（5）坚持做俯卧撑、扩胸运动，使胸部的肌肉发达有力，对乳房的支撑作用增强。这样不仅能防止乳房下垂，对防止驼背及健美体形都大有好处。

产后如何进行脚部的保养

（1）手心放少量的擦身油，一点一点地由脚趾到脚跟及腿部轻轻涂擦，然后按此顺序按摩。

（2）仰卧在床上，把脚心放在床的围栏上，轻轻滑动。刚开始时，稍微弯曲双脚来进行，再慢慢地伸直双脚，等动作熟练之后，就可抬起腰部来进行此动作。

（3）指尖上蘸取少量的擦身油，用双手抓住脚；大拇指放在脚背上，其他的手指则放在脚心上，从脚趾朝向脚踝的方向，一边压按，一边按摩。

（4）躺着时，可以经常时而伸缩脚趾，时而旋转脚踝。

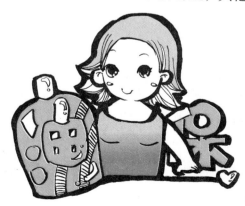

产妇为什么要做保健体操

一般来说，经阴道分娩的产妇在产后第二天即可开始活动；剖宫产的产妇在伤口不感觉痛的情况下亦可开始锻炼，并坚持做适合产妇康复的保健体操。保健体操有什么作用呢？

可以较快地恢复机体的生理功能；有利于增进食欲，恢复体力；有利于恶露的排出和子宫复旧；可以减少静脉血栓形成和肺部并发症；有利于膀胱功能恢复，可减少尿潴留的发生；改善肠功能，防止便秘；可防止子宫脱垂、尿失禁及痔疮的发生。

怎样做产后健身操

产后 10 天以内，在仰卧姿势下以呼吸操为主，配合简单的四肢活动，速度要轻而缓慢。产妇平卧，头部放平，两臂放在头后，深吸气使腹壁下陷，内脏随之提向上方，然后呼气。同时可做抬头、两臂内外展、伸臂过头等动作，相继开始针对某一组肌肉的活动。

（1）加强腹直肌运动。仰卧，单腿或双腿屈曲、上抬，与身体呈直角。

（2）加强臀肌、腰背肌运动。仰卧，髋部及双腿稍屈，双脚平放在床上，尽力抬高臀部和背部，使之离开床面，身体重量由肩及双足支撑。

（3）加强提肛肌运动（缩肛运动）。仰卧，双腿屈曲，双膝分开，然后用力向内合拢，同时收缩、放松肛门。

以上动作从连续 5~10 次增加到 10~20 次，从每天做 1~2 次增加到 3~4 次，每次 5~10 分钟。

产后 10 天以上，可增加仰卧起坐、胸膝卧位及腹部运动，以锻炼腹肌，防止子宫后倾。

如何保养乳房

在产褥期产妇应做乳房的按摩，这样有助于防止乳汁的淤滞，还可以预防乳腺炎。乳房的保养应注意以下几点：

健康小贴士
哪些产妇不宜做体操

凡属于下列情况的产妇不宜做体操运动。

产妇体虚、发热者；血压持续升高者；有较严重心、肝、肺、肾疾病者；贫血及有其他产后并发症者；做剖宫产手术者；会阴严重撕裂者；产褥感染者。

（1）做好乳头的保养及乳房的按摩。产后第 1 天应将乳头上的污垢擦掉。做乳房按摩之前，用蒸过的热毛巾覆盖乳房；乳房发胀很硬时，也可用此法。

（2）哺乳前应稍微挤出些乳汁，这样能促进正常分泌。哺乳时婴儿应含至乳晕部分。

（3）应保证充分的睡眠和休息，精神不能紧张，否则会影响乳汁的分泌。

（4）多吃营养高的食物，并注意营养均衡。

（5）在乳汁分泌不好时，仍应让婴儿吸吮乳头，这样才能促进乳汁反复分泌及排出。

产妇怎样做瑜伽

要想减掉产后腹部的赘肉，产妇不妨试试简单的瑜伽。

直立，双手在胸前合掌；吸气，双臂上举，脊椎直立；呼气，上体前屈至腿旁，身体与腿部靠拢；吸气，左腿前收，髋部下沉，下巴上仰；吸气，屏住呼吸，身体放平，俯撑；呼气，肘关节着地；下巴、胸部、膝关节着地；

吸气，头部钻过两臂之间，肚脐以下部位尽量与地面靠近，抬下巴；呼气，撑起身体，呈下伏状态。做右侧；重复 8~12 次，左右为一次。

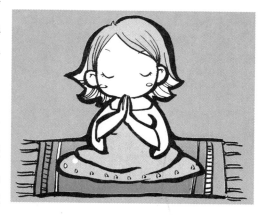

产后瘦身的四大误区是什么

许多产妇在生产之后都想尽快恢复孕前体形。但是，妇产科专家们提醒，由于产妇处于特殊时期，瘦身不能太盲目，要避开瘦身的四大误区。

（1）刚生育不久就做一些减肥运动。这会导致产妇子宫康复放慢并引起出血，而剧烈的运动则会使产妇的手术创面或者外阴切口的康复放慢。因为在怀孕期间，体内荷尔蒙发生变化，使结缔素软化，生育后的几周内，一些关节特别容易受伤。如果产妇是剖宫产，情况则更加危险。

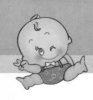

（2）哺乳期间节食。哺乳期不适合节食，因为节食不当可能会影响乳汁的品质。要想减肥，就应正常哺乳，因为哺乳可以消耗卡路里，即使多摄取营养，体重也不会增加很多。

（3）水分大量排出。水分的大量排出和肠胃失调极易引发便秘，所以产妇瘦身前应先消除便秘。

（4）贫血时减肥。产妇因为生育会流失大量血，而贫血会造成产后恢复缓慢。如果在没有解决贫血的情况下瘦身，势必会加重贫血。含铁丰富的食品如红糖、鱼、瘦肉、动物肝脏等，还包括脂肪含量较低的牛肉，都应是产妇食谱中的常客。

产妇减肥为什么应当多喝水

水分是重要的营养素，当产妇哺乳或是减肥时，更需要多多补充水分。每天产妇需要不时地摄取额外的液体，补充制造母乳时消耗掉的水分，以满足身体的需求。减肥也需要大量水分，当碳水化合物的含量减少，脂肪就会快速分解以便提供热能，肝脏也会分泌酮体到血液中，为了排除过多的酮体，身体会从组织当中抽取大量水分。因此，将导致脱水、肌肉无力，并且损失宝贵的维生素和矿物质。酮体过多会导致失眠、食欲不振、口臭，这也是减肥需要大量喝水的原因。口渴的时候务必要大量喝水、牛奶或果汁，多吃水果和蔬菜，因为饮料和蔬果中也含有很多水分。

哺乳会影响体形吗

哺乳不但不会影响体形，而且还有利于恢复健美的体形。

（1）由于婴儿的吮吸，刺激了乳头，使母体催乳素的激素分泌增加，这种激素可使因妊娠而增大的子宫回缩，臃肿的腹壁迅速复原。

（2）哺乳可加速乳汁分泌，促进母体的新陈代谢和营养循环，减少皮下脂肪的累积，从而有效地减少肥胖。

（3）婴儿吃奶，刺激分泌催乳素的激素，该激素作用于乳房上皮细胞和乳房悬韧带，有助于防止乳房的过度下垂。

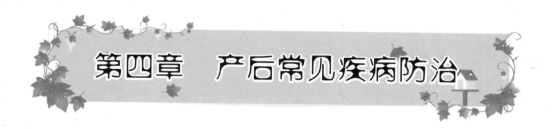

第四章 产后常见疾病防治

什么是产褥感染

产褥感染是由于致病细菌侵入产道而引发的感染，这是产妇在产褥期易患的比较严重的疾病。

正常妇女的阴道、宫颈内存在着大量的细菌，但多数不致病。产后由于机体抵抗力下降，而且子宫腔内胎盘附着部位遗留下一个很大的创伤面，子宫颈、阴道和外阴筋膜可能遭到不同程度的损伤，这些创伤都给致病细菌提供了侵入的机会。

细菌侵入后，轻者会阴、阴道、宫颈伤口感染，局部出现红肿、化脓，压痛明显，重者引起子宫内膜炎、子宫肌炎、盆腔炎、腹膜炎、败血症等。患产褥期感染的产妇在产后 48 小时会出现寒战、发热，伴有下腹痛，恶露有臭味，量多，腹部压痛，反跳痛等。

产褥感染的原因是什么

致病菌可能的来源如下：

妊娠末期有阴道炎症，分泌大量带有刺激性的白带，临产前不久曾有过性生活或洗过盆浴；胎膜早破，阴道和宫颈内的细菌可经过胎膜破口处侵入盆腔引起感染；接生人员未经正规训练，双手或接生器械消毒不严格；产程过长，肛门检查或阴道检查次数过多；产妇的衣服被褥不卫生，或用未经消毒的纸或布做会阴垫；产妇的呼吸道、胃肠道、泌尿系统或皮肤上的细菌，可通过血液或双手的传播侵入阴道；同产妇接触的人，上呼吸道内有细菌，通过谈话、咳嗽、喷嚏传播给产妇。产妇产后出血过多，抵抗力下降，如果休息不好，营养跟不上，极易发生感染。

怎样预防产褥感染

产褥感染应以预防为主。要加强孕期卫生，妊娠末期避免性交及盆浴，接生时避免过多和不必要的阴道检查及肛诊。产褥期注意个人卫生，保持外阴部清洁。产后早期下床活动，加强锻炼，增强体质。产后发烧时，应及时请医生检查，查出原因，针对病因进行处理，不可滥用抗生素。

产褥感染的产妇应采用半卧位，能活动者应该经常坐起，这有利于恶露的排出，同时也可使炎性渗出液局限于盆腔最低处，减少炎症的扩散。

恶露是怎么回事

在产褥期与子宫收缩的同时，还会从生殖器官排出一种分泌物，叫恶露。这是胎盘脱落后，从其伤口处流出来的带腥味的分泌物，以血和残留的胎膜为主要成分。在产后 3~4 天，恶露最多，其颜色和血一样，也叫血性恶露或红色恶露。然后渐渐变成淡红色，量也减少。约 3 周后，大部分夹着黄色，以后变成白色。4~6 个星期后完全干净。

如果恶露夹杂着脓一样的混浊颜色，并且有腥臭味，这时很可能是细菌感染引起的产褥感染，要尽快请医生检查。

产妇可把恶露作为子宫恢复情况的"晴雨表"。如果恶露一直都是白色，或者突然血色消失了，或是变成褐色，表明子宫恢复迟缓，应引起注意。这时产妇应注意休息调养。如果过了一个月，仍有血色恶露，也应请医生检查。

产后为什么尿量增加

分娩后频频出入厕所，尿量急剧增加，产妇很担心是否得病了。

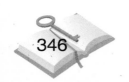

由于分娩时胎儿的压迫，膀胱及尿道都肿胀起来，在分娩后常常难以排尿。但是过1天后就会自然排尿，滞留在膀胱的尿蜂拥而下，其量多得惊人。这是身体的自然功能，并不是病，请勿担心。

　　因为在妊娠中，由于受荷尔蒙的影响，水分容易储留在体内，产后才开始排泄这些水分。

　　当出现以下情况时请注意：那就是频繁去厕所，排尿时、排尿后有痛感，尿液混浊，排尿结束马上又有尿意，即有排不净的感觉。此时应考虑是不是膀胱炎，应请医生检查。如果不是膀胱炎，就不必担心，过一段时间自然会恢复到原先的状态。

产后怎样预防手关节疼

　　孕妇分娩后，体内激素发生变化，结果会导致关节囊及其附近的韧带出现张力下降，引起关节松弛。此时若过多从事家务劳动，或过多抱孩子，接触冷水，就会使关节、肌腱、韧带负担过重，引起手关节痛，且经久不愈。防止手关节痛的方法是：在产褥期，产妇要注意休息，不要过多做家务，要减少手指和手腕的负担，少抱孩子，避免过早接触冷水。

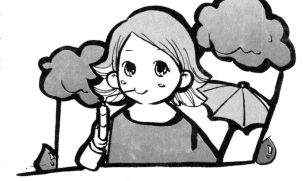

什么是产后中暑

　　产后中暑是因产后产妇体质虚弱而又受高温、高湿环境的影响，致使中枢性体温调节发生障碍而产生的急性热病。

　　由于受民间旧的习俗影响，许多人认为产妇体质虚弱，不能吹风，所以产后坐月子要"捂"。即使在夏天，产妇也需穿长袖上装和长裤，头要用围巾包裹，甚至还要盖棉被，再加上门窗紧闭，不通风，室内温度和湿度上升，这些都使得产妇体内热量积蓄过多且发散困难，从而中暑。一开始时，产妇会出现口渴、多汗、尿频、恶心、头晕、头痛、心慌、胸闷、全身乏力等症状。如能在此时予以及时处理，立即把病人移到通风阴凉处休息，补充盐和水分，病情会立即好转。如以上症状不能及时处理，产妇的体温会逐渐升高，症状加重，出现面色潮红、胸闷、脉搏和呼吸加快、无汗、全身布满痱子或只出汗而体温不降。若体温达到 40℃ 以上，则会出现昏迷、抽搐、呕吐、腹泻、血压下降等危险症状，如不及时抢救，常危及生命。

> **健康小贴士**
>
> ### 预防产后中暑
>
> 产妇坐月子时，要多吃易消化、营养丰富的食物，多吃水果、新鲜蔬菜。居室要经常打扫，保持清洁。门窗要经常开放，通风透气，保持室内空气新鲜。产妇衣着要适宜，要有足够的睡眠和适度的休息，以减少体力消耗。一旦发现产妇有口渴、尿频、多汗、恶心、头晕、心慌、胸闷等先兆中暑症状时，应立即把产妇转移到阴凉通风处休息，解开衣服，给予藿香正气水、十滴水等口服。经上述处理后，如症状仍不能缓解，应立即送医院抢救，千万不可掉以轻心。

产后腹痛的应对措施有哪些

在产后 1 周内，产妇仍然常有阵发性的腹痛，尤其在最初 1~2 天更明显，生育多胎的产妇，这种疼痛更剧烈。有的产妇对此很焦急，怀疑腹内是否有炎症。

产后腹痛主要是由于子宫收缩引起的，子宫一阵阵的收缩，逐渐恢复到正常大小。多胎生育的妇女，由于子宫肌肉纤维变性，正常肌纤维逐渐减少，结缔组织逐渐增多，子宫恢复更觉困难，只有加强收缩才能恢复正常，所以给产妇的感觉是腹痛加剧。因子宫收缩而引起的疼痛，一般产妇都能忍受。少数产妇如觉疼痛难忍，可以采用以下方法缓解疼痛：

口服止痛片，或取山楂 100 克，水煎加糖服；用针刺中极、关元、三阴交、足三里等穴位；轻揉子宫，以促进宫腔内残余物质排出；用热水袋热敷小腹部，每次敷半个小时；按摩小腹，使子宫肌肉暂时放松，缓解疼痛。

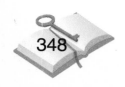

产后阴道疼痛的应对措施有哪些

许多产妇在分娩时没有做会阴切开术，阴道和会阴也没有破裂，但是却感到阴道部位很疼痛，特别是在笑或者大声说话时。其实，一个几千克的婴儿从狭窄的阴道娩出，总会使阴道扩张和伸展过度，导致淤血和损伤。随着时间的推移，疼痛会慢慢减轻。

如何防治阴道部位的疼痛呢？

（1）疼痛部位要用温水清洗。

（2）疼痛剧烈时，可在医生的指导下服作用温和的止痛药。

（3）避免对不适处产生压力的姿势，睡眠宜采取侧卧位。

（4）不要长久坐或站立。座位上垫个软枕头，以缓解不适处的紧张感。

（5）做促使会阴部组织恢复的运动。方法是收紧会阴部及肛门附近的肌肉，以 8~10 秒钟为宜，然后再慢慢放松肌肉，每天至少做 25 次。这一运动可以在任何时间做，以加快血液循环，使损伤的组织尽快康复。

产后手脚麻木、疼痛怎么办

因受凉引起者，可局部热敷、理疗（超短波、光疗、离子透入等）或加用维生素 B_1、维生素 E、维生素 B_{12} 等。也可用消炎痛 25 毫克，一日 3 次；保泰松 0.1 克，一日 3 次；布洛芬 0.2 克，一日 3 次。以上任选一种。可用强的松龙 25 毫克加 1%普鲁卡因 10~20 毫升施行痛点封闭，一周 1 次，3 次为一个疗程。必要时也可按压穴位治疗，手臂麻木者取臂丛穴（位于锁骨上凹内 1/3 与 2/3 交界处向上 1 寸）按压，手法应由轻到重，病人有电麻传导感，并向手指尖放射为有效；脚腿麻木可取足三里、三阴交穴，每穴按压 3~5 分钟。另外，也可服用成药，如舒筋活血丸、虎骨酒、鸡血藤浸膏片等，随症加减。

因肌体钙质缺乏所致大腿抽筋及手脚麻木疼痛者，可适当补充钙剂，如钙片 0.5~1.0 克，一日 2 次，同时服鱼肝油丸 1~2 丸，一日 2 次。应多吃鱼、肝、瘦肉、木耳、蘑菇等含钙丰富的食物。

怎样防治子宫脱垂

子宫脱垂是指子宫从正常位置沿阴道下降到坐骨棘水平下，甚至脱于阴道外。子宫脱垂的主要症状是，阴道有块状物脱出，常有腰痛腹坠，站立时加剧，感染后有脓性、血性分泌物渗出。多由于体质虚弱或产后过早参加劳动，气虚下陷不能收缩所致。怎样预防子宫脱垂的发生呢？

（1）在产褥早期做简单的康复体操，加强产后锻炼，并且逐渐增加运动量，以促使盆底组织尽早恢复。

（2）在产褥期不要总是仰卧，应当经常变换体位，如侧卧或者俯卧，并且避免蹲着干活。

（3）产后尤应防止由于便秘或者咳嗽而引发的子宫脱垂。

哪些食疗方法可以治疗子宫脱垂

（1）将黄鳝 1 条去内脏，洗净切细，加精盐与洗净的小米 50～100 克同煮为粥。日食 1 剂，具有益气补虚的作用。

（2）将何首乌 30 克用纱布包裹，与小米 50 克煮粥，粥熟前捞出药包，将鸡蛋 2 个打入，并加白糖少许，调匀煮熟即可。日服药 2 次，能益气养血。

（3）将党参 30 克、天麻 10 克同煎，去渣取汁，加小米 150 克煮为粥。每日 2 次，空腹服用，能益气升提。

（4）取鲜茭白 30 克洗净，用清水煎食。日食 2 次，每次 1 剂，具有清热化湿、通乳利尿作用。

怎样防治产后子宫变位

子宫变位是指子宫向下移位或向骨盆左、右、后侧移位。发病原因是产后下床活动少，长时间仰卧、久坐或习惯向一侧卧位，使子宫在产后恢复期间由于重力作用倒向一侧，并随子宫复旧而恒定在盆腔的异常位置。子宫变位的症状为腰酸背痛，腰骶部更明显；下腹部、阴道、外阴部有坠胀感，久站、走路、劳累后更甚。子宫变位严重还会出现尿频、尿急、张力性尿失禁等。

　　预防子宫变位，首先产妇要在"月子"里休息好。休息时要注意卧位姿势，宜经常变换卧位，防止平卧使子宫后倾。其次是坚持做子宫复原运动。

健康小贴士

预防产后便秘

　　产前有便秘者，产后应早些下床活动，做产后操，如缩肛运动，每天坚持 1~2 次，每次 10 分钟左右。多喝开水，清晨起床后将香油、蜂蜜调和用水冲服。多吃含纤维素多的食物如蔬菜。养成定时解大便的习惯，以形成条件反射。如果已形成便秘，可以服用缓泻剂，也可用开塞露塞肛或肥皂水灌肠。若发生肛裂或外痔，可以用 1:500 的高锰酸钾溶液坐浴，以改进肛门周围的血液循环。

产褥期无特殊情况者可早下床活动，但不宜做过多或过重的体力劳动，也应避免久站、久坐、久蹲。产后恶露不止时应及时治疗，促进子宫康复。

怎样防治肛裂

　　预防肛裂发生的关键在于预防便秘。产后便秘的预防在于改善饮食结构（如上所述）。再者要多饮水，并多喝一些菜汤，增加水分及维生素。如果发生了便秘，千万不要强行排便，可放入开塞露等润滑药物，稍待几分钟再排便，以避免肛裂发生。肛裂发生后，每日应用 1：5000 高锰酸钾溶液（产后 2 周）坐浴。每日 1~2 次，大便后加洗 1 次。肛裂疼痛难忍时，可用 1% 的普鲁卡因局部封闭。久治不愈者，应手术治疗。

怎样治疗产后贫血

　　产后贫血是由于妊娠期贫血未得到纠正和分娩时出血过多造成的。贫血会使人乏力，食欲不振，抵抗力下降，容易引起产后感染，严重的还可引起心肌损害和内分泌失调，所以应及时治疗。

　　血色素 90 克／升以上者属轻度贫血，可通过食疗纠正，应多吃动物内脏、瘦肉、鱼虾、蛋、奶以及绿色蔬菜等。血色素 60~90 克／升者属中度贫血，除改善饮食外，需药物治疗，常口服硫酸亚铁、叶酸等。低于 60 克／升者属重度贫血，单靠食疗效果缓慢，应多次输新鲜血液，尽快恢复血色素，减少后遗症的发生。

产妇产后腹疼怎么办

产后腹痛主要是由于子宫收缩引起的，子宫一阵阵的收缩，一直逐渐恢复到正常大小。多胎生育的妇女，由于子宫肌肉纤维的变性，正常肌纤维逐渐减少，结缔组织逐渐增多，子宫恢复就觉困难。只有加强收缩，才能恢复正常，所以给产妇的感觉是腹痛加剧。因子宫收缩而引起的疼痛，一般产妇是忍受得了的。少数产妇如觉得疼痛难忍，可口服一些止痛片。

晚期产后出血如何治疗

一般来说，产后 2 小时内阴道流血量较多，2 小时以后出血量逐渐减少。如果分娩 24 小时后再发生大量的阴道出血，且出血量超过 400 毫升，称为晚期产后出血。

晚期产后出血大多发生在产后 5～6 天或更长的时间，其发生率并不高。最常见的发病原因有：

(1)产后子宫收缩乏力；

(2)胎盘胎膜部分残留；

(3)剖宫产后子宫壁切口裂开；

(4)黏膜下子宫肌瘤绒癌；

(5)凝血功能障碍等。

晚期产后出血发生的时间因病而异。如胎盘残留，出血一般多发生在产后 10 天左右；子宫壁切口裂开，出血时间多在剖宫产术后的 2～3 周；绒毛膜癌可于产后 1 个月发生大出血，可表现为小量持续的阴道流血，也可突然发生大出血。

如果产妇产后子宫有少量出血、淋漓不断，应及时请教医生帮助处理；突然大量阴道流血者应立即去医院，以免耽误病情，留下终生遗憾。

做好围产期保健，可以降低晚期产后出血的发病率。

产褥期发热有哪些常见原因

产褥期间如果发热，首先要看发热出现的时间。如果从产后 24 小时起，到 10 天之内的发热，应多考虑为产褥感染。此外，还可能有此期间发生的其他一些疾病，较常见的如乳腺炎、泌尿系统感染、上呼吸道感染、产褥中暑等。所以，产后一旦发热，就应积极查找发热原因，并针对病因治疗。

（1）乳腺炎：产褥期如果处理不当，常易发生乳腺炎。急性乳腺炎多发生在产后 2～6 周左右。常常引起产妇发热，重者伴有寒战；患侧乳房表现为局限性红、肿、热、痛，并有硬结，触痛明显；血象白细胞数增多，以中性粒细胞为主。早期用青霉素治疗，炎症即可消退，体温也随之下降。

（2）泌尿系统感染：也有发热，有时伴有发冷，同时还有尿频、尿急及腰痛等症状。根据所出现的症状及尿化验检查，即可做出诊断，经过合理治疗及卧床休息，3～5 天后体温即可降至正常，尿液症状改变，消失。

（3）上呼吸道感染：产妇由于分娩过度疲劳，抵抗力下降，或产后着凉、感冒，容易发生上呼吸道感染。除发热外，常伴有鼻塞、咽喉肿痛、咳嗽或呼吸困难等症状，严重者也可发生肺炎。可给予相应治疗。

（4）产褥中暑：发热多发生在夏季酷暑时节。由于气温高，室内又不通风，体内的热散发不出去，而表现为颜面及周身潮红、高热、无汗，皮肤干燥，身上长满痱子，重者发生昏迷。这时室内要立即通风，地上洒凉水及采取一切降温措施，如用湿毛巾或酒精擦浴。轻者体温很快即可下降，并感到舒服，病情较重或已出现昏迷时，应一边治疗，一边送往医院抢救。

上述产褥期发热的各种病因，根据其所表现的不同症状、体征及实验室检查，不难确定诊断。如无特殊症状，各系统检查又未发现异常，而发热又出现在产后 10 天之内，则应考虑为产褥感染。

怎样防治产后急性乳腺炎

急性乳腺炎重在预防，产妇要注意做到以下几点：

（1）妊娠期要做好乳房及乳头的护理。

（2）每次喂奶前后，产妇要洗手，擦净乳头，喂奶后用清洁纱布敷盖乳头并用乳罩托起乳房。

（3）乳汁过多或婴儿吸不净时要用吸奶器吸空乳房。

（4）有淤积奶块时，可先做热敷轻轻用手向乳头方向揉按，使之化开，并将奶汁挤出或用吸奶器吸出。

（5）喂奶时间不应过长，以15~20分钟为宜，最多不要超过半小时。不要让婴儿长时间叼奶头或含着奶头入睡。

（6）发生乳头皲裂时要暂停哺乳，用吸奶器吸出乳汁，待伤口愈合后才能直接哺喂。

产后易发泌尿道感染

产褥期泌尿道感染以膀胱炎、急性肾盂肾炎常见，治疗不彻底可变为慢性泌尿道炎症，急性感染严重时可发展成败血症。

怀孕后由于内分泌的影响，使输尿管肌肉张力减低，蠕动减弱。增大的妊娠子宫在骨盆入口处压迫输尿管使之扩张，因而尿液常有滞留，造成细菌繁殖的有利条件。

正常尿液中不应有细菌存在，但据调查，5%~10%的孕妇尿液中有细菌，如果不治疗，其中的80%持续带菌到产后，当产褥期抵抗力减低而又有适当的细菌繁殖条件时，就会发展成为急性泌尿道感染。

女性尿道4厘米长，短而直又接近肛门，阴道很容易有细菌污染；分娩时胎头压迫膀胱，使膀胱黏膜充血、水肿；助产操作使阴道极度扩张，也可

> **健康小贴士**
>
> ### 产后为什么会大便干结
>
> 产后由于腹压消失，饮食中缺少纤维素，产妇长时间卧床，导致胃肠蠕动减慢，难产手术时的会阴切口疼痛，致使产妇不敢做排便动作，产褥期出汗较多等，都可能造成产后便秘。故在产一期应以易消化的半流质饮食为主，特别注意各种蔬菜的摄入，适当下床活动，以促进胃肠蠕动，如仍不见好转，可给予果菜、蜂蜜，以促进排便。如大便干结，可在肛门内放入开塞露，一般能得到缓解。

引起膀胱黏膜、尿道的挫伤和渗血而发生尿潴留；分娩时或产后导尿、保留尿管，都会增加泌尿道感染的机会。

　　产妇其他部分的感染也可通过血液、淋巴管侵入泌尿道发生继发感染。针对以上原因加以预防，较发病后治疗更为重要。

产后预防腰腿疼

　　本病多因骶髂韧带劳损或骶髂关节损伤所致。一是由于产后休息不当，过早地持久站立和端坐，致使产妇妊娠时所松弛了的骶髂韧带不能恢复，造成劳损。二是因产妇分娩过程中引起骨盆各种韧带损伤，再加上产后过早劳动和负重，增加了骶髂关节的损伤机会，引起关节囊周围组织粘连，妨碍了骶髂关节的正常运动所致。三是产后起居不慎，闪挫腰部以及腰骶部，先天性疾病，如隐性椎弓裂、骶椎裂等诱发腰腿痛，产后更剧。

　　腰腿痛的主要临床表现多以腰、臀和腰骶部疼痛日夜难眠为主，部分患者伴有一侧腿痛。疼痛部位多在下肢内侧或外侧，有的可伴有两下肢沉重、酸软等症。

　　预防本病的关键在于产后要注意休息和增加营养，不要过早持久站立和端坐，更不要劳动过度和负重；避风寒，慎起居，每天坚持做产后操。

产后防治手腕痛

　　产后手腕痛也叫做桡骨茎突狭窄性腱鞘炎。日常生活中频繁使用手部，使肌腱在腱鞘内来回滑动，引起腱鞘的充血、水肿、增厚、粘连，导致狭窄性腱鞘炎。产妇虽然不做重体力劳动，但长时间重复单一的劳动，如冷水洗尿布、洗衣服、抱孩子等均容易引起本病。另外，产妇体内的内分泌激素波动也可能与本病有关系。

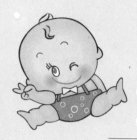

第六篇

新生儿的护理

　　新生儿一天中大多数时间是在睡眠中度过的，所以要为孩子准备一个较为安静的房间。进出的人少，窗户朝南光照好，通风好，不潮湿，周围环境比较安静的房间为最好。

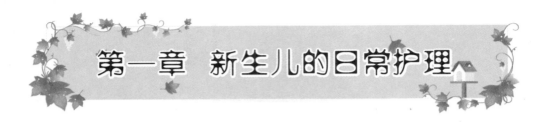

第一章 新生儿的日常护理

对新生宝宝进行心理护理

新生宝宝出生后就已有了感知觉，如能听到声音、能看见色彩鲜艳的玩具和人的脸面并能随声音、人的脸而转头；新生宝宝的味觉、皮肤的触觉也很敏感。因此，对新生宝宝应结合日常生活护理，进行心理护理，尽早建立起母婴之间的依恋关系，这对新生宝宝今后的身心发展有很大的好处。

母亲还可经常和新生宝宝进行目光交流，当你发现新生宝宝在注视你的时候，你可以和他（她）说话，引起他（她）的注意，他（她）会非常高兴。换尿布时，可轻轻抚摸他（她）的皮肤，这种皮肤的接触，对新生宝宝是一个极大的安慰，会对母亲产生亲切感、安全感，所以在新生宝宝刚出生，脐带结扎后，在医务人员的帮助下，可将新生宝宝抱给母亲，让他（她）趴在母亲胸腹部上，使他们进行密切的皮肤接触，不仅有利于母婴之间的感情交

健康小贴士

护理新生宝宝的皮肤

新生宝宝皮肤很娇嫩，局部防御机能差，故很容易受损伤，且受伤处也容易成为细菌入侵的门户，轻则引起局部感染发炎，重则可能扩散至全身。因此，这段时期的新生宝宝其皮肤的清洁卫生很重要，头、颈、腋窝、会阴部及其他皮肤皱褶处应勤洗并保持干燥，以免糜烂。每次换尿布后，特别是在大便后应以婴儿护肤柔湿巾清洁臀部，再用护臀霜涂抹，以防发生尿布疹。

流，也利于母亲体内的催乳素的分泌，使乳汁尽早地分泌，可保证有足够的乳汁供给婴儿。

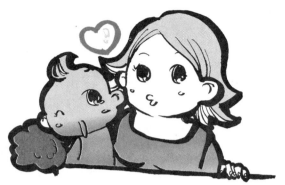

清洁宝宝的眼睛

取一条宝宝专用的四角方巾，蘸湿后拧干，将方巾的其中一角卷在手指上，由内眼角到外眼角，轻轻地帮宝宝擦拭眼睛。为了避免交叉感染，爸爸妈妈必须记清楚分别是用四角方巾的哪一个角来清洁宝宝的右眼和左眼，千万不要搞混。

清洁宝宝的耳朵

将四角方巾蘸湿后拧干，将方巾的其中一个角卷在手指上，轻轻擦拭宝宝的外耳部位。爸爸妈妈在清洁宝宝的耳朵时，为了避免交叉感染，必须避开使用清洁宝宝眼睛时用过的方巾两角，分别利用另外两角，帮宝宝擦拭右耳和左耳。

清洁宝宝的口腔

将纱布蘸湿，裹在手指上，轻轻帮宝宝擦拭舌头和牙龈。当宝宝喝完奶后，可以让他（她）喝一点开水来清洁口腔。如果小宝宝不愿意喝开水，则可以利用纱布帮宝宝清洁口腔。需要特别提醒爸爸妈妈的是，清洁时手不要太深入地放入宝宝的口中，以免引起宝宝的不适。

清洁宝宝的鼻子

基本上只需要用方巾擦拭宝宝的鼻腔外侧就可以了。如果宝宝的外鼻孔道出现鼻屎，则可以用细棉棒在宝宝的鼻孔外侧稍微转一下，若担心宝宝感到疼痛，可以在棉棒上蘸一点水。宝宝外鼻孔内的分泌物，大都会随着打喷嚏而排出。一般来说，爸爸妈妈会感觉清洁宝宝的鼻子比较困难，因为宝宝的鼻孔很小。所以，通常鼻孔不用特别的方法去处理，只需要时常清洁宝宝的鼻孔外侧就可以了。

护理新生宝宝的脐部

每日用75%的酒精消毒脐带断端及周围皮肤，以保持皮肤的清洁干燥，约3~7天后脐带会自行脱落。脐带脱落后根部会有少许黏糊糊的渗出物，遇到这种情况不必着急，这是正常现象，可用无菌棉签蘸75%酒精将脐部擦净，很快就会干燥，最好不用龙胆紫，原因是其颜色会影响对脐部的观察。一旦脐部有脓性发臭分泌物、皮肤发红、婴儿全身有发烧症状，多半是脐炎，要去医院处理，防止发生败血症。平时给婴儿洗澡或换尿布时，要特别注意脐部的清洁干燥。

宝宝的指甲能剪吗

因为婴儿的手整天摸索闲不住，沾满了细菌、病毒、寄生虫卵，尤其是指甲缝里细菌更多。婴儿的皮肤黏膜又较娇嫩，指甲过长容易划破皮肤黏膜，手指上的细菌就会乘机进入伤口，引起发炎，甚至引起败血症等较重疾病。所以保持婴儿手的清洁，尤其是指甲卫生很重要。家长要经常给小儿修剪指甲，避免小儿指甲过长。可以趁婴儿睡眠时剪，这样比较安全。指甲不能剪得过短，以免产生不必要的痛苦，妨碍孩子的正常活动。

新生宝宝的胎垢能洗掉吗

有些婴儿特别是较胖的婴儿在生下来不久，头顶前囟门的部位有黑色或褐色鳞片状融合在一起的

健康小贴士
要让刚出生的宝宝大哭

新生宝宝娩出后，助产士首先要为新生宝宝清理呼吸道，及时用吸痰管清除新生宝宝口腔及鼻腔的黏液和羊水，并促使他哭出声来，以免发生吸入性肺炎。当确定呼吸道黏液和羊水已吸净而仍无哭声时，可用手轻拍新生宝宝足底，促其啼哭。新生宝宝大声啼哭，是新生宝宝出生后的第一次呼吸，表示呼吸道已通畅，呼吸系统已经正常工作，能够提供自身需要的氧气。哭也使新生宝宝肺部得以扩张，吸入大量氧气，降低了肺循环的阻力。

皮痂，且不易洗掉，俗称"胎垢"。这是皮脂腺所分泌的油脂以及灰尘等组成的，一般不痒，对孩子健康无明显影响。但是显得很脏，应该洗掉。最好的办法是用消毒后的植物油（加热后冷却）或石蜡油局部擦拭，或用0.5%的金霉素软膏涂上，24小时后用小梳子轻轻梳理几下，即可使其一点点地掉落。

宝宝娩出后不哭怎么办

新生宝宝出生后，若经吸痰、清理呼吸道、轻拍足底后，仍不能大声啼哭，同时伴有皮肤苍白、肌张力差等，表示新生宝宝有缺氧的情况。临床上通常以出生后1分钟~5分钟的新生宝宝心率、呼吸、肌张力、喉反射及皮肤颜色5项体征为依据进行评分，来判断新生宝宝缺氧的程度，即新生宝宝窒息的程度。正常新生宝宝满分为10分，7分以上只需一般处理，4分~7分为轻度窒息，需要清理呼吸道、人工呼吸、吸氧，静脉推注小苏打、葡萄糖酸钙等。0分~3分为重度窒息，需要立即行气管插管、给药等紧急抢救。

新生宝宝会哭闹

正常的新生宝宝哭闹不安时，往往可能是口渴了，想吃奶，或是躺久了想让妈妈抱一抱。当有些不大舒适时，新生宝宝也会哭闹一阵，如房间温度过高，衣被包裹得太热，尿布湿了，衣服穿得不舒服或有异物的碰压。当家长满足了新生宝宝的要求或调整了新生宝宝的不适后，新生宝宝的哭闹马上就会停止，恢复如常。新生宝宝有病时，也常以哭闹作为一种征兆向我们报告。

洗宝宝的尿布

首先每次换下来的尿布应存放在固定的盆或桶中，不要随地乱扔。只有尿液的尿布可以先用清水漂洗干净后，再用开水烫一下。如果尿布上有

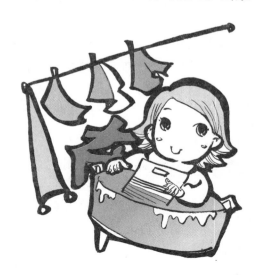

粪便，要先用专用刷子将它去除，然后放进清水中，用中性的肥皂进行清洗，再用清水多冲洗几遍。为了保持尿布的清洁柔软，所有的尿布洗净后，都应用开水浸烫消毒。尿布晾干时，最好能在日光照射下好好地晒一晒，达到除菌的目的。但天气不好时可在室内晾干，或用熨斗烫干，也可以达到消毒的目的，又可以去掉湿气，宝宝使用时会感到舒服。

观察新生宝宝的小便

出生几天的新生宝宝因吃得少，加之皮肤和呼吸可蒸发水分，每日仅排尿 3 ~ 4 次。新生宝宝出生 6~10 天后因吃奶量增加，而膀胱容量小，每天排尿次数可达 20~30 次。

新生宝宝的尿液呈淡黄色且透明，但有时排出的尿会呈红褐色，稍浑浊，这是因为尿中的尿酸盐结晶所致，2 ~ 3 天后会消失。

观察新生宝宝的大便

新生宝宝出生后头 3 ~ 4 天内排出的大便呈墨绿色，稍黏稠，量不多、无粪臭。如新生宝宝生后 24 小时未有胎便排出，或 4 天后仍未有胎便排出，均须向医生询问。

母乳喂养儿的大便呈金黄色、糊状、有酸味、无臭味、无奶瓣，每日排便 1~4 次，若每日大便 7~8 次，小儿吃奶正常，体重增加，也属正常。

防止新生宝宝睡偏头

预防和纠正这种"睡偏头"的方法很简单，即不要让婴儿的头部长期处于一种姿势，应定期更换其睡眠姿势，或在一侧放上较软的枕头，使头部不能随意偏向该侧，如此双侧交替进行，久后即能起到防治作用。

新生宝宝的被褥选择

新生宝宝的被褥应单独准备 1~2 套，适合于小床使用，被子应选用浅色全棉布或薄绒布来制作，棉胎应用新棉花，因旧棉花不保暖也不卫生，最好不使用旧棉胎改制。棉被不宜过厚过大，一般每条一斤左右即可，大小应与小床的大小相适应，需准备两条，便于洗换，又可随季节变化而增减，春秋季节可盖一条，冬季盖两条。

新生宝宝的垫被选择

新生宝宝的垫被也非常重要。小床上的垫子不能太软，最好用旧棉胎折叠起来做成床垫，上面再铺一层薄的棉胎就可以了。因为新生宝宝骨骼较柔软，正处于发育生长阶段，如果床垫太软，如过软的弹簧床垫或海绵垫，可使宝宝的脊柱经常处于弯曲状态，而容易引起脊柱变形，甚至发生驼背，并且不利于新生宝宝活动，影响其骨骼、肌肉的发育。

宝宝的枕头软硬度要合适

宝宝的枕头软硬度也要合适。过硬易造成扁头偏脸等畸形，还会把枕部的一圈头发磨掉而出现枕秃，家长常由此可能会误认宝宝患了佝偻窒息的危险。枕芯一般以荞麦皮或泡过茶后晒干的茶叶为好，不但软硬度合适，吸湿性透气性强，且能清洗。其他如稗草籽等类似的物品也可以。

对宝宝的抱法

对新生宝宝的抱法大都采用手托法和腕托法两种：手托法是用左手托住婴儿的背、脖子和头，用右手托住婴儿的屁股和腰部。腕托法

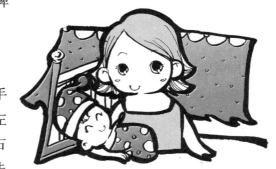

是轻轻地将婴儿的头放在左胳膊弯中，左小臂护住婴儿的头部，左腕和左手护住背部和腰部，右小臂护住婴儿的腿部，右手护住婴儿的屁股和腰部。

新生宝宝要不要晒太阳

其实新生宝宝也非常需要户外活动并晒太阳。在夏秋季节出生的新生宝宝，在出生后半个月即可开始短时间、间断地在户外晒晒太阳，接触一下大

自然，呼吸一些新鲜空气，对新生宝宝的生长发育和健康都有一定的好处。满月后再逐渐增加户外活动的时间。

在室内可将新生宝宝的小床放在太阳能照到的地方，打开窗户，让阳光照到新生宝宝身上，并可使室内的空气流通、保持新鲜，这是非常有益于新生宝宝健康的。

新生宝宝洗澡时应注意的事项

动作要轻柔、敏捷，洗澡应在喂奶后 1～2 小时后进行，以免引起吐奶。洗澡时室温最好保持在 24℃~26℃，水温在 38℃～40℃，大人用手背测试，感觉温暖不烫即可。可先将婴儿皮肤浸湿，用婴儿皂或浴液少许涂在手心或质地柔软的毛巾上，再擦拭婴儿身上，然后用水洗净擦干。注意面部不要涂抹肥皂，耳朵不要进水，皮肤皱褶处要洗干净。

新生宝宝不能戴手套

因为毛巾手套或用其他棉织品做的手套，如里面的线头发生脱落，很容易缠住孩子的手指，影响手指局部血液循环，如果发现不及时，有可能引起新生宝宝手指坏死而造成严重后果。为避免新生宝宝把脸抓伤，医生建议，如果新生宝宝的指甲过长，父母可以趁他熟睡时小心仔细地修剪；剪指甲时一定要抓住新生宝宝的小手，避免孩子因晃动手指而被剪刀碰伤，但指甲不要剪得过短，以免损伤甲床。

健康小贴士

长期用纸尿裤好吗

不少纸尿裤并非完全是纸质的，其内层的海绵、纤维虽有一定的吸附作用，但长期使用会对婴儿的肌肤造成伤害。更严重的是，纸尿裤可能会引起不育症。由于它不透气，紧贴婴儿皮肤，易使局部温度升高，而男婴睾丸最适宜的温度是在 34℃ 左右，一旦温度上升到 37℃，日久可导致睾丸将来产不出精子来。

给宝宝测量体温

给新生宝宝测量体温，应在宝宝完全安静状态下测量，即在不哭闹、无过度活动时。测前先把体温表的水银柱甩到刻度 35℃ 以下，用棉花蘸酒精擦拭消毒后使用。测腋窝时，应先轻轻擦干腋窝的汗，再将体温表水银头放入腋窝中央夹紧，5分钟后取出读数。看体温表的数字时，应该右手拇指、食指及中指横持体温表，取水平位置观察，以温度计上白色不透明部分作为背景，前后转动体温表，以便清晰地看到银色的水银柱线。新生宝宝的正常体温应在36.5℃~37℃间。

给新生宝宝取暖

在家庭中给新生宝宝保暖的方法很多，最简单的是给他（她）准备好适宜的衣服。因为新生宝宝身体与衣服之间的间隙温度保持在30℃~34℃之间最适宜，可防止其身体散热过度，维持新生宝宝的体温。因此，新生宝宝的衣服过于宽松或太紧身，都不利于保持体温。冬季最好在内衣外面穿一件背心，再穿一件棉袄，保证身体与衣服之间有一定间隙，上面再盖上小棉被或毛毯就可以了。

新生宝宝的居室温度以多少为宜

新生宝宝出生后环境温度一般会比母亲子宫内温度要低，因而出生后，新生宝宝的体温会明显下降。一小时内可降低2.5℃，如果环境温度适中，新生宝宝的体温可逐渐回升，达到36℃~37℃。这种最适宜的环境温度，通常称为"适中温度"或"中性温度"，这种环境温度可保持新生宝宝的正常体温，使其消耗的氧气也最少，新陈代谢率最正常，热量消耗也少，可使营养素和热能均以最大限度用于身体的生长发育。因此，适中的温度环境，不但可预防婴儿疾病的发生，其体重增长也快。新生宝宝期的适中温度与新生宝宝的成熟程度和月龄有关。

保持室内温度有哪些方法

保持室内温度的方法很多，常用的有空调，可随需要来调节温度。也可用暖气、火炉、取暖器来保持室内一定的温度，以适宜新生宝宝的需要。无论采用哪种方法取暖，都会使空气干燥，因此，要注意保持一定的湿度，一般在50%左右。同时还要每天定时开窗2~3次，以保证室内空气新鲜，有利于新生宝宝的健康。

第二章　新生儿的饮食护理

护理新生宝宝

首先要注意为其保暖；医护人员及家属接触婴儿时应先洗手，防止感染婴儿；要密切注意其体温变化、呼吸节律及吸吮能力；观察其面色和精神状态、哭声及对外界的反应等；注意保持婴儿的五官清洁，脐部的干燥清洁；喂养方面要注意多让婴儿吸吮母乳；主要观察其排尿排便次数，颜色性质正常与否，有异常情况应及时就诊。

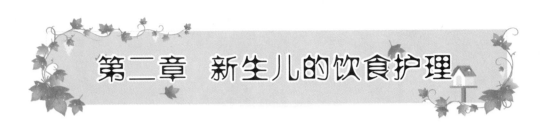

健康小贴士

新生宝宝每天需要多少热量

婴儿初生时需要的热卡约为每公斤体重 100~120 千卡（418~502 千焦），以后随月龄的增加逐渐减少，在 1 岁左右时为 80~100 千卡（335~418 千焦）。

新生宝宝每天需要多少蛋白质

母乳喂养时，蛋白质需要量为每日每公斤体重 2 克；牛奶喂养时为每日每公斤体重 3.5 克；主要以大豆及谷类蛋白供给时则为每日每公斤体重 4 克。

新生宝宝每天需要多少脂肪

初生时脂肪占总热量的 45%，随月龄的增加，逐渐减少到占总热量的 30% ~ 40%。脂肪酸提供的热量不应低于总热量的 1%~3%。

新生宝宝每天需要多少碳水化合物

婴幼儿期碳水化合物以占总热量的 50%～55%为宜。新生婴儿除淀粉外，对其他糖类（乳糖、葡萄糖、蔗糖）都能消化。

新生宝宝每天需要多少矿物质

4个月以前的婴儿应限制钠的摄入，以免增加其肾的负荷并诱发成年后的高血压。婴儿出生时体内的铁储存量大致与出生体重成正比。铁缺乏是婴儿最常见的营养缺乏症。

新生宝宝每天需要多少维生素

对母乳喂养的婴儿，除维生素 D 供给量会偏低外，正常母乳含有婴儿所需的各种维生素。我国规定 1 岁以内婴儿维生素 A 的供给量为每天 200 微克。维生素 B_1、B_2 和烟酸的量是随热能供给量而变化的，每摄取 1000 千卡热能，供给维生素 B_1 和 $B_2$0.5 毫克。

新生宝宝每天需要多少水

正常婴儿建议每日每公斤体重供给水 150 毫升。

初乳对新生宝宝有益吗

产妇在产后最初几天分泌的乳汁叫初乳，呈淡黄色。初乳的量很少，但与成熟乳汁相比，初乳中富含抗体、丰富的蛋白质、胡萝卜素、较低的脂肪及宝宝所需要的各种酶类、碳水化合物等，这些都是其他任何食品都无法提供的。初乳还有促进脂类排泄作用，可以减少黄疸的发生。

每天妈妈要给宝宝哺几次乳

喂奶的次数每个婴儿各不相同，一般是白天喂 5 次，每隔 2~3 小时喂一次。从给婴儿吃初乳开始，第一天每侧乳房喂 5 分钟。从第二天开始每侧乳房喂 10 分钟。婴儿吃得越多，刺激乳房产生的乳汁越多。母亲每次可喂两侧乳房，直到 15 天左右乳汁分泌正常化。

宝宝为什么会吐奶

哺乳后孩子吐奶是因为婴儿在吸吮乳汁的同时也吸入了一些空气，胃中空气沿食道上涌即造成吐奶。所以每次喂奶后，应将婴儿抱起、头伏在母亲肩上，母亲轻拍婴儿背部，直至小儿打出气嗝，将吸入胃内的空气排出，可避免吐奶。

按需哺乳

按需哺乳，顾名思义，是指哺乳时不要限定间隔时间，婴儿饿了或母亲感到奶胀了，就可以喂奶。初生婴儿的胃容量小，胃排空时间短，因此喂奶的间隔就短。按需哺乳，可以使婴儿获得充足的乳汁，并且有效地刺激泌乳。当婴儿睡眠时间长而母亲乳房胀时，可用冷的湿毛巾擦婴儿额头，以唤醒婴儿并喂奶。新生宝宝期夜间不应停止哺乳，只要产妇与婴儿同吃同睡，就不会感到累。

妈妈患乳腺炎还能喂奶吗

发生乳腺炎的主要原因是乳腺导管不通畅，乳汁郁积，从而引起细菌侵袭导致感染。当有乳房肿胀、乳核形成时，仍可让孩子继续吃奶，因为孩子的有力吸吮可以起到疏通乳腺导管的作用。每次喂奶时，应先吸患侧，再吸健侧。如果炎症很厉害，甚至发生脓肿时，可暂停哺乳，应将乳汁挤出或用吸奶器吸出，经消毒后仍可喂给孩子。在选择使用抗生素时，一定要选用那些药物不经乳汁排泄，对孩子无害的药。实际上只要您认真坚持母乳喂养，那么乳腺炎的发生会大大降低。

妈妈患感冒能喂奶吗

母亲感冒很重时，应尽量减少与婴儿面对面的接触，可以戴口罩，以防呼出的病原体直接进入孩子的呼吸道。母亲感冒不重，可以多喝开水或服用板蓝根、感冒清热冲剂，如果病情较重需要服用其他药物，应该按医生处方，以防止某些药物进入母乳而影响婴儿。

宝宝为什么不喜欢吃母乳

在小宝宝刚刚出生的时候，如果妈妈没有及时给宝宝喂母乳，而是先喂了牛奶，那么小宝宝很快就会适应"牛奶"的口味。而且橡胶的奶嘴又柔软，孔口又大，宝宝吃起来又快又省力；牛奶的糖分还比母乳高，甜甜的，让小宝宝觉得好喝极了。如果等宝宝适应了牛奶，再让他（她）回过头来换吃母奶，且不说气味上又腥又咸，那些偏细的奶管就让宝宝费尽了力气。吃一顿奶还要累出一身汗，小宝宝自然会不喜欢母乳。

对早产宝宝进行母乳喂养

婴儿刚出生时，往往其吸吮能力也差，如果母亲把乳头送入婴儿口中，婴儿不会吸吮，可将乳汁挤出或用吸奶器吸出，装在消毒过的杯中，用小勺慢慢喂他（她）。如是特别不成熟的婴儿，要住儿科ICU病房，即高危儿集中管理病房，进行特护。对吸吮能力很弱的婴儿，将通过留置鼻饲管将乳汁用空针注入其胃里喂养，或采用静脉输注营养。可以经常用乳头刺激婴儿的觅食反射，让他（她）主动地吸吮奶头，如坚持锻炼婴儿的吸吮能力，随着婴儿渐渐成熟，他（她）会像正常孩子那样吸吮的。

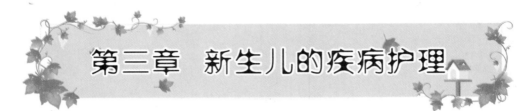

第三章 新生儿的疾病护理

观察新生宝宝听力是否异常

新生宝宝3~7天开始出现明显的听觉。如果仔细观察，就会发现正常新生宝宝在日常生活中有听觉反应。

一个正在睡眠中的新生宝宝，当突然有大的声响出现时，会随之有皱眉、两眼睁开或全身轻微抖动或全身惊跳。婴儿清醒时，听到突然响声会眨眼或闭眼，或眼睛或头轻轻转向声响方向。如果用一个小铃铛或拨浪鼓放在婴儿耳边摇，他（她）也会皱一皱眉或者微微转一下头，表示听到声音了。

预防尿布疹

尿布疹又叫臀红，由于婴幼儿皮肤比较柔嫩，受潮湿尿布长时间浸泡，容易造成局部皮肤发红及皮疹，严重时出现溃烂。所以，在婴儿大小便后，要勤换尿布，减少潮湿尿布对婴儿皮肤的刺激，保持局部清洁及干燥，洗净后局部可涂鞣酸软膏或植物油，尿布用过要用肥皂清洗并在阳光下晒干。

宝宝尿少正常吗

新生宝宝无尿或尿少不一定是由疾病所致。因为新生宝宝出生后不久，饮水与吃奶量极少，加上新生宝宝脱离母体后，皮肤、汗腺、肺部水分蒸发，使体内水分消耗增多，导致尿量减少或一时无尿，这属于正常生理现象。

大多数新生宝宝一周内尿量少，每日 3~4 次；一周后可增至 20～30 次；6 个月后，尿量又会逐渐减少。

新生宝宝刚出生前两天如无尿或尿少，不必惊慌失措，应先给新生宝宝喝点葡萄糖水，尽早喂奶。如果出生 48 小时以上无尿者，就要请医生检查，看是否是肾脏畸形或其他肾脏疾病所致。

脐炎的症状

脐带是胎儿在母体内由母亲供给胎儿营养和胎儿排泄废物的通道，胎儿出生后，脐带就失去了它的生理作用。被结扎的脐带一般在生后 3～7 天（或更长一些，依断脐方法不同而不同）就会自然脱落，脐带初掉时创面发红，稍湿润，几天后就痊愈了，形成脐窝。如新生宝宝脐部有黏液、脓性分泌物，并带有臭味或脐窝周围皮肤发红的，称为脐炎。轻症者除脐部有异常外，体温及食欲均正常，重症者则有发热吃奶少等表现。脐炎很危险，可致新生宝宝死亡，故要立刻去看医生。

防治新生宝宝脐炎

一般来说，新生宝宝出生后第 2 天就应把包扎脐部的纱布取掉，不用再包扎，可换用无菌纱布轻轻覆盖，每日更换。经常注意局部的清洁、干燥、不被污染，特别应及时更换尿布，以免尿、便污染脐部。每日晨起淋浴后，用消毒纱布轻轻将脐部的水蘸干，然后用手将脐带轻轻提起，用 75%酒精围绕脐带的根部进行消毒，将血块及分泌物全部擦掉，然后可涂 1%~2%龙胆紫，直至脐带脱落，不要用红汞。

新生宝宝破伤风

新生儿破伤风是由于接生时脐部消毒处理不当所致。如用未经消毒的剪刀断脐或用不洁的布料包裹脐端，破伤风杆菌就可在脐部生长繁殖并产生外毒素。外毒素毒力很强，对神经组织具有很大毒害，可引起全身肌肉痉挛，亦可造成组织局部坏死和心肌损害。

新生宝宝破伤风的症状

新生宝宝破伤风的早期症状是：孩子睡不安稳，烦躁啼哭，吸奶不畅，逐渐发展到牙关紧闭，吸吮、吞咽困难，舌头僵直，出现苦笑面容，头向后仰，腰向后弯，拳头紧握，脚跟后收，全身肌肉强直抽搐。轻微刺激即可增加抽搐的次数。抽搐由两三天至一周即达高峰。这种病往往由于反复抽搐，使患儿体力衰竭，呼吸停止或并发肺炎而死亡。发现新生宝宝得了这种病，一定要及早医治。

不宜随便抚摸宝宝的头

整个婴幼儿颅骨的结构在前囟门最弱，没有骨片的保护，而大脑组织就在其正下面。前囟门凸出时可以用手感觉到颅内有跳动的情形，这反映出脑内动脉的振动波；还可以感觉到好似有凹凸不平的东西在下面，这就是大脑表面的脑面。妈妈们要注意不要让别人随意摸宝宝的头，千万不能用力压，否则有可能会对大脑造成损伤。

宝宝的头部血肿怎样处理

头部血肿在骨膜下、颅骨外，不会对脑实质发生压迫，因此不会遗留后遗症；同时在血肿外有头皮和皮下组织的保护，你可以正常地保持孩子头部清洁，手法轻柔地给孩子洗头、洗澡是允许的。应注意的仅仅是不要用手去搓揉孩子头部的肿块，不要去做冷敷、热敷等不当的处理。

新生宝宝颅内出血的原因

新生宝宝颅内出血是常见的一种脑损伤，系由产伤和缺氧引起，预后较差。一切在产前、产程中和产后可以引起胎儿或新生宝宝缺氧、缺血的因素都可导致颅内出血，早产儿多见。因胎儿头过大、头盆不称、急产、臀位产、高位产钳和多次吸引器助产使胎儿头部受挤压，亦可造成产伤性颅内出血，足月儿多见。此外，快速输注高渗液体、机械通气不当等也可致医源性颅内出血；早产儿因颅骨较软，在使用面罩加压给氧、头皮静脉穿刺或气管插管时常将头部固定于仰卧位，可因此压迫枕骨而造成小脑出血；母亲有原发性血小板减少性紫癜病史，或孕期使用抗惊厥药、抗结核药者，亦可引起胎儿或新生宝宝颅内出血。新生宝宝肝功能不成熟、凝血因子不足，也是引起出血的一个原因。

新生宝宝呼吸道感染的症状

新生宝宝在患呼吸道感染时，可以和幼儿一样，有常见的鼻塞、咳嗽、呼吸急促。但由于生理结构的特殊性，又有其特殊的表现，如新生宝宝患肺炎时就可以出现咳嗽，但表现为鼻塞、吐奶、口吐白沫，甚至仅表现口吐白沫。发热则因患儿体质及反应的不同而可有可无，有的可高热，有的可体温不升。呼吸变化除气促外，可有呼吸变慢（30 次 / 分），呼吸暂停（这在早产儿及低体重儿较多见）。由于表现不典型，又不易发现，这就要求家长们在护理时仔细观察，发现上述症状时，则应尽快去看医生。

宝宝会出现短暂的窒息

刚出生的宝宝呼吸的唯一通道是鼻子，虽然有较高位置的喉头，保证了吸奶时不会意外地呛着，但也造成了宝宝无法用嘴呼吸的生理特点。此外，由于宝宝的肺部还没有发育成熟，有时会有 10 秒钟左右的"窒息"。不过，6个月后就会正常起来。

需要注意的是，宝宝睡觉时，不要捂住他（她）的鼻子；鼻孔堵塞时，应及时疏通，不然，会引发窒息危险。

宝宝的生殖器为什么会流液

刚出生的小宝宝的生殖器会显得较大。女孩还会从阴道里流出液体，这是妈妈体内激素作用的结果，这种现象一般不久会消失；男孩的睾丸会停留在他的腹股沟处，但不久就会降落下来。提示：如发现宝宝的分泌物较多，可用稀淡的高锰酸钾溶液清洗。

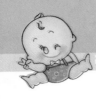
新生宝宝肛门周围感染的表现

肛门周围感染虽在新生宝宝期是一种较常见的疾病，但往往由于临床症状不严重，易被忽视或处理不当形成肛瘘。

发病开始，患儿表现为大便时哭闹，在肛门处可摸到有花生米大的硬块，红肿、中心发软，数日可破溃并流出少量脓液，只有少数患儿可自愈，而大部分患儿可留有小疤痕，偶尔流出少量分泌物。炎症经常反复发作，就会造成肛瘘。

新生宝宝易患耳聋

人群中耳聋的发生率约为千分之一，而大多数发生于新生宝宝和婴幼儿时期。因此，家长一旦发现宝宝有如下因素就应引起重视，为孩子早作检查：家族中有儿童期便发生耳聋的人；母亲先天性宫内感染（如弓形虫、巨细胞病毒、风疹病毒、单纯性疱疹等）；婴儿头、颈部（包括脸和耳）有先天畸形；新生宝宝出生时体重小于1500克；高胆红素血症；产时严重窒息；婴儿患有化脓性脑膜炎；三级重症监护室住院时间超过48小时的新生宝宝。

新生宝宝会有胎记

胎记是新生宝宝常见的斑疹之一，多发生在腰部、臀部、胸背部和四肢，多为青色或灰青色斑块，也叫"胎生青记"，医学上称为"色素痣"。胎记的形状不一，多为圆形或不规则形，边缘清晰，用手压不褪色。这是由于出生时皮肤色素沉着或改变引起的，一般在生后5~6年内会自行消失，不需要治疗。

宝宝为何会脱皮

新生宝宝皮肤最外面的一层叫表皮的角化层，由于发育不完善，因此很薄，容易脱落。皮肤内面的一层叫真皮，表皮和真皮之间有基底膜相联系。新生宝宝基底膜不够发达，细嫩松软，使表皮和真皮联结不紧密，表皮脱落

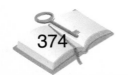

机会就更多。何况新生宝宝出生前是处在温暖的羊水中，出生后受寒冷和干燥空气的刺激，皮肤收缩，也更容易脱皮。家长只要注意对新生宝宝皮肤的清洁护理，避免外来的感染和损伤就可以了，不必为此而感到惊慌。

异位性皮肤炎

异位性皮肤炎是过敏体质所引起的一种皮肤问题，是一种反复发生的瘙痒性皮肤炎，为婴儿期及幼儿期最常见的皮肤问题之一。其诱发原因有 3 种：(1)遗传性体质。(2)干冷和温差过大的气候。(3)经常接触过敏源（如易过敏食物、粉尘等）。

异位性皮肤炎的症状

异位性皮肤炎常表现为湿疹状，皮肤表面呈现粗糙感、发红，甚至有脱皮及干痒现象，有时也会有小水泡。1 岁以下易发生在面颊；1~2 岁时，这种现象会延伸到四肢外侧；2~3 岁之后，则会出现在关节弯曲处。

异位性皮肤炎的预防方法

(1)尽量避免让幼儿食用或接触到过敏源，比如海鲜、坚果类易引起过敏的食物；居家环境中的尘螨、蟑螂、宠物毛屑、室内的细菌、花粉等。

(2)多用婴儿专用护肤品。如婴儿多效特润霜等，适时为幼儿皮肤保湿。

异位性皮肤炎在日常应注意的方面

第一，降低洗澡水温度。第二，穿着棉质衣物。第三，增加居家环境的湿度。第四，将幼儿的指甲剪短。

怎样知道新生宝宝是否生病

(1)新生宝宝生后 48 小时内无尿,36 小时无大便。

(2)黄疸超过半个月。

(3)心跳快慢不齐。

(4)下肢呈屈曲,拉直时哭闹。

(5)婴儿眼神发直。

(6)体温正常却时常发惊。

（7）前囟凸起，有腹泻、呕吐。

（8）哭声发直发尖。

（9）安静状态下呼吸急促等。

新生宝宝很乖是正常现象吗

有些新生宝宝四肢直伸、活动少，面部缺乏表情，吃奶吸吮力不强，很少哭闹，被父母认为很"乖"。这种小儿往往精神呆滞，反应不灵敏，而且随着年龄增大，其智力发育落后的表现会逐渐明显。这种现象可能是婴儿患有先天性脑发育不全症。有的婴儿因营养不良致使肌肉发育不良，或患先天性肌弛缓综合征，肌张力低下，表情呆钝，对周围环境不感兴趣。这些都需去医院检查，以明确诊断。

要做新生宝宝筛查

尽管在婚前检查、产前检查对一部分先天性或代谢性遗传病采取了一些措施，但还有一部分先天性的或遗传性的疾病是无法在产前检查出来的，其中有一部分疾病则可通过新生宝宝疾病筛查，而得到早期诊断和早期治疗。这是因为这些先天性或遗传代谢病在新生宝宝出生时，其临床症状一时还未表现出来，但其血液中的氨基酸、内分泌激素和其他一些生化值已发生了变化。我们通过采取新生宝宝生后 3～7 天的足跟血 2～3 滴，检测这些血中的生化值的变化，就可以找出小儿患某种先天性或遗传代谢性疾病的诊断依据。

要及时接种卡介苗

婴儿接种卡介苗，能增强他（她）对结核病的抵抗力，是预防结核病的有效措施。婴儿的免疫能力较差，如果感染结核，特别容易患较严重的粟粒型肺结核及结核性脑膜炎，并容易留有后遗症，因此，婴儿要接种卡介苗。卡介苗是一种减毒活疫苗，它已无致病力，但仍保留着产生免疫力的抗原性。人体接种卡介苗后，可产生对结核菌的特异性抗体，这种抗体可抵御结核菌的感染，而起到预防结核病的作用。

要接种乙肝疫苗

注射乙肝疫苗是为了预防乙型肝炎。接种的方法，即出生后 24 小时内接种第一次，30~40 天后接种第二次（满 1 个月时），5~8 个月后（一般在 6 个月时）接种第三次。乙肝疫苗是提纯的乙肝表面抗原，是死疫苗，接种第一针乙肝疫苗后，只有 30% 的人产生乙肝表面抗体，而且抗体效果很不稳定；接种第二针后，有 90% 的人产生抗体；接种第三针后抗体的阳性率可达 96% 以上，而且抗体效果持续维持在较高的水平。

观察新生宝宝视力是否异常

（1）可在婴儿睡着时，突然用手电光晃他（她）的眼睛，如引起婴儿皱眉，身体扭动，甚至觉醒，说明有光感；如反复检查几次，婴儿均无任何反应，应引起注意。

（2）在婴儿满月时，可用 1 个直径约 10 厘米的红绒球放在婴儿眼前约 33 厘米处，婴儿可注视红球，并可随球的移动跟随片刻。此检查应在婴儿觉醒不哭时做，并应反复做几次。

宝宝为什么会斜视

刚出生的宝宝，由于在产道中受过挤压，所以眼睑会有些浮肿。一般在 2~3 天就会消失。而让妈妈感到惊讶的是，宝宝怎么会老斜着眼睛看东西?别紧张，这其实是"生理性远视"造成的，通常在 2~4 周以后就可恢复正常。此时的宝宝，超过 20 厘米外的东西是无法看清的，而到一个月后，视力就能基本正常了。如果 3 个月后，宝宝仍旧斜视，应及时带其去医院就诊。

防治新生宝宝出现眼炎

新生宝宝通过产道时，眼睛可

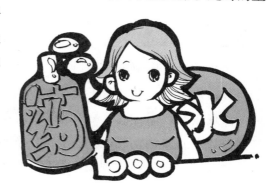

能被产道的病原体感染。为了防止发生眼炎，出生后即给滴上眼药水。以后每日洗脸时用棉球或软毛巾蘸温开水或 2%硼酸水，从内侧向外侧擦洗眼睛周围，以后点眼药水 2~3 天。常用的眼药有 0.1%利福平、0.25%氯霉素等。如果分泌物多，应请医生治疗。

新生宝宝为什么会患泪囊炎

新生宝宝泪囊炎的发生是由鼻泪管堵塞造成的。通常新生宝宝鼻泪管的出口处都有膜状物封闭，大多数新生宝宝在产生泪水的同时，膜状物就会自动破裂，泪道开始畅通。但有少数新生宝宝封闭的膜状物较厚，或由于鼻泪管部先天性狭窄或鼻中隔畸形，造成泪道阻塞，泪水就会潴留在泪囊内。泪囊内湿度最适宜细菌生长繁殖，一旦感染，泪水即变成了脓液。

宝宝患了泪腺炎处理方法

家长应每天在孩子患眼的鼻梁侧，由上向下顺序进行适度的泪囊区按摩，按摩时手指不要在皮肤上滑动或搓动，而是用拇指紧贴皮肤将力用于皮下的泪囊区，使之由上而下地滑动与按摩。这样的按摩每天可进行 2~4 次。同时，应配合点用抗生素眼药水，每天用 3~4 次，每次 1~2 滴。滴药水前应用棉签将眼液擦拭干净。如按摩不见效，还可以到医院让眼科医生为孩子反复进行泪管冲洗，如果仍未奏效，则应尽早行泪管探通术，否则有可能引起泪囊周围组织发炎，或形成泪囊瘘，这是一种极不容易彻底治愈的瘘管，还会影响容貌的美观。

新生宝宝惊厥

新生宝宝惊厥（俗称抽风）是由多种疾病引起的中枢神经系统功能紊乱的一种常见症状，多发生在生后 10 天内，尤其头 3 天内最多见。新生宝宝惊厥的表现很不规律，常常是局部的轻微发作，不易引起人的注意而延误诊断。有时难以与正常活动相区别。有的不表现为肢体的抽动或强直性抽筋，而反复出现某一种动作，如：眼球发直、斜视、眼睑反复抽动、眨眼、吸吮、咀嚼或嘴角抽动，某一肢体震颤或固定在某一姿势，以及呼吸暂停等表现。

新生宝宝发热时该怎么办

宝宝发热时，父母应针对婴儿病因进行处理时，适当降低环境温度，调好温度，必要时室内放置冰块、电风扇，但应避免直吹患儿。用冰袋或冷水袋在婴儿头部降温，或用温热水擦浴。如采用上述措施无效，又有抽搐倾向者，可行酒精擦浴。要给婴儿多喂水，有助于降低体温。通常不用阿斯匹林之类的退热药，因新生宝宝体温调节中枢发育不成熟，对退热药不敏感，且耐受性低，易产生副作用。现实生活中，误给孩子服用超剂量退烧药，导致宝宝中毒死亡的实例，并不罕见。因此，孩子发烧后，家长千万不要自作主张，随意用药，应及时就医，查明原因；有感染病灶者，还应给予那些无毒副作用、又有特效的抗生素治疗。

新生宝宝腹泻的症状

腹泻轻者大便每天可 10 次以下，黄绿色，带少量黏液，有酸臭，蛋花汤样或薄糊状，脱水症状不明显。重者多数是肠道内感染所造成，大便每天多达 10~20 次或更多，黄绿色水样带黏液、伴呕吐及发烧、脱水症状明显、面色发灰、哭声低弱、精神萎靡、体重锐减、尿少等，很快会出现水与电解质紊乱和酸中毒等严重症状。

新生宝宝皮下坏疽的原因

宝宝皮下坏疽主要的病理变化是皮下组织的广泛坏死，病原菌多为金黄色葡萄球菌，病变多见于身体受压部分，如臀部、背部。由于新生宝宝的皮肤在形态

健康小贴士
新生宝宝脱水热的治疗

新生宝宝出生后 2~3 天，往往体温骤然上升，可高达 39℃~40℃，发热一般持续数小时或 1~2 天，便自然恢复。发热期间，婴儿一般情况良好，能吃奶，精神状态也好。有个别婴儿有轻度烦渴、不安、尿少。但是，一般无需特殊治疗，仅多喂几次葡萄糖水或白开水即可。如仍不退烧者，可以用稀释一倍的 75% 的酒精擦腋、颈或大腿根部血管，热即可退。这种现象叫"新生宝宝脱水热"，是正常的生理现象。

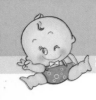

学上是不成熟的，极为娇嫩，局部免疫力不足，淋巴结的屏障功能不全，同时患儿经常仰卧，很少改变体位，背部、臀部、骶尾部、枕部因受压造成淤血及局部营养障碍；此外，哭闹时可以增加这些部位与衣服、尿布间的摩擦，以致皮肤磨破，加上大小便浸渍，即可造成感染。而新生宝宝对炎症缺乏免疫能力，一旦感染易出现广泛坏死，起病急，蔓延迅速，如不及时医治死亡率较高。

对此病主要应积极做好预防工作，做好产婴室消毒隔离，减少新生宝宝皮损，切断感染途径，减少发病率。

引起新生宝宝低血糖的原因

引起新生宝宝低血糖的原因很多，主要有肝糖原贮存不足，胰岛素分泌过多，某些药物引起的葡萄糖消耗增加，代谢缺陷病等。还有一些目前还找不出原因的低血糖。医学上称为特发性低血糖。各种不同原因引起的新生宝宝低血糖，大多发生在出生后1周内，以出生后头3天最多见，轻则可出现面色苍白、出冷汗、精神紧张、哭闹不安、全身软弱无力，并有明显的饥饿感；重则可出现反射亢进、嗜睡、抽风甚至昏迷。

防止新生宝宝低血糖

及时哺乳是预防发生低血糖的重要措施。对足月儿，一般生后半小时母亲即可哺乳，如无奶需多吸吮，或给糖水以使其维持正常血糖水平。对于乳糖血症婴儿，应停止给乳类食品，而给予不含乳糖饮食。对谷氨酸敏感的婴儿，应限制其对蛋白质的摄入，对先天性果糖不耐受症的婴儿，应限制蔗糖。对有糖原代谢病的婴儿，可坚持喂奶，以保证营养与能量的维持。

小儿先天性肥大性幽门狭窄

有些婴儿在生后2~3周时，几乎每次吃奶后会有吐奶现象，而且逐渐加重，以至于每次吃奶后不久都有喷射性呕吐，有时奶汁或奶块还可以从鼻孔中喷出。时间久了婴儿会出现营养不良，这就是我们通常所说的先天性肥大性幽门狭窄。

患有这种病的婴儿，因为每次吃奶后都有呕吐，所以经常处于饥饿状态而哭闹不止；此外，大小便也相应减少，时间久了，就有营养不良或脱水症状。检查时可见腹部比较饱满，喂奶后可见自左肋下向右上腹移动的胃蠕动波。有的婴儿可在右上腹摸到如橄榄样大小的肿块。

先天性肥大性幽门狭窄治疗

治疗的方法有两种：一种是确诊后立即给予早期手术治疗，以保证婴儿生长发育所需的营养物质。另一种方法是先给予 1：1000 的阿托品治疗，因为阿托品有解痉作用，可在喂奶前 30 分钟给婴儿口中滴入 1~2 滴阿托品，如果无效可逐渐增加剂量，若发现婴儿面红就不宜再增加了，因过大的剂量会引起瞳孔散大、呼吸减慢等不良反应，若经过阿托品治疗，婴儿仍有吐奶现象，就需要手术治疗了。

生理性黄疸

新生宝宝出生后 2~3 天，一些新生宝宝的皮肤会出现发黄的现象，到出生第七天时，发黄最明显，这叫新生宝宝生理性黄疸。

病理性黄疸

如果新生宝宝的黄疸出现的时间早，在生理性黄疸减退后又重新出现而且颜色加深，同时伴有其他症状，就可能是病理性黄疸。它的症状为皮肤发黄、白眼球、泪水和尿液有时也呈黄色，如果新生宝宝精神倦怠、哭声无力、不吃奶时，应尽快去医院检查。

这是因为在胎儿期，胎儿靠胎盘供应血和氧气，但是体内为低氧环境，必须有更多的红细胞携带氧气供给胎儿，才能满足胎儿的需要。出生后，新生宝宝必须用自己的肺呼吸直接获得氧气，体内的低氧环境得到改变，红细胞的需求量减少，于是大量的红血球被破坏，分解产生胆红质。这时新生宝宝的肝功能不完善，酶系统发育不成熟，不能把过多的胆红质处理后排出体外，只能堆积在血液中。这种胆红质像黄色的染料一样，随着血液的流动，把新生宝宝的皮肤和巩膜染成黄色，出现新生宝宝黄疸。

鹅口疮的症状

鹅口疮是婴儿常见口腔炎症，多见于新生宝宝。鹅口疮病变出现前，口腔黏膜会有充血水肿现象，并伴有灼热和刺痛感。经过 1~2 天后，口腔出现散面的小型雪白斑点，略微突起如奶瓣状。尔后，小白点逐渐扩大为斑片，最后融合成大片状，覆盖整个舌面，甚至整个口腔。

鹅口疮是一种细菌感染。注意哺乳期的口腔卫生。母亲在哺乳前应用温水洗净乳房及乳头。婴儿的食具和用具要经常煮沸消毒。

疥疮

疥疮是因疥虫寄生宿主，而引起婴儿皮肤感染的传染性皮肤病。疥虫成虫的大小为 0.3 毫米，为一种螨类。宝宝如果时常处在卫生状况不佳的环境中，被传染疥疮的机会就会大增。

疥疮的具体表现：疥虫喜欢潜行于皮肤皱褶及柔软处，如指缝、肚脐、腋下、阴部等。患处呈现一颗一颗咖啡色的小丘疹，让人感到奇痒无比。

白天宝宝活动量大，大人一般不会留意到其瘙痒的表现；夜间入睡后，因疥虫常在半夜爬出，并在表皮角质层掘出皮下隧道，然后在此产卵及排便，容易引起皮肤剧痒，影响婴儿睡眠。

预防疥疮

(1)最好的预防方法是改善环境卫生，让疥虫无法生存。

(2)由于疥疮是一种传染疾病，所以务必要找出感染渠道（如家人、朋友、亲戚等），杜绝病源，以免二次传染。

消除疥疮的病源

第一，煮沸消毒法。将内衣裤及床单放入热水中煮沸，以达到消毒的效果。第二，静置 2 周无法用热水煮沸消毒的衣物，洗净后可以再静置 2 周，疥虫 2 周内无法接触到宿主时，因为无法得到营养，便会自然死亡。第三，使用杀虫剂。居家环境消毒，可以喷洒一般的蚊虫杀虫剂即可。

新生宝宝脓疱疮应治疗

新生宝宝患脓疱疮一经发现应立即隔离和就医。病情轻者可以肌注青霉素或口服抗菌素；病情重者可静脉滴入抗菌素并配合全身支持疗法，局部常外敷 1%～3% 黄连素或 0.5% 的新霉素软膏，或 1% 龙胆紫溶液，并在患处四周正常皮肤每隔 2~3 小时涂 50% 酒精，以减少自然接触传染的机会。较重的脓疱疮，大多在头面、胸背和四肢皮肤上，有豌豆大小的疱疹，内含微浑液体，疱疹膨胀到一定程度时可自行溃破。处理时除局部皮肤患处涂药外，还应肌肉注射青霉素，并给婴儿充分的营养和水分。